"十四五"河南重点出版物

高等医学教育影像专业规划教材

医学影像物理学

主编 丰新胜

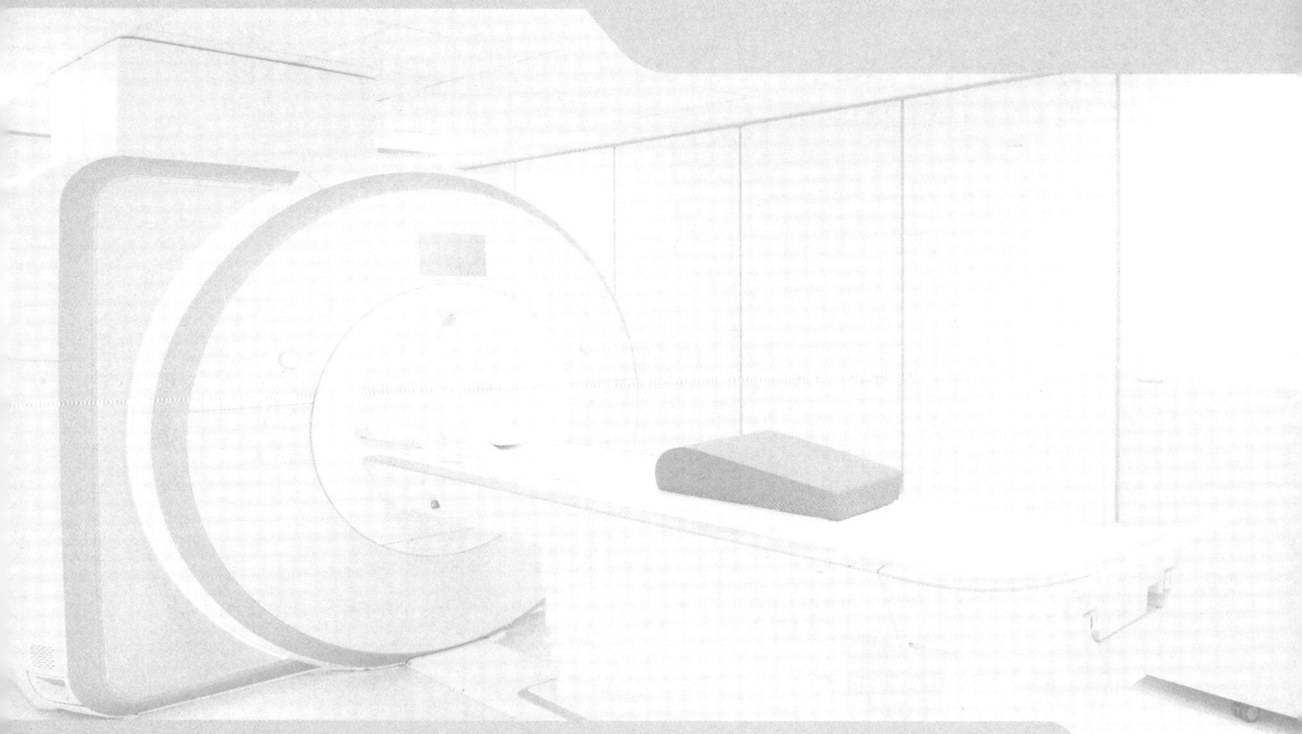

郑州大学出版社

图书在版编目(CIP)数据

医学影像物理学 / 丰新胜主编. — 郑州：郑州大学出版社，2022.8(2024.8 重印)
高等医学教育影像专业规划教材
ISBN 978-7-5645-8616-4

Ⅰ. ①医… Ⅱ. ①丰… Ⅲ. ①影像诊断－医用物理学－医学院校－教材 Ⅳ. ①R445

中国版本图书馆 CIP 数据核字(2022)第 055558 号

医学影像物理学
YIXUE YINGXIANG WULIXUE

选题总策划	苗 萱	封面设计	曾耀东
助理策划	张 楠	版式设计	苏永生
责任编辑	杨飞飞	责任监制	李瑞卿
责任校对	吴 波		

出版发行	郑州大学出版社	地 址	郑州市大学路40号(450052)
出版人	孙保营	网 址	http://www.zzup.cn
经 销	全国新华书店	发行电话	0371-66966070
印 刷	河南龙华印务有限公司		
开 本	787 mm×1 092 mm 1/16		
印 张	15.75	字 数	375 千字
版 次	2022 年 8 月第 1 版	印 次	2024 年 8 月第 3 次印刷
书 号	ISBN 978-7-5645-8616-4	定 价	59.00 元

本书如有印装质量问题，请与本社联系调换。

高等医学教育影像专业规划教材

编审委员会

顾　　问
　　李　萌　教育部高等学校高职高专相关医学类专业教学指导委员会
　　周进祝　全国高等职业教育医学影像技术及放射治疗技术专业教育教材建设评审委员会
　　蒋烈夫　河南省卫生职业教育医学影像技术学组

主任委员
　　范　真　南阳医学高等专科学校

副主任委员（以姓氏笔画为序）
　　于立玲　山东医学高等专科学校
　　冯　华　咸阳职业技术学院
　　刘红霞　安阳职业技术学院
　　刘林祥　山东第一医科大学（山东省医学科学院）
　　刘荣志　南阳医学高等专科学校
　　张松峰　商丘医学高等专科学校
　　易慧智　信阳职业技术学院
　　郑艳芬　内蒙古科技大学包头医学院第二附属医院
　　高剑波　郑州大学第一附属医院
　　陶　春　内蒙古民族大学
　　程敬亮　郑州大学第一附属医院

委　　员（以姓氏笔画为序）

　　于立玲　山东医学高等专科学校
　　丰新胜　山东医学高等专科学校
　　王　帅　南阳医学高等专科学校
　　王向华　周口职业技术学院
　　王毅迪　南阳医学高等专科学校第一附属医院
　　左晓利　安阳职业技术学院
　　石继飞　内蒙古科技大学包头医学院
　　冯　华　咸阳职业技术学院
　　向　军　毕节医学高等专科学校
　　刘红霞　安阳职业技术学院
　　刘林祥　山东第一医科大学（山东省医学科学院）
　　刘宝治　内蒙古民族大学附属医院
　　刘荣志　南阳医学高等专科学校
　　刘媛媛　咸阳职业技术学院
　　李　拓　南阳医学高等专科学校第一附属医院
　　李　臻　郑州大学第一附属医院
　　李胤桦　郑州大学第一附属医院
　　郑艳芬　内蒙古科技大学包头医学院第二附属医院
　　陶　春　内蒙古民族大学
　　曹允希　山东第一医科大学（山东省医学科学院）
　　崔军胜　南阳医学高等专科学校
　　蒋　蕾　南阳医学高等专科学校
　　樊　冰　南阳医学高等专科学校

编委名单

主　编　丰新胜

副主编　史晓霞　李宏彬　张海涛

编　委　（按姓氏笔画排序）

　　　　丰新胜　山东医学高等专科学校
　　　　史晓霞　内蒙古科技大学包头医学院
　　　　闫　悦　安阳职业技术学院
　　　　李宏彬　咸阳职业技术学院
　　　　张海涛　漯河医学高等专科学校
　　　　郑　燕　内蒙古科技大学包头医学院
　　　　徐　霞　山东医学高等专科学校
　　　　梁金玲　甘肃医学院

编写说明

"高等医学教育影像专业规划教材"原丛书名为"医学影像实训与考核"。本套丛书是为了贯彻落实国家高等职业教育教学改革精神,响应临床岗位对医学影像技术专业人才的需求,满足高等教育医学影像技术专业人才培养目标和职业能力要求,进一步规范教材建设,不断提升人才培养水平和教育教学质量而组织编写的。

该丛书的编写会由郑州大学出版社主办、有关参编单位承办,已成功举办三届。第一届于2013年12月由南阳医学高等专科学校承办召开;第二届于2017年7月由内蒙古科技大学包头医学院承办召开;第三届于2021年3月由安阳职业技术学院承办召开。编写会为各院校医学影像专业参编教师提供了相互交流的平台,也为本轮教材的编写奠定了良好的基础。

在第三届编写会上,全体编写人员及相关领域的专家一起学习和研读教育部颁发的《医学影像技术专业教学标准》,对医学影像类教材内容的衔接和各实验实训内容统一等问题进行了充分的研讨。本次编写会不仅决定继续完善各类实训类教材并延续其特色,还决定创新编写适合医学影像技术专业学生学习的理论课教材,为医学影像技术专业的教学与实践提供范本。

在本套丛书的编写过程中,一是注重综合医学影像技术专业基本理论和必备知识的应用,突出医学影像技术临床岗位技能的训练,用于医学影像技术专业学生平时的实验实训课及进入临床医院实习前的综合实训操作,力争达到培养医学影像技术专业学生熟练应用技能的目标,缩短学生进入临床岗位的适应期。二是加强了知识和技能课后练习的内容,提炼总结学习要点,为学生"以练促学"提供了评价、评估标准和丰富的题库,方便学生的学习和自测、自评。

本套丛书的大多数编者是来自全国各地本科及高职高专院校医学影像领域教学和临床一线的专家,他们有着丰富的教学和实践经验,特别注重突出应用性与实践性,并关注技术发展带来的学习内容与方式的变化,以适应本科及高职高专层次"三个特定"(培养目标、学制、学时)的需要,并为教学实践中的实训与考核提供参考。

最后,考虑到该丛书已从最初的实训教材扩展到理论课教材,因此将丛书名由"医学影像实训与考核"更名为"高等医学教育影像专业规划教材"。

本套丛书包含的理论教材有《临床医学概论》《诊断学基础》《医学影像解剖学》《医学影像物理学》《简明传染病影像学》《医学影像设备工作手册》《医学影像图像的三维建模》。包含的实训类教材有《医学影像诊断实训与考核》(第3版)、《医学影像设备实训与考核》(第3版)、《医学影像检查技术实训与考核》(第2版)、《医学影像成像原理及放射防护实训与考核》、《超声医学实训与考核》、《超声检查技术实训与考核》、《X射线检查技术实训与考核》、《CT检查技术实训与考核》、《MRI检查技术实训与考核》、《介入诊疗技术实训与考核》、《影像医学实训教程》。

本套丛书为"十四五"河南重点出版物出版规划项目。其中《医学影像检查技术实训与考核》已经获河南省教育科学研究优秀成果奖;《超声检查技术实训与考核》获批"十四五"首批职业教育河南省规划教材。

教育部高等学校高职高专相关医学类专业教学指导委员会
医学影像技术专业分委会
李萌
2022年2月

前言

为适应新时期健康中国战略对我国医学教育改革的需求，适应高等职业教育医学影像技术专业人才培养目标，郑州大学出版社组织了"高等医学教育影像专业规划教材"的编写工作。此套规划教材以医学影像技术专业人才培养体系建设为目标，以构建高职、本科一体化设计为导向，以职业技能的培养为根本，满足学科需要、教学需要、社会需要，力求体现高等职业教育的特色。

本着这一指导思想，在《医学影像物理学》的编写中，我们遵循"三基五性"的原则，以医学影像应用为模块，内容"以简洁、实用为主，以必须、够用为度"，根据学生的接受能力，按照认知路线，由物理学基础至影像成像原理及其应用，注重物理学的技术在医学影像诊断和治疗中的应用，拓展现代物理科学新成就、新思想、新方法，注重学生视野的提升。

本教材共分为七章，包括超声诊断学基础、量子物理学基础、X射线影像基础、磁共振成像基础、核医学影像基础、电离辐射的防护及医学影像物理实验实训。在教材编写过程中，郑州大学出版社以及编者所在单位给予了全力的支持，编写秘书徐霞老师在文字校对整理、插图绘制整理方面做了大量工作，在此谨致以诚挚的感谢。

由于编者水平有限，书中可能仍有疏漏不妥之处，恳请广大读者提出宝贵意见。

丰新胜

2021年10月

目录

绪论 ·· 1
   一、物理学的研究对象和方法 ·· 1
   二、医学影像物理学的内容 ·· 1
   三、物理学和医学影像学的关系 ·· 1

第一章　超声诊断学基础 ·· 3
第一节　声波 ·· 4
   一、声波的基本概念 ·· 4
   二、多普勒效应 ·· 9
第二节　超声波 ·· 11
   一、超声波的产生与传播 ·· 11
   二、超声波的性质 ··· 13
   三、超声波的生物效应 ··· 14
   四、超声波在媒质中的传播特性 ·································· 15
第三节　超声诊断 ··· 20
   一、超声回波成像原理 ··· 20
   二、A 型超声诊断仪 ·· 22
   三、B 型超声诊断仪 ·· 23
   四、M 型超声诊断仪 ··· 24
   五、超声多普勒诊断仪 ··· 26
   六、三维超声成像 ·· 30
   七、其他超声成像技术 ··· 33

第二章　量子物理学基础 ·· 40
第一节　玻尔的氢原子理论 ································· 41
   一、氢原子光谱的规律 ··· 41
   二、玻尔的氢原子理论 ··· 42

第二节 原子光谱和分子光谱 ... 44
一、原子光谱的特征 ... 45
二、分子光谱的特征 ... 46

第三节 微观粒子的波粒二象性 ... 47
一、德布罗意假设 ... 47
二、不确定关系 ... 48

第四节 描述原子状态的4个量子数 ... 50
一、主量子数 ... 50
二、角量子数 ... 50
三、磁量子数 ... 51
四、自旋量子数 ... 51

第三章 X射线影像基础 ... 53

第一节 X射线 ... 54
一、X射线的性质 ... 54
二、X射线的产生 ... 56
三、X射线的空间分布 ... 62
四、X射线与物质的相互作用 ... 66
五、X射线的衰减 ... 72
六、X射线在人体内的衰减 ... 75

第二节 X射线摄影 ... 76
一、模拟X射线摄影 ... 77
二、数字X射线摄影 ... 82

第三节 X-CT ... 95
一、X射线计算机断层成像技术 ... 95
二、X-CT装置 ... 97
三、X-CT成像的物理基础 ... 100
四、CT在临床的应用 ... 118
五、CT的发展 ... 121

第四章 磁共振成像基础 ... 127

第一节 物质的磁性 ... 128
一、原子核的磁矩 ... 128
二、静磁场中的磁性核 ... 132

第二节　磁共振 ··· 135
　　一、磁共振 ··· 135
　　二、弛豫 ··· 139

第三节　磁共振成像 ·· 146
　　一、磁共振信号 ··· 146
　　二、磁共振图像重建 ·· 151
　　三、磁共振血管成像 ·· 156

第五章　核医学影像基础 ·· 164
第一节　原子核的衰变类型 ·· 165
　　一、原子核的性质 ·· 165
　　二、α 衰变 ··· 170
　　三、β 衰变 ··· 171
　　四、γ 衰变 ··· 172

第二节　原子核的衰变规律 ·· 174
　　一、衰变规律 ·· 174
　　二、与衰变相关的物理量 ·· 174

第三节　核医学影像 ·· 178
　　一、核医学影像概述 ·· 178
　　二、γ 射线探测 ··· 180
　　三、γ 照相机 ··· 182
　　四、发射型计算机断层成像 ··· 183

第六章　电离辐射的防护 ·· 186
第一节　常用的辐射量和单位 ··· 187
　　一、电离辐射的辐射量和单位 ······································· 187
　　二、辐射防护用辐射量和单位 ······································· 191

第二节　放射线对人体的影响 ··· 194
　　一、放射线的生物学效应 ·· 194
　　二、影响放射损伤的因素 ·· 202

第三节　放射防护法规与标准 ··· 205
　　一、放射防护的基本原则 ·· 205
　　二、放射防护的基本标准 ·· 208

第四节　射线的屏蔽防护 ·· 210

一、时间防护 ·· 210
二、距离防护 ·· 211
三、屏蔽防护 ·· 211

第七章　医学影像物理实验实训 ·· 216

实验一　B型超声诊断仪的临床实践 ·· 216
一、实验目的 ·· 216
二、实验器材 ·· 216
三、实验内容与步骤 ·· 217
四、实验数据处理 ·· 218
五、注意事项 ·· 218

实验二　光电效应及普朗克常数测定 ·· 219
一、实验目的 ·· 219
二、实验器材 ·· 219
三、实验原理 ·· 219
四、实验内容与步骤 ·· 221
五、注意事项 ·· 223

实验三　X射线机灯丝特性曲线测试实验 ·· 224
一、实验目的 ·· 224
二、实验器材 ·· 224
三、实验原理 ·· 224
四、实验内容与步骤 ·· 224
五、注意事项 ·· 226
六、思考题 ·· 226

实验四　磁共振现象及磁旋比的测量 ·· 227
一、实验目的 ·· 227
二、实验器材 ·· 227
三、实验原理 ·· 227
四、实验内容与步骤 ·· 228
五、注意事项 ·· 229
六、思考题 ·· 229

实验五　放射性测量 ·· 230
一、实验目的 ·· 230
二、实验器材 ·· 230

三、实验原理 ………………………………………………………… 230
四、相关标准 ………………………………………………………… 232
五、实验内容与步骤 ………………………………………………… 234
六、实验数据处理 …………………………………………………… 234
七、注意事项 ………………………………………………………… 235
八、思考题 …………………………………………………………… 235

参考文献 ……………………………………………………………… 236

绪 论

一、物理学的研究对象和方法

物理学是研究物质结构,物质的最基本、最普遍的运动规律的一门自然科学,是自然科学的基础。物质的运动形式是多种多样的,例如机械运动、分子热运动、电磁运动、原子和原子核内的运动等,各种物质的运动形式之间,相互依存而又在本质上相互区别。它们既服从物质运动共同的普遍规律,又各自有其独特的特殊规律。物理学所研究的物理现象、获得的物理定律等存在于一切自然现象和规律之中,与一切自然现象都有着不可分割的内在联系。一切自然现象,无论有生命的,还是无生命的,都遵从物质运动中最基本的能量守恒定律、万有引力定律等。因此物理学的理论和定律带有极大的普遍性,是其他自然科学和一切应用技术的基础。

物理学是以实验为基础的学科。因此物理学的研究方法大体上可归结为观察现象—假说假设—实验验证—理论总结的研究模式。自然科学的很多规律是通过实验发现的,其理论是通过实验反复验证而总结出来的。因此,理论与实践相结合,是科学研究的正确途径,是辩证唯物论的认识法则。

二、医学影像物理学的内容

医学影像和物理学的融合形成了医学影像物理学。医学影像物理学是以物理学的知识为基础,研究和解决与医学诊断、治疗以及与人体基础研究有关问题的交叉学科。医学影像物理学的任务是为医学影像技术专业学生学习医学影像设备学、医学影像检查技术等后续课程奠定有关医学影像的物理基础,为图像诊断提供物理学依据,是医学影像技术专业必修的一门专业基础课程。

医学影像物理学将物理学的原理和方法应用于人类疾病诊断和治疗,并以各种医学影像技术的物理原理以及应用过程中的质量保证、质量控制和辐射防护与安全等为其主要内容。主要涉及医学成像的辐射波。目前医学成像的主要辐射波是 X 射线、γ 射线、射频波、超声波等;成像模式的物理原理包括超声诊断仪、X-CT 成像、磁共振成像等成像模式的辐射波的形成过程、成像数据采集过程、图像重建过程。

三、物理学和医学影像学的关系

医学影像需要自然科学的各种最新成就和新技术的支持,才能实现新的突破和发展。100 多年前物理学家伦琴发现 X 射线时,用手掌去检验 X 射线是否具有穿透物质的特性,不仅从物理学上揭示了 X 射线透射物质的性质,引导了医学影像物理学中 X 射线物理学的诞生,而且诞生了医学影像学中的 X 射线诊断学。

现代医学影像是在 20 世纪 70 年代之后迅速发展起来的,形成了 X 射线成像(X-CT)、磁共振成像(MRI)、核医学成像(RNI)、超声成像等技术,提供了丰富的组织与器官的形态学、功能性和细胞物质与能量代谢的信息,使人们可以全面、深入地认识人体内发生的生理、生化和病理过程。医学影像技术是以物理为基础,用物理学的概念、方法以及物理原理发展起来的先进技术手段,物理学对医学影像学的发展起着重要的推动作用。

1. 在 X 射线影像方面

1895 年,德国物理学家伦琴发现了 X 射线,揭开了 20 世纪物理学革命的序幕。1963 年,阿伦·科马克提出用 X 射线扫描进行图像重建。1972 年,科马克和英国工程师豪斯菲尔德将计算机技术与 X 射线相结合,发明了 X 射线计算机断层扫描 CT 重建技术。此后人们还从获得的连续断层图像中通过组合计算得出各种角度的切片图,随后,三维图像出现。

2. 在核磁共振成像方面

20 世纪 30 年代物理学家伊西多·拉比发现原子核在磁场中对着磁场呈正向或反向平行排列,而实施无线电波之后,原子核的朝向发生翻转。20 世纪 40 年代物理学家菲利克斯·布洛赫和爱德华·普赛尔分别独立地做了第一个磁共振的实验,发现了原子核吸收能量后放出能量恢复到原来状态的弛豫过程。

3. 在核医学影像方面

核药学和核仪器是核医学发展的两大主要支柱,但是核物理才是核医学的基础之基础。核医学影像是以物理学家发现的放射性元素和射线为物理基础,把放射性元素放入人体内,在体外接收射线的发射成像技术。

4. 在超声诊断方面

1880 年,法国物理学家埃尔·居里和雅克·居里在研究晶体的特性发现压电效应,随后又验证了逆压电效应,为发生和接收超声波奠定基础。1914 年,法国物理学家郎之万利用石英的压电振动获得了水中的超声波,并研制成了石英晶体超声发生器和声呐设备。医学超声影像技术的工作原理来源于"声呐",可以说郎之万是医学超声影像的奠基人。

医学影像物理学的主要内容是医学影像技术的物理学原理。医学影像物理学将实验、创造性物理思维和定量描述巧妙结合,推动医学成像技术改进和更新。物理学理论的发展与完善,必将为现代医学影像开辟许多新的研究途径。医学影像技术在向高分辨率和快速成像发展过程中对物理学的需求也会更加广泛。因此,医学物理学的范畴将伴随着医学影像发展的需求不断地更新和变化。

(丰新胜)

第一章

超声诊断学基础

学习目标

1. 掌握声压、声阻抗、声强、声强级等概念；多普勒效应原理；超声波在媒质中的传播规律和衰减规律。
2. 熟悉超声波的基本性质及其生物效应。
3. 了解超声波的产生与接收；超声诊断仪的工作原理。

案例导入

从19世纪末到20世纪初，人们利用发现的正压电效应与逆压电效应和电子学技术产生了超声波，揭开了超声技术的历史篇章。1922年德国发明了首例超声波治疗的专利；1942年奥地利医生杜西克首次用超声技术扫描脑部结构；到了20世纪60年代，医生们开始应用超声波对腹部器官进行探测。我国从1958年开始探索超声诊断，首先在上海使用脉冲式A型超声探伤仪对胃、肝、乳腺、子宫颈等进行检查。1960年在上海研制成A型、BP型超声诊断仪。1974年开始应用实时超声显像法，北京军区总医院首先应用机械方形扫查法。1975年西安研制成20个晶片的线阵式超声诊断仪。1979年机械扇形扫查法正式应用于心脏的诊断。20世纪80年代后，有了电子相控扇形扫查成像设备。如今超声波扫描技术已成为现代医学诊断不可缺少的工具。目前，临床超声诊断仪主要有A型、B型、M型等。

请思考：
1. 超声波是如何产生和接收的？
2. 超声波有哪些基本性质和生物效应？
3. 超声波诊断技术有哪些？

1942年，奥地利精神科医生杜西克率先采用穿透式超声探测脑肿瘤，率先将超声波应用于医学领域，从此超声医学迅速发展起来。在超声仪中应用了许多先进技术，例如，灰度显像技术、多普勒成像技术、计算机技术和三维显像技术等，使得超声图像分辨能力更高，更加实时直观，并使结果更加可靠，同时也推动了医学超声技术的发展。超声诊断技术具有对人体无损伤、准确性高、操作方便、诊断迅速、图像清晰等优点，所以临床上已将其作为人体病变检查的主要手段。本章主要介绍声波的基本概念和多普勒效应,超声波的产生与接收、基本性质、生物效应和传播规律,以及超声成像的物理机制和常用类型超声诊断仪的基本原理。

第一节 声 波

频率在 20~20 000 Hz 能够引起人的听觉的机械振动称为声振动(sonic vibration)。声振动的传播过程称为声波(sound wave)或可闻声波。把频率高于 20 000 Hz 的声波称为超声波(ultrasonic wave);频率低于 20 Hz 的声波称为次声波(infrasonic wave)。超声波和次声波都不能引起人的听觉,但与声波并没有本质上的区别,只是频率不同而已。

一、声波的基本概念

1. 声速

波动是振动状态在空间的传播过程。在波传播过程中,媒质的各个质点在各自平衡位置附近振动,并不会随波流动。因此,波是振动状态和能量的传播过程。根据质点振动方向和波传播方向的不同,波分为横波和纵波。质点的振动方向与波的传播方向垂直的波,称为横波。质点的振动方向与波的传播方向平行的波,称为纵波。

声波是纵波,可以在气体、液体和固体中传播。声波在媒质中的传播速度称为声速,用 u 表示。声速与媒质的性质和温度有关。不同的媒质中声速不同,声速在固体中最快,液体中次之,气体中最慢。不同的温度下声速不同,温度升高时声速增大,温度降低时声速减小,在气体中温度对声速的影响尤为明显。空气中的声速在 0 ℃、一个标准大气压下为 332 m·s^{-1},温度每升高或降低 1 ℃,声速就增大或减小 0.6 m·s^{-1},在常温下声速约为 340 m·s^{-1}。

理论和实验证明,声波的波速与媒质的弹性和密度有关,液体和气体中只传播与体变弹性有关的纵波。在液体和气体中,纵波的波速为:

$$u = \sqrt{\frac{K}{\rho}} \tag{1-1}$$

式中,K 为媒质的体变弹性模量,ρ 为媒质的密度。

在固体中既能传播与体变弹性有关的纵波,又能传播与切变弹性有关的横波。在固体中,

纵波的波速为: $$u = \sqrt{\frac{E}{\rho}} \tag{1-2}$$

横波的波速为: $$u = \sqrt{\frac{G}{\rho}} \tag{1-3}$$

式(1-2)和式(1-3)中,E 和 G 分别是媒质的杨氏模量和切变弹性模量。

> **知识拓展**

地震波的横波和纵波

由于地壳内部的运动,使地壳岩层断裂和变形而产生地震。地震波传播时,有纵波也有横波。纵波传播速度较快($9.1\ \mathrm{km \cdot s^{-1}}$),但强度小,衰减快,所以破坏性小;横波传播速度较慢($3.7\ \mathrm{km \cdot s^{-1}}$),但强度大,衰减慢,所以破坏性大。地震时纵波先到达,横波后到达,所以人们先感到上下颠动,后感到水平摇晃。

2. 声压

声波在媒质中传播时,媒质中各处时而密集,时而稀疏,疏密交替出现,媒质中各部分的压强也会发生变化。我们把在某时刻有声波传播时媒质产生的压强 p 与无声波传播时的静压强 p_0 之差称为声压(sound pressure)。

可以证明,声压随时间变化的规律

$$p' = \rho u v \tag{1-4}$$

式(1-4)中,ρ 为媒质的密度,u 为声波的传播速度,v 为质点的振动速度。声压的单位是帕斯卡(Pa)。

声压是不断变化的,若声源做周期性振动,声压也做周期性的变化。当振动速度达到最大值 $v=A\omega$ 时,对应声压的最大值,称其为声压幅值 p_m,即

$$p_\mathrm{m} = A\omega\rho u \tag{1-5}$$

式(1-5)中,ρ 为媒质的密度,u 为声波的传播速度,A 为声波振动的振幅,ω 为角频率。

由于声压是周期性变化的,声压的有效值 p_e,即

$$p_\mathrm{e} = \frac{p_\mathrm{m}}{\sqrt{2}} = \frac{\rho u \omega A}{\sqrt{2}} \tag{1-6}$$

3. 声阻抗

声阻抗是表征媒质传播声波能力的物理量。我们把媒质的密度与声速的乘积,叫声阻抗(acoustic impedance),简称声阻,用 Z 表示。国际单位制中,声阻抗的单位是千克·米$^{-2}$·秒$^{-1}$($\mathrm{kg \cdot m^{-2} \cdot s^{-1}}$)。

$$Z = \rho u \tag{1-7}$$

表 1-1 给出了声波在几种不同媒质中的声速、媒质的密度和声阻抗。

表 1-1 几种不同媒质中的声速、媒质的密度和声阻抗

媒质	声速 $E_1/(\mathrm{m \cdot s^{-1}})$	密度 $\rho/(\mathrm{kg \cdot m^{-3}})$	声阻抗/($\mathrm{kg \cdot m^{-2} \cdot s^{-1}}$)
空气	3.32×10^2(0 ℃)	1.29	4.28×10^2
	3.44×10^2(20 ℃)	1.21	4.16×10^2

续表 1-1

媒质	声速 E_1/(m·s^{-1})	密度 ρ/(kg·m^{-3})	声阻抗/(kg·m^{-2}·s^{-1})
水	14.8×10^2(20 ℃)	988.20	1.48×10^6
脂肪	14.0×10^2	970	1.36×10^6
脑	15.3×10^2	1 020	1.56×10^6
肌肉	15.7×10^2	1 040	1.63×10^6
密质骨	36.0×10^2	1 700	6.12×10^6
钢	50.5×10^2	7 800	39.40×10^6

人体组织可以分为三大类：①低声阻抗的气体或充气组织，如肺部组织；②中等声阻抗的液体和软组织，如肌肉；③高声阻抗的矿物组织，如骨骼。三类组织的声阻抗相差比较大，相互之间不能传播声波。超声检测主要适用于中等声阻抗的液体和软组织，这种组织声阻抗相差不大，声速大致相等，又可以利用不同类组织间声阻抗的差异造成的声波反射、散射来辨别不同器官与组织的形态和性质，这是超声成像的基本物理依据。

4. 声强

波是振动形式和能量的传播过程。声波在媒质中各点能量的强弱，通常用声强来描述，声强是指单位时间内通过垂直于声波传播方向的单位面积的声波能量，用 I 表示。

$$I = \frac{1}{2}\rho u \omega^2 A^2 = \frac{1}{2}Z\omega^2 A^2 = \frac{p_m^2}{2Z} = \frac{p_e^2}{Z} \tag{1-8}$$

式中，ρ 是媒质密度，u 是波速，ω 是角频率，A 是振幅。国际单位制中，声强的单位是瓦特·米$^{-2}$（W·m^{-2}）。

5. 声强级

人耳虽然能感受到相差 10^{12} 倍的声强，却不能分辨出这么多个等级。由于人耳主观上所感觉到的声音响度近似与客观上声强的对数大致成正比的，所以在声学中常采用对数标度表示人耳听到的声音的强度等级，我们称之为**声强级**（intensity level），用 L 表示。并且规定，$I_0 = 10^{-12}$ W·m^{-2} 为标准参考声强，声波的声强 I 与 I_0 比值的对数，即为此声波的声强级。可表示为

$$L = \lg\frac{I}{I_0}(\text{B}) = 10\lg\frac{I}{I_0}(\text{dB}) \tag{1-9}$$

声强级的单位是贝尔（B），实际中常用单位还有分贝（dB），1 B = 10 dB。必须指出，声强可以叠加，而声强级是不能叠加的。例如，两个声强级为 40 dB 的声音合起来的声强级不是 80 dB，而是 43 dB。

【**例 1-1**】一台机器所产生的噪声强度为 10^{-7} W·m^{-2}，试计算：(1) 一台机器的声强级为多少？(2) 两台机器同时开动时的声强级为多少？

解：(1) 一台机器的声强级

$$L_1 = 10\lg\frac{I}{I_0} = 10\lg\frac{10^{-7}}{10^{-12}} = 50(\text{dB})$$

(2) 两台机器同时开动时的声强级

$$L_2 = 10\lg\frac{2I}{I_0} = 10\lg 2 + 10\lg\frac{10^{-7}}{10^{-12}} = 53(\text{dB})$$

6. 听阈、痛阈、听觉区域

当声波传到人耳时,人耳将由声波引起的压强变化转变成神经刺激,再经大脑处理并反映为听到的某种声响。引起人耳听觉的声波,不但与声波的频率有关,而且与声波的强度有关。能够引起人耳听觉的最小声强,我们称为听阈(hearing threshold)。对于不同的频率,听阈是不同的,我们把不同频率下的听阈连接起来的曲线称为听阈曲线。频率为 1 000 Hz 的声波,正常人的听阈是 10^{-12} W·m^{-2},而对 100 Hz 的声波听阈却是 10^{-9} W·m^{-2},两者相差 1 000 倍,所以人耳对不同频率的声波的敏感程度是不同的。正常人最敏感的频率范围是 1 000~5 000 Hz。

随着声强的不断增大,人耳对声音的感觉逐渐增强。当声强增大到某一数值时,人耳对此产生的不再是听觉而是痛觉。人耳能够承受的最大声强,我们称为痛阈(pain threshold)。对于不同的频率,痛阈也是不同的,但是声波频率对痛阈的影响不像对听阈那么大。我们把不同频率下的痛阈连接起来的曲线称为痛阈曲线。当声波的频率为 1 000 Hz 时,痛阈为 1 W·m^{-2}。

可见,声波要引起听觉,既要在一定的频率范围内,又要在一定的声强范围内。如图 1-1 所示,将频率在 20~20 000 Hz,由听阈曲线和痛阈曲线所围成的范围,称为听觉区域(auditory region)。

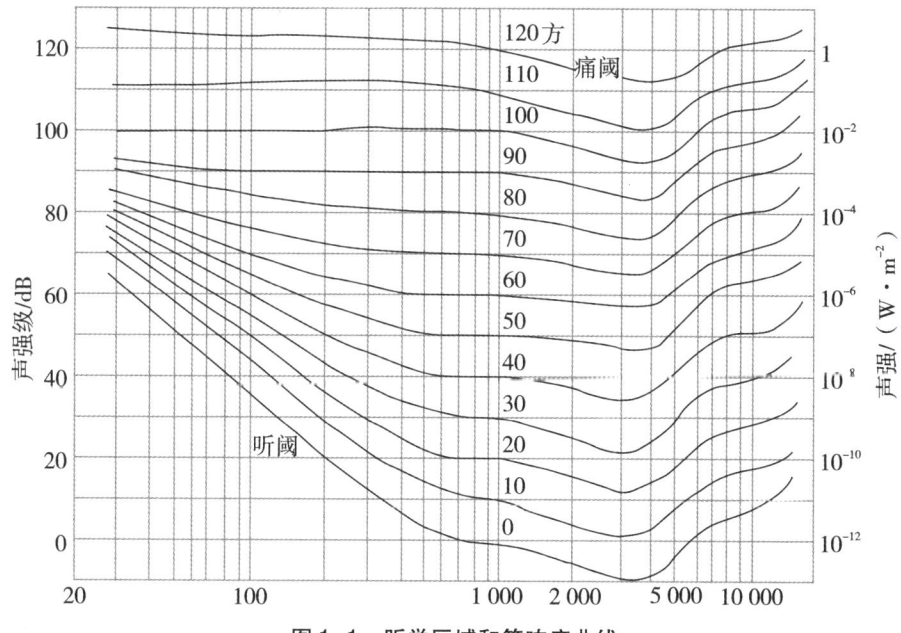

图 1-1 听觉区域和等响度曲线

7. 响度、响度级

声强和声强级是描述声音大小的客观物理量。我们把人耳主观上感觉到的声音的高低称为响度(loudness)。虽然声强的大小决定着声音的大小,但是同样声强或声强级的声音,如果频率不同,人耳听起来的响度并不相同,有时相差还很大,这是由于人耳对不同频率的声音的敏感程度不同造成的。因此,响度不仅与声强有关,并且还与频率有关。

为了准确地描述响度的大小,我们也把它们分成等级,称为响度级(loudness level),为与声强级区分开,响度级的单位是方(phon)。响度级的大小以频率为 1 000 Hz 时的声强级为标准,规定频率为 1 000 Hz 声音的声强级大小就是响度级的大小。如 1 000 Hz 的声波在听阈时声强级是 0 分贝,则响度级就是 0 方;在痛阈时声强级为 120 分贝,则此时的响度级就是 120 方。如此就把响度分成了 120 个等级。在其他的频率上,不管声强或声强级是多少,只要响度与某一响度级的频率为 1 000 Hz 声音的响度感觉相同,那么这个声音的响度级就与频率为 1 000 Hz 声音的响度级相同。

不同频率的声音虽然其声强或声强级相同,但感觉到的响度却不一样,或者感觉到的响度一样时,它们的声强或声强级又不相同。我们把不同频率的声音产生相同响度的声强或声强级连成的曲线,称为等响度曲线(equal loudness contour)。图 1-1 是一组等响度曲线。在同一条曲线上,所有的点不管它的频率是多少,声强有多大,由于它们引起的响度相同,所以它们就是同一个响度级。等响度曲线就是在听觉区域内按照响度标准,所画出的声强与频率的关系曲线。听阈曲线就是响度级为零方的等响曲线,这条线上的点对应不同频率和不同的声强,但它们引起的响度都是刚能被人听到的最低响度。同理,痛阈曲线就是响度级为 120 方的等响曲线。图 1-1 是对大量的正常人进行测试所得到的结果,不同的年龄和不同种族的人的等响曲线也不完全一样,老年人在高频段就不如年轻人敏感。

临床上常采用听力计来测量患者对在不同频率下声音的听阈值,并把患者的听阈值与正常人的听阈值进行比较,来诊断是否患有听力障碍。目前使用的听力计,能产生频率范围是 20~20 000 Hz、声强级是 -10~100 dB 的纯音信号。它的 0 dB 是由正常人的听力进行校准的,使各个频率所发出纯音信号的响度都刚好达到听阈值。如果有听力障碍,必然会出现听力减弱,于是在某一频率上的听阈值就会显著升高,可达到几十分贝,表 1-2 是一些常见现象的声强级。

表 1-2　常见现象的声强级

声源	声强级/dB	响度	声源	声强级/dB	响度
雷、炮	120	震耳	谈话	50	正常
汽车	100	极响	耳语	30	轻
吵闹	70	很响	树叶微动	10	极轻

由表 1-2 可知,即使在十分安静的环境中,依然有声音存在。实际上人类生活在一个充满各种声响的世界之中,乐音可以给我们带来愉悦,而噪声给我们增添了烦恼。医学研究表明,噪声会造成环境污染,危害人类健康,应当加以预防和治理。

8.惠更斯原理

机械波的产生条件是要有波源和连续的弹性媒质。媒质中一个质点的振动会引起与相邻各质点的相互作用而产生振动。波源的振动是通过媒质中的质点依次传播出去的。所以,波动中的任意一个振动质点都可以看成新的波源,只要知道某时刻波前的位置,就可以确定下一时刻波前到达的位置,从而确定波传播的方向。这个原理叫惠更斯原理(Huygens principle)。惠更斯原理适用于任何波动过程(机械波或电磁波)。

荷兰物理学家惠更斯指出,在媒质中波前上的每一点都可以看作新波源,同时向各个方向发射子波,在其后面的任一时刻,这些子波的包迹就是这时的新波前。如图1-2(a)所示,球面波的波源为点 O,波从波源以速度 u 向四周传播,半径为 R_1 的球面 S_1 是 t 时刻波前,可根据惠更斯原理,利用几何作图的方法,就可以求出下一时刻 $t+\Delta t$ 的波前位置。S_1 面上各点都可以看作子波的波源,经过 Δt 时间,S_1 面上的子波的波源发出半径为 $u\Delta t$ 的半球面子波,这些子波的包迹面 S_2 就是 $t+\Delta t$ 时刻的新波前,S_2 面的半径 $R_2 = u(t+\Delta t)$。平面波的新波前可以用同样的方法求出,如图1-2(b)所示。

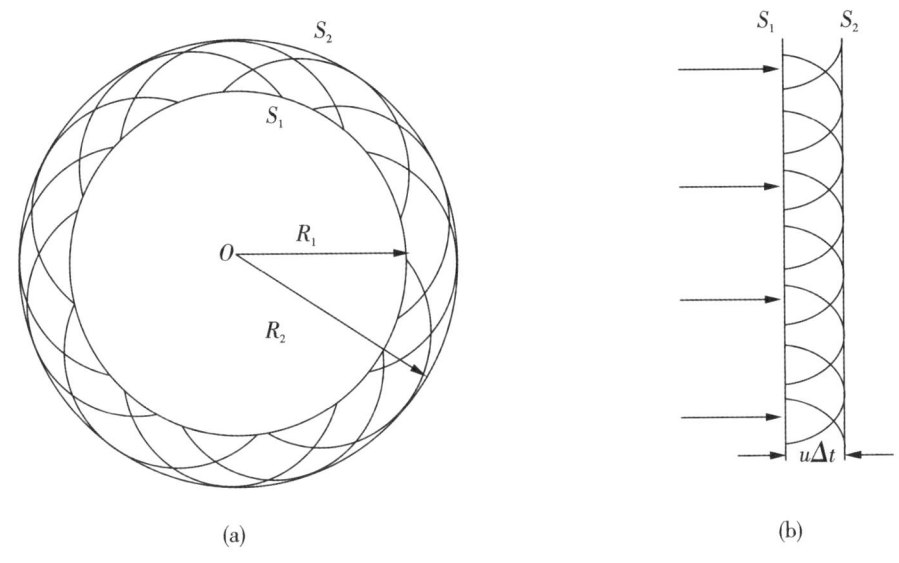

图1-2 惠更斯原理

二、多普勒效应

当波源和观察者都相对于媒质静止或者两者相对静止时,观察者所接收到的声波的频率即为波源所发出声波的频率。但是当波源或观察者相对于媒质运动或两者同时相对运动时,情况就会有所不同。1842年,奥地利物理学家多普勒经过研究发现由于在媒质中波源和观察者的运动,会造成观测频率与波源频率不同的现象,这种现象称为多普勒效应(Doppler effect)。

例如,火车从身边行驶而过时,火车汽笛的音调会有明显的改变。当火车向着我们开来时,火车汽笛的音调由低变高;而当火车离开我们时,火车汽笛的音调由高变低。

设波源发出声波的频率为 ν_0，在媒质中波源的传播速度为 u，波源与观察者在它们的连线上运动，波源相对于媒质的运动速度为 v_s，观察者相对于媒质的运动速度为 v。

1. 波源静止，观察者运动

波源在媒质中静止不动，观察者以速度 v 向着波源运动（$v_s = 0$、$v \neq 0$）。在这种情况下，声波在媒质中的波长为 $\lambda = \dfrac{u}{\nu_0}$。观察者与媒质中传播的声波的相对运动速度为 $u + v$，观察者接收到的频率将变为：

$$\nu = \frac{u+v}{\lambda} = \frac{u+v}{u}\nu_0 \tag{1-10}$$

当观察者远离波源运动时，观察者接收到的频率变为：

$$\nu = \frac{u-v}{\lambda} = \frac{u-v}{u}\nu_0 \tag{1-11}$$

2. 观察者静止，波源运动

观察者相对于媒质静止，波源在媒质中以速度 v_s 向着观察者运动（$v = 0$、$v_s \neq 0$）。在 t 时间内声波向着观察者运动了 ut，波源也向着观察者运动了 $v_s t$，与此同时波源完成了 $\nu_0 t$ 次振动（发出的波数为 $\nu_0 t$），$\nu_0 t$ 次振动平均地分配到了 ε 这段距离内，所以波长变为：

$$\lambda' = \frac{ut - v_s t}{\nu_0 t} = \frac{u - v_s}{\nu_0}$$

即波长变小了，观察者接收到的频率应为：

$$\nu = \frac{u}{\lambda'} = \frac{u}{u - v_s}\nu_0 \tag{1-12}$$

当波源远离观察者运动时，观察者接收到的频率应为：

$$\nu = \frac{u}{\lambda'} = \frac{u}{u + v_s}\nu_0 \tag{1-13}$$

3. 波源和观察者同时运动

综合以上两种情况，可以证明观察者接收到的频率为：

$$\nu = \frac{u \pm v}{u \mp v_s}\nu_0 \tag{1-14}$$

式中，观察者向着波源运动时，v 前符号取正号，远离时 v 前符号取负号；波源向着观察者运动时 v_s 前符号取负号，远离时 v_s 前符号取正号。

如果波源与观察者不在它们的连线上运动时，式中的 v_s、v 要取它们在连线方向上的分量，则式（1-14）变为：

$$\nu = \frac{u \pm v\cos\theta}{u \mp v_s\cos\theta}\nu_0 \tag{1-15}$$

式（1-15）为一般形式的多普勒效应表达式，正、负号的规定同式（1-14）。

多普勒效应在医学、交通管理、工程技术等方面都有着广泛的应用。比如，在医学上利用多普勒效应可以测量血液的流动速度。在天文学里利用多普勒效应可以用来确定星球与地球之间的相对运动。在交通管理上利用多普勒效应能够监测车速。

第二节 超声波

频率大于 20 000 Hz 的声波称为超声波。它与声波的本质相同,都遵守波动规律,只是不能引起人耳的听觉。超声波按声强可分为高强度超声($\geqslant 3$ W·cm^{-2})和低强度超声($0 \sim 3$ W·cm^{-2});按频率可分为低频超声($20 \sim 200$ kHz)、中频超声(200 kHz ~ 3 MHz)以及高频超声($3 \sim 20$ MHz);按声波发射方式可分为连续超声和脉冲超声;按声束照射方式可分为聚焦超声和非聚焦超声。在医学诊断应用中,一般使用的是低强度高频连续非聚焦超声。在治疗应用中,研究最多应用最广的是高强度聚焦超声(high intensity focused ultrasound,HIFUS)和低强度脉冲超声(low intensity pulsed ultrasound,LIPUS)。随着超声技术的发展,现在超声波已广泛地应用于医学、工业等各领域,超声技术已经成为临床医学中不可缺少的诊断治疗手段之一。

一、超声波的产生与传播

产生超声波有两个必要条件:一是要有高频声源,二是要有传播超声的媒质。超声波产生的方法有多种,如机械法、电声转换法、激光法等。医学中常用电声转换法中的压电式换能法,即通过压电换能器将高频电磁振动能量转换为机械振动(超声波)的能量,作为发射超声波的声源;同时也可以把超声波振动的能量转换为电磁能量,通过信号处理,可完成超声波的接收。产生超声波最常用的是压电式的超声波发生器。实现超声波发射和接收的器件称超声探头。

1. 超声波发生器的组成

如图 1-3 所示,超声波发生器由高频脉冲发生器和压电换能器两部分组成。高频脉冲发生器用来产生超声频的电振荡系统。高频脉冲发生器发出的是超声频脉冲信号,即是按一定时间间隔重复的发射同样的脉冲信号。每隔一段时间重复一次,间隔时间为重复周期,脉冲每秒钟出现的次数为重复频率,每次脉冲振荡的时间为脉冲宽度。压电换能器,也叫探头,它是利用某些晶体的正压电效应和逆压电效应来进行声能和电能交换的装置。

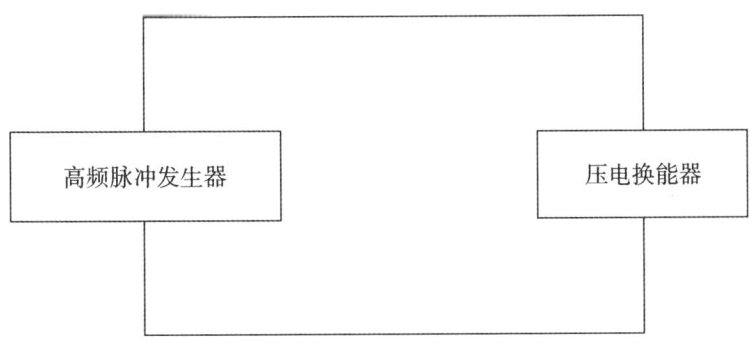

图 1-3 超声波发生器示意图

2. 超声波的发射

如果在压电晶体两端加上电压时,压电晶体能按电场变化的规律伸长或缩短,这种现象称为逆压电效应(inverse piezoelectric effect)或电致伸缩效应(electrostriction)。压电晶体是非中心对称晶体,它两端未施加电场时如图1-4(a)所示。如果压电晶体两端外加电场时,压电晶体将会产生机械变形而伸长,如图1-4(b)所示。如果压电晶体两端外加反向电场时,压电晶体将会产生机械变形而缩短,如图1-4(c)所示。利用逆压电效应,将高频脉冲发生器产生的周期性变化的电场加到压电晶体的两端,在电场作用下,压电晶体就能在媒质中按电场规律伸长或缩短而产生超声波。

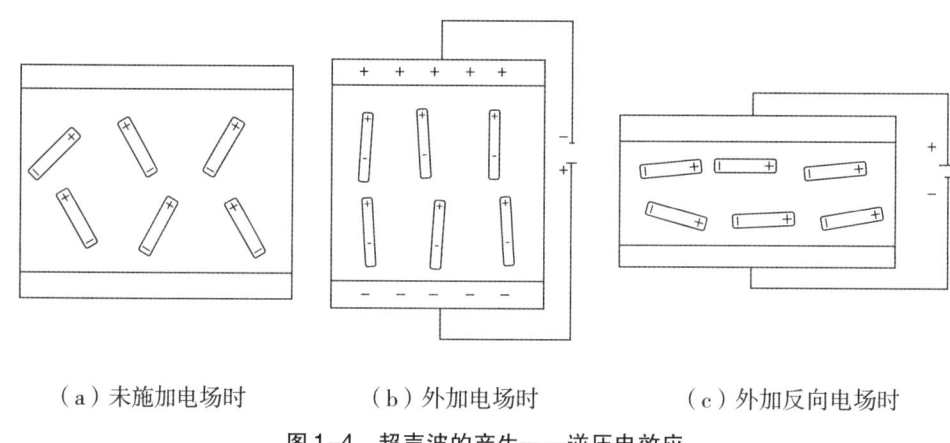

（a）未施加电场时　　　（b）外加电场时　　　（c）外加反向电场时

图1-4　超声波的产生——逆压电效应

3. 超声波的接收

如图1-5所示,如果在压电晶体两端有拉力作用,晶体两端能分别出现正、负电荷,产生出电压来,这种现象称为正压电效应(piezoelectric effect)。

压电晶体是非中心对称晶体,它两端未施加外力时如图1-5(a)所示。

如果压电晶体两端受到拉伸外力时,压电晶体内部会产生极化现象,同时在两个表面上产生大小相等符号相反的电荷,如图1-5(b)所示。

如果压电晶体两端受到压缩外力时,压电晶体内部也会产生极化现象,但在两个表面上产生的电荷极性与压电晶体两端受到拉伸外力时产生的电荷极性相反,如图1-5(c)所示。

利用正压电效应可以接收超声波,当超声波作用于压电晶体上时,在晶体上施加了周期性变化的作用力,压电晶体两端产生与之同频率的电压,电压的大小与超声波的声压大小成正比。总之,压电晶体既可以用来产生超声波,又可以用来接收超声波,它是超声技术中的主要器件。

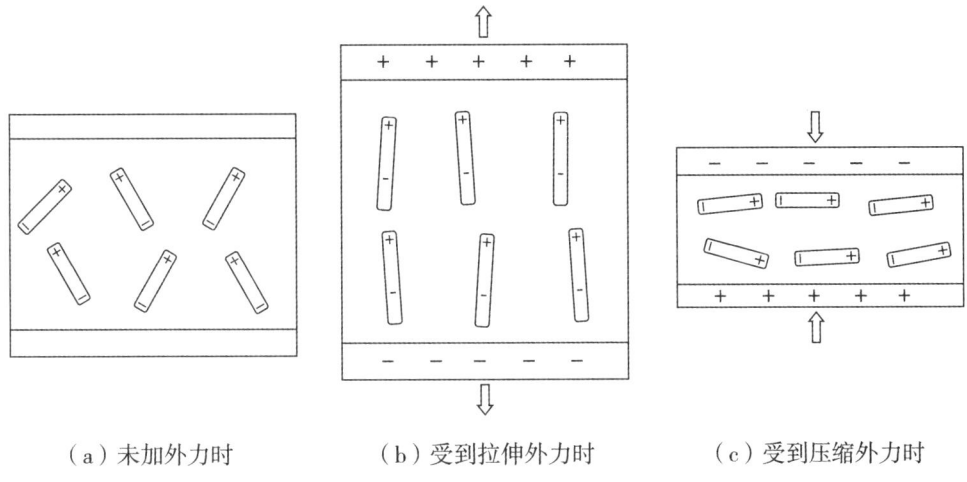

（a）未加外力时　　（b）受到拉伸外力时　　（c）受到压缩外力时

图1-5　超声波的接收——正压电效应

4.压电材料

压电晶体是超声换能器的核心部件,它由压电材料制成。压电材料既有天然的,也有人造的。如石英晶体就是一种天然压电材料,但其价格昂贵,性能指标的一致性不好。目前使用的基本上是人造压电晶体。按物理结构不同,压电材料分为压电单晶体、压电多晶体(压电陶瓷)、压电高分子聚合物和复合压电材料。目前用得最多的是锆钛酸铅(俗称PZT)压电多晶体。压电陶瓷是一种多晶材料,如果温度发生变化,晶体内部结构也要发生变化。当温度高于某一临界值 T_c 时电畴结构完全解体,压电效应也会自行消失,物理上称这一临界温度为材料的居里点。例如,锆钛酸铅(PZT)的居里点在300~388 ℃,而钛酸钡的居里点仅为120 ℃左右。

二、超声波的性质

超声波在各领域的广泛应用与它具有的一些特殊性质有关。超声波是高频机械波,其频率超过 2×10^4 Hz,可高达 10^{15} Hz。在超声医学中应用的频率的数量级一般在 10^5 ~ 10^7 Hz,而在超声波诊断中所应用的超声波的频率比在超声治疗中所用的频率要高。正是由于超声波的高频率振动,因而它表现出以下的特性。

1.方向性好

超声波的频率高,波长短,衍射现象不显著。超声波像光一样可以沿直线传播,具有很好的方向性,可以会聚和发散。正因为如此,超声波在医学探测、军事侦察、通信时起到良好的定位功能。

2.穿透能力强

超声波在媒质中传播时,衰减很小,穿透本领大。超声波对固体和液体具有很强的穿透本领。超声波在人体肌肉、脂肪中衰减小,而在气体中衰减较大。比如1 MHz 的超声波在空气中传播9.5 m就衰减一半,而在水中要传播数百米后才衰减一半。在固体和液体中超声波传播的距离很长,可以穿透几十米厚的金属层,穿透本领很强。利用超声波的这个特点,超声波可以用于探测水中的鱼群、潜艇等。

3. 强度大

由于声强与频率的平方成正比,且超声波的频率高,所以在振幅相同的条件下,超声波的强度大得多。例如,1 000 kHz 的超声波和 1 kHz 声波的声强相比,1 000 kHz 的超声波声强大很多,达到 100 万倍。超声波所具有的较大的能量和加速度是超声治疗和其他应用的基础。

4. 容易引起明显的反射

超声波在遇到不同媒质的界面时会产生明显的反射,波长越短,这种反射效果越好。例如,在钢材里的气泡、人体的病变组织中,超声波都能引起明显的反射。在超声诊断和超声探伤中就是应用超声这个性质产生的回波所形成的超声图像来探测和定位,这对超声诊断具有特殊的意义。

三、超声波的生物效应

1. 机械效应

超声波在媒质中传播时,引起媒质中的粒子做受迫高频振动,使媒质中粒子的位移、速度很大,媒质中粒子的加速度甚至可以达到重力加速度的几十万倍到几百万倍,同时声压也很大,这种现象称为超声波的机械效应(mechanical effect)。

高强度的超声波在人体中传播时,会对细胞和组织结构产生巨大的破坏作用。当液体中有异类粒子(如微生物、高分子化合物等)时,由于异类粒子与液体分子的振动速度不同,就会产生巨大的摩擦力,从而异类粒子被破坏而碎裂。在医学上超声波可用于超声碎石和超声洁牙;在药学上可用于制备乳剂等。

2. 空化效应

高频大功率的超声波在液体中传播时,按照超声波的频率而产生的疏密变化,稠密区受到压力作用,稀疏区受到拉力作用。因为液体承受拉力的能力很差,在稀疏区含有杂质和气泡处受到拉力作用时,液体将被拉裂后而出现许多微小的空腔。空腔存在的时间很短暂,经半个周期后,又受到压力作用时,空腔迅速闭合,产生高达几千至几万个大气压的局部高压、放电和高温现象,称其为超声波的空化效应(cavitation effect)。

空化作用是超声波对物质的重要作用,常用在清洗、雾化、乳化以及促进化学反应方面。在生物软组织内含有大量的水分和稳定的气穴,在超声波的作用下,只要强度足够大时,就会出现空化现象,从而损伤细胞。

3. 热效应

当超声波在媒质中传播时,会使媒质中分子发生剧烈振动而相互作用,超声波的机械能转化为媒质的内能,引起媒质温度的升高,称为超声波的热效应(thermal effect)。产生热效应的大小与媒质的吸收系数、超声波的照射时间和强度有关。超声波在生物组织中传播时,大部分损耗掉的能量由蛋白质分子经各种弛豫过程所吸收。

当超声波照射到不同组织的界面时,会发生从纵波向横波的转变,在软组织与骨骼的界面时表现显著,由于横波的吸收系数大于纵波的吸收系数,所以在表面上会出现选择性加热。超声波的热效应用于临床理疗中比较早,常常作为治疗癌症的热源。加热癌细胞到 42~43 ℃时，癌细胞的生存率将急剧下降。超声波可作用于组织深部和精确控制加温部位的特点，所以在医学上应用非常多。

> **知识拓展**
>
> 高能超声聚焦刀
>
> 高能聚焦超声治疗机简称高能超声聚焦刀。它是通过体外发射数百束大功率超声波，在瘤体部位聚焦，将声能转换为热能，使瘤体部位的温度瞬间升至 70~100 ℃，在 0.10~0.25 s 内杀死瘤体细胞，从而实现高能聚焦超声治疗肿瘤的目的。这种治疗方法具有无创伤、不出血、无痛苦、不麻醉、不需特殊的术前准备和用药，不受年龄和身体状况及季节影响，不受饮食和活动限制，无需住院等特点。高能超声聚焦刀是一种由计算机全程监控，定位精确、安全、可靠的治疗肿瘤的方法。它是治疗肿瘤的最先进的方法之一。

4. 声流效应

超声波作用于溶液时，溶液中的悬浮粒子会发生平动或转动，这种现象叫作声流效应。产生声流效应时，溶液中的细胞会受到不均匀的声场中切向力的作用，从而导致细胞拉伸、损伤或破裂。当这个切向力足够大时，会使红细胞发生溶血现象。

5. 触变效应

超声波能引起生物组织物理或化学性质改变，如血液黏度降低，血浆变稀等。

6. 弥散效应

超声的弥散效应(dispersive effect)能增加半透膜的渗透作用，使代谢加快，有利于药物进入病菌体内。

> **知识拓展**
>
> 超声波导入鱼病疫苗
>
> 我国首次利用超声波导入鱼病疫苗获得成功。超声免疫法利用超声波能有效增加生物机体皮肤和肌肉等组织通透性的原理，以传统的浸泡法为基础，通过超声作用显著提高进入鱼类机体的疫苗数量，取得了十分理想的免疫保护效果。较传统方法接种速度提高了 10 倍。

四、超声波在媒质中的传播特性

声学中的媒质是以声阻抗来划分的，不同声阻抗的媒质界面就是声波媒质界面。在声学媒质中，两种物质的物理性质不同或组成不同，如果两种物质声阻抗相同，则认为它们是声学的同种均匀媒质，两者之间不存在界面。

1. 超声波的反射与透射

超声波在媒质中传播时,一般遵循以下原则:以直线传播;遇到界面时会发生反射和透射。超声波在界面发生反射或透射的条件:①界面的线度远大于声波波长及声束的直径;②媒质的声阻抗在界面处发生突变,或者说"不连续"。发生反射和透射时,界面两边声强、速度、声压等物理量会发生变化。研究声波传播特性的基本依据是两个连续条件:在超声界面上声压连续和法向速度连续。所谓声压连续是指在界面两侧的声压相等;法向速度连续是指质点的振动速度在垂直界面的分量相等。

声波在传播的过程中,当遇到两种声阻抗不同的媒质界面时,会发生反射和折射。反射波的强度 I_r 与入射波的强度 I_i 之比,称为强度反射系数,用 a_{ir} 表示。透射波的强度 dS 与入射波的强度 $\sigma dS\delta$ 之比,称为强度透射系数,用 a_{it} 表示。a_{ir} 和 a_{it} 由入射角和媒质的声阻抗的大小决定。对于垂直入射的情况,理论证明:

$$\alpha_{ir} = \frac{I_r}{I_i} = \left(\frac{Z_2 - Z_1}{Z_2 + Z_1}\right)^2 \tag{1-16}$$

$$\alpha_{it} = \frac{I_t}{I_i} = \frac{4Z_1 Z_2}{(Z_2 + Z_1)^2} \tag{1-17}$$

式(1-16)和式(1-17)中,Z_1 和 Z_2 分别为两种媒质的声阻抗。可见,当两种媒质声阻抗相差较大时,反射较强,透射较弱;声阻抗相近时,透射较强,反射较弱。超声波在界面上的反射和透射只有在垂直入射时声强才能守恒。

2. 超声波束通过媒质薄层的特征

超声检查中,常常遇到声波通过媒质薄层的情况,由于声波在各层间入射波和反射波的叠加,通过对声强透射系数公式中的媒质声阻抗和薄层厚度的分析讨论,发现会产生测量的误差。

超声检查中,探头表面与人体体表声阻抗相差很大,甚至被空气所填充后,超声波进入人体组织很困难,所以必须在它们之间加入有利于声能通过的物质,这种物质就是耦合剂。耦合剂多采用液体或半液体状的材料,比如油类物质。由于超声束与被检查治疗体相比较,超声束的截面积小得多,耦合剂厚度也极小,所以这就可以看成是声束垂直通过媒质薄层。

探头发出的超声波透过媒质薄层进入被检体时,超声波的透射量主要取决于耦合剂、探头、被检体的声阻抗以及相互之间的匹配情况。

通过分析可以得出,让耦合剂的厚度等于超声波在媒质薄层中波长四分之一的奇数倍时,并且媒质薄层的声阻抗值的平方等于两侧媒质声阻抗的乘积,就可以使探头发出的超声波全部进入人体。耦合剂材料性能的研究主要以此为依据。耦合剂还应该保持胶冻状态,从皮肤表面不容易滑失,不能具有腐蚀性和刺激性等。研究表明,超声波从探头射向皮肤时,耦合剂的声阻抗应介于探头与皮肤声阻抗之间,这样才能增加超声波的透射率。

在超声检查或治疗中,如果超声波经由空气传入人体,则反射系数为:

$$\alpha_{ir} = \frac{I_r}{I_i} = \left(\frac{Z_2 - Z_1}{Z_2 + Z_1}\right)^2 = \left(\frac{0.0004 \times 10^6 - 1.63 \times 10^6}{0.0004 \times 10^6 + 1.63 \times 10^6}\right)^2 = 0.999$$

说明进入人体的超声波强度是入射波强度的0.1%,由于空气与液体、固体的声阻抗相差很大,反射系数很大,超声波很难从空气进入人体,无法进行诊断或治疗。所以在进行超声检查或治疗时,需要在探头表面和人体之间涂抹油类物质或液体等耦合剂,作为透射超声波的中介媒质,其声阻抗与人体软组织声阻抗相近,排除它们之间的空气,增加超声波的透射,尽量使超声波透射入人体内。例如超声波经蓖麻油(声阻抗为 1.36×10^6 kg·m^{-2}·s^{-1})传入人体,此时,

$$\alpha_{ir} = \frac{I_r}{I_i} = \left(\frac{Z_2 - Z_1}{Z_2 + Z_1}\right)^2 = \left(\frac{1.36 \times 10^6 - 1.63 \times 10^6}{1.36 \times 10^6 + 1.63 \times 10^6}\right)^2 = 0.018$$

说明进入人体的超声波强度为入射波强度的98.2%。可见,使用蓖麻油后,超声波能顺利进入人体,使诊断图像更加清楚,从而达到诊断或治疗的目的。

3. 超声波的衍射与散射

入射超声波在传播过程中,遇到障碍物线度小于或接近于波长时,超声波与障碍物相互作用后,会使一部分超声波偏离原来的行进方向进行传播,这就是超声波的散射和衍射现象。

(1)衍射　在超声波传播过程中,遇到界面或障碍物的线度与超声波波长相近时,超声波可以绕过障碍物的边缘传播,这一现象叫衍射。因此,超声波波长越短,就越能发现更小的病变。

由于超声波的衍射与障碍物的线度有关,超声波遇到障碍物时会有两种现象发生,即声影和与波长相仿的病灶探测不到的现象。

当障碍物的线度比较大时,超声波不能完全绕过障碍物,就像光一样在障碍物后面会形成阴影,同样超声波在障碍物后面就会有到达不到的区域叫作声影。声影就是我们探测不到的盲区。

当障碍物的线度与波长接近时,超声波会完全绕过障碍物,没有明显的反射回波,所以探测不到此障碍物。在我们超声波探测病灶发生这种衍射现象时,就会出现探测不到病灶额外轮廓的情况,但是可能会存在反向散射现象,同样可以判断病灶性质。

(2)散射　超声波在传播过程中,遇到障碍物或界面的线度小于或接近超声波的波长时,会使得一部分超声波偏离原来的行进方向传播,这种现象称为超声波散射现象。发生散射时,小的障碍物(如媒质中的悬浮粒子,尘埃、烟雾、杂质、气泡等)又将成为新的声源,并向四周各个方向发射超声波,散射没有方向性。

超声探头接收到的散射回波强度与入射角没有明显关系,所以可以接收各角度散射波,对超声诊断有不利的一面。一般来说,大界面上超声波的反射比散射回声幅度大数百倍。所以,利用超声波的反射只能观察到器官、病变的轮廓,而利用超声的散射才能显示器官、病变内部的回声变化。

人体中能够发生超声波散射的物体主要有血液中的红细胞和器官内部的微小组织结构,微小组织结构的大小与超声波波长接近或较小。超声波的散射对形成软组织的二维超声图像起着重要作用,是超声成像法研究器官病变内部结构的重要依据。

4. 超声波在媒质中的衰减规律

超声波在媒质中传播时,由于超声波的扩散、散射和媒质对超声波的吸收等因素的

影响,声能随着传播距离的增加而减弱的现象称为超声波的衰减。

设超声波在均匀媒质中沿 x 轴的正方向传播时,如果忽略扩散和散射衰减的影响,在 $x=0$ 处强度幅值为 I_0,在薄层 $\mathrm{d}x$ 内,强度的减少量为 $-\mathrm{d}I$,根据实验规律得:

$$-\mathrm{d}I = \mu I_0 \mathrm{d}x \qquad (1-18)$$

式(1-18)中 μ 称为媒质吸收系数,与媒质的性质和波的频率有关。对上式积分得

$$I = I_0 \mathrm{e}^{-\mu x} \qquad (1-19)$$

式(1-19)表明超声波强度在媒质传播过程中按指数规律衰减。

导致超声波衰减的因素主要有以下几种。

(1) 扩散衰减 超声波在媒质中传播时,能量因面积分布的改变而导致的衰减。

设点声源在各向同性的均匀媒质中传播时,以点声源为圆心,半径为 r_0 的球面 S_0 上的声强为 I_0,当声波传播到半径为 r 处时其强度为 I,如果不考虑媒质的吸收,则单位时间内通过的两个球面的能量是相等的。

即 $\qquad\qquad S_0 I_0 = SI$

又因为 $\qquad\qquad S = 4\pi r^2 \qquad S_0 = 4\pi r_0^2$

所以 $\qquad\qquad 4\pi r_0^2 I_0 = 4\pi r^2 I$

$$r_0^2 I_0 = r^2 I \qquad (1-20)$$

式(1-20)为平方反比定律。可见,超声波的扩散衰减与波面的形状有关,而与传播的媒质特性没有关系。

(2) 散射衰减 超声波的散射过程实际上就是声波与散射中心的相互作用,使原来传播方向上的声能散射到其他方向而减弱的过程。散射中心可以是媒质中外来杂质,如灰尘和悬浮粒子等,也可以是由于热起伏而导致局部密度变化的单纯媒质。生物组织是不均匀的媒质,当超声波在其中传播时,就会与其发生相互作用,而出现超声波被散射的现象。

(3) 吸收衰减 吸收衰减是由于媒质的热传导、黏滞性和弛豫过程而引起的超声波能量被媒质吸收而减弱的现象,它把声能转变成热能和内能。

1) 黏滞吸收 超声波在媒质中传播时,媒质的质点沿其平衡位置来回振动,由于媒质质点之间的相对运动会产生内摩擦作用,使媒质对超声波产生吸收,一部分声能转换成热能,使声波的能量减小,这种现象称为黏滞吸收。黏滞吸收是声波衰减的一个主要原因。

2) 热传导吸收 热传导吸收是超声波衰减的另一个原因。当超声波在媒质中传播时,媒质中发生了压缩和膨胀现象,媒质中压缩区体积变小而温度升高;媒质中膨胀区体积变大而温度降低。对理想媒质而言,过程是可逆的。对非理想媒质而言,由于热传导现象的存在,将出现热量从媒质的高温区传向低温区,这个过程是不可逆的,这种现象就是热传导吸收。

3) 弛豫吸收 当超声波在媒质中传播时,媒质中发生压缩和膨胀现象,媒质的平衡状态也就发生了变化,从一个平衡状态过渡到一个新的平衡状态的过程不是瞬时的,而是需要时间的,这样的过程称为弛豫过程,这个过程所需的时间称为弛豫时间,在弛豫过程中产生了能量损耗,这种现象称为弛豫吸收。

5. 超声波的波形转换

固体中可以传播横波和纵波，液体和气体中只能传播纵波。超声波在媒质中传播时，如果媒质发生改变，有可能会出现波形转换（conversion of wave form）现象。例如，一列纵波在液体中传播，遇到固体时，这列波与固体表面成一定角度，会在固体表面发生反射现象和折射现象。反射波的传播媒质没有改变仍然是液体，所以反射波还是纵波。折射波的传播媒质发生了改变，折射波进入了固体，并且折射波方向也偏离了原来的传播方向，所以与振动方向不再平行，而是成一定角度，就会有与传播方向垂直和平行的分量，即横波和纵波形。由此可见，这里产生了波形转换现象。

超声波的波形转换有其临床意义，如超声波通过液体状态脑软组织时遇到颅骨就会转换成一部分横波出现，从而产生伪影。因此，目前颅外二维超声诊断技术仅应用于颅骨较薄的新生儿至2岁以下儿童和颅骨缺损的成年人。在人体其他部位中超声波传播时也会有波的转换现象，只有超声波垂直射到媒质界面上才不会产生横波。

6. 声学谐波

在线性声学中，声波的强度与声速无关。当声波入射到媒质上时会产生回波，如果声波是单一频率的，媒质是静止的，那么回波频率不会发生改变。线性声学只是一种近似理论，直接应用线性声学理论解决实际声学问题就会产生误差。如果是符合线性关系的媒质和超声波强度比较小的情况，那么线性声学误差会小一些。如果是不符合线性关系的媒质或者超声波强度比较大的情况，那么线性声学理论就不适用了，而要运用非线性声学理论。

（1）波形的畸形　在线性声学范围里，超声波在媒质中传播时会发生衰减，媒质不发生变化，波速就不会发生变化，也就是说波速是个常数，波源不变，其频率和波形也不会发生变化。在非线性声学的理论中，波速是与波形有关的物理量，它不是一个常数。因为波上各点运动速度不同，即波峰的速度大于波谷的速度，所以导致波形在传播过程中会发生畸变。超声波传播距离越长，畸变越严重，有可能会成为冲击波而产生破坏作用。振幅大、频率高的超声波，非线性畸变就会越严重。在超声诊断范围的超声波，非线性畸变不大，更不会形成冲击波。

（2）组织谐波　单频的简谐波发生非线性畸变，其周期保持不变，这相当于产生了频率为原始信号频率整数倍的谐波。它是原始信号在组织中传播时由非线性效应产生的，所以也称为组织谐波。波在媒质传播过程中，随着传播距离的增大，由于非线性效应，原始信号的能量不断转化为谐波的能量，因此原始信号不断变小，谐波不断变大。如果考虑衰减，原始信号会减小得更快，谐波会先增大到最大值后变小。由于谐波的频率比较高，所以谐波比基频波衰减得更快。声波在生物软组织中传播时，声波会在其中产生二次谐波，但是随着组织深度的增加，谐波始终比基频波小得多。

（3）气泡产生的谐波　由于超声波的空化效应，超声波在液体中传播时可能产生小气泡。超声波在液体或软组织等媒质中传播时，媒质中的声压会发生变化。当声压为负时，局部压力减小，液体汽化而产生气泡。

根据入射超声波的强度大小，空化效应分为稳态空化和瞬态空化两种。当入射超声波声强较小时，气泡呈现周期性的振动，称为稳态空化。稳态空化不是很剧烈，一般不会有破坏作用。当入射超声波声强比较大,且超过某一阈值时,气泡的振动变得剧烈。当声压为负时,局部压力减小,液体汽化,产生气泡并且迅速膨胀。然后声压变正时,气泡急剧收缩以至破裂成许多小气泡。这种现象称为瞬态空化。

稳态空化气泡的振动是复杂振动,是非线性的振动,也就含有各种谐波成分。这些气泡振动激发的声波,返回探头会被接收。气泡产生的谐波比组织谐波要强得多。

7. 声波反射增强

超声波在均匀媒质中传播时,因为超声波衰减的原因,会造成在媒质的不同深度上反射回来的信号差异很大。为了克服这一困难,对媒质中不同深度的反射信号进行不同程度的放大,对较深部位的反射信号进行较大程度的放大,对较浅部位的反射信号进行较小程度的放大,这样就会使同种均匀媒质中不同深度的反射信号强度基本相同。超声波同时入射到液体和软组织中时,超声波在液体中传播时衰减较小,而超声波在软组织中传播时衰减较大,而我们对超声波在任何媒质中都做相同的放大处理。如果这样做使在软组织中传播的反射信号均匀一致,那么在液体媒质中传播的超声波反射信号不会均匀一致,而是比入射声波信号强度大,形成反射增强的现象。

第三节 超声诊断

超声诊断是向人体发射超声波,并接收由体内组织反射的回波信号,根据其所携带的有关人体组织信息,加以检测、放大等处理,将人体内部的组织结构的声学特性以曲线、图形或者数据的形式表现出来,用作临床分析和诊断依据。超声诊断技术是继 X 射线诊断技术之后发展最迅速、推广和普及率最快的一门技术,从早期的一维 A 型、M 型超声成像,到二维 B 型超声成像,发展到动态的三维超声成像;从黑白灰阶超声成像发展到彩色血流成像。与 X 射线诊断技术相比,超声诊断技术具有无损伤、灵敏度高、价格便宜等特点,已经成为医学成像中不可替代的现代影像诊断技术。

一、超声回波成像原理

超声诊断成像的基本原理都是以三个物理假定为前提:①超声波在媒质中按直线传播;②在各种媒质中,声速均匀一致;③超声波在各媒质中衰减系数均匀一致。

(一)超声回波成像原理

人体组织和脏器具有不同的声速和声阻抗,在界面上会产生反射声波,也称回波。当这些界面两侧媒质的声阻抗差异不大时,大部分超声会穿过界面向前传播,当遇到第二个界面时,一部分声波被反射,另一部分透过界面继续向前传播,以此会产生多个回波,探头可以探测到多个回波信息。

人体组织又具有复杂的结构和成分,当超声波在人体中传播时,遇到非均匀的物质或者微细结构时会产生散射现象,作为障碍物的非均匀的组织或微细结构会成为新的辐射源,向四周辐射超声波,使超声波的频率、传播方向、相位和振幅等信息发生改变。部分散射波也会返回到探头处,被探头所探测到。

超声成像的回声来源主要是超声波的反射和散射。反射波和散射波产生的机制不同,所以它们所携带的生物组织信息含量和表现形式也不相同,反射回波主要携带的是超声成像的位置信息,而散射回波主要携带组织结构的结构信息,可以了解脏器的内部病变和血液的流变情况。

(二)时间增益补偿

超声波在媒质中传播,由于超声波与媒质的各种相互作用,超声波的强度会随着传播距离的增加而减小,这种现象称为超声波的衰减。来自不同深度的回声到达探头的距离不同,所经历的时间不同,其衰减程度不同,晚到达探头的回声(来自深层组织)幅度要比早到达探头回声(来自浅表组织)的幅度小。如果超声图像是由原始的超声回声直接形成,则图像在浅层幅度大会显得较亮,而深层幅度小会显得较暗,为了克服这种伪影,常采用时间增益补偿,即根据回声到达探头的时间早晚进行信号增益补偿,一般采用近场抑制,远场增强使整个图像得以清晰的显示。又因为回声到达探头时间的早晚反映该点到探头的距离,所以时间增益补偿也称为"深度增益补偿"。

(三)超声诊断仪分类

超声诊断技术可以分两大类,即基于回波扫描的超声诊断技术和基于多普勒效应的超声诊断技术。基于回波扫描的超声诊断技术基本原理是利用超声在不同组织中产生的反射和散射回波强度形成的图像或信息来鉴别和诊断疾病,其可分为幅度调制型、辉度调制型和活动显示型3种类型,如:A型超声诊断仪是幅度调制型,B型超声诊断仪是辉度调制型,M型超声诊断仪是活动显示型。这种技术主要是用于解剖学范畴的检测,以了解器官的组织形态学方面的状况和变化。基于多普勒效应的超声诊断技术是利用运动物体散射或者反射超声时造成的频率偏移现象来获取人体内部的运动信息,例如多普勒血流仪。这种技术主要用于了解组织器官的功能状况和血流动力方面的生理病理状况,如血流状态、心脏的运动状况和血管是否栓塞等。

超声诊断仪结构示意图如图1-6所示。由高频发生器和探头组成超声发射器,向人体发射脉冲超声波,超声波进入人体后在各个界面会产生回波,由探头接收回波信号并通过电路对信号进行放大处理,最后在显示器上显示。

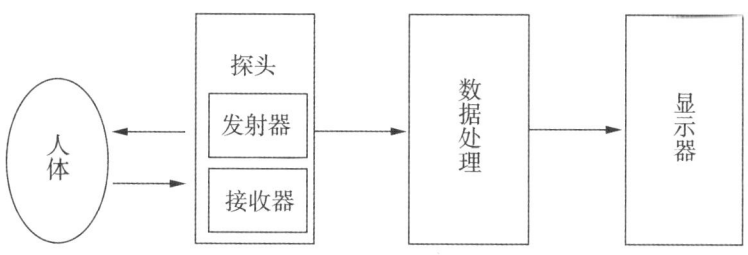

图1-6 超声诊断仪结构示意

二、A 型超声诊断仪

A 型超声诊断仪,简称 A 超,它因其回波显示采用幅度调制(amplitude modulation)而得名,其原理如图 1-7 所示,探头产生并向人体垂直或接近垂直方向发射超声波,声波在传播时,会遇到不同声阻抗的组织界面,在该界面会产生反射回波,每遇到一个界面都会产生反射回波,探头探测到反射波,以回波幅度的形式在显示屏上显示。界面两侧组织的声阻抗相差越大,该回波幅度越高,反之,界面两侧组织的声阻抗相差越小,该回波幅度越低,如果超声波在没有阻抗差的组织中传播,则会呈现出没有反射回波的平段。A 型超声诊断仪显示的是一维波形信号,显示屏横坐标显示回波脉冲的位置,纵坐标显示回波脉冲的幅度,所以 A 型超声诊断仪可用作人体脏器组织的厚度、病灶在人体组织中的深度以及病灶的大小的测量。

A 型超声诊断仪在临床诊断中应用比较早,适应于医学各科的检查,从人的脑部直至体内脏器,其中应用最多的是对肝、胆、脾、肾、子宫的检查。对于眼内异物,用 A 型超声检查比 X 线透视检查更为方便准确。A 型超声诊断仪只能显示某一方向上的回波振幅信号,属于一维显示,目前临床已经很少使用。

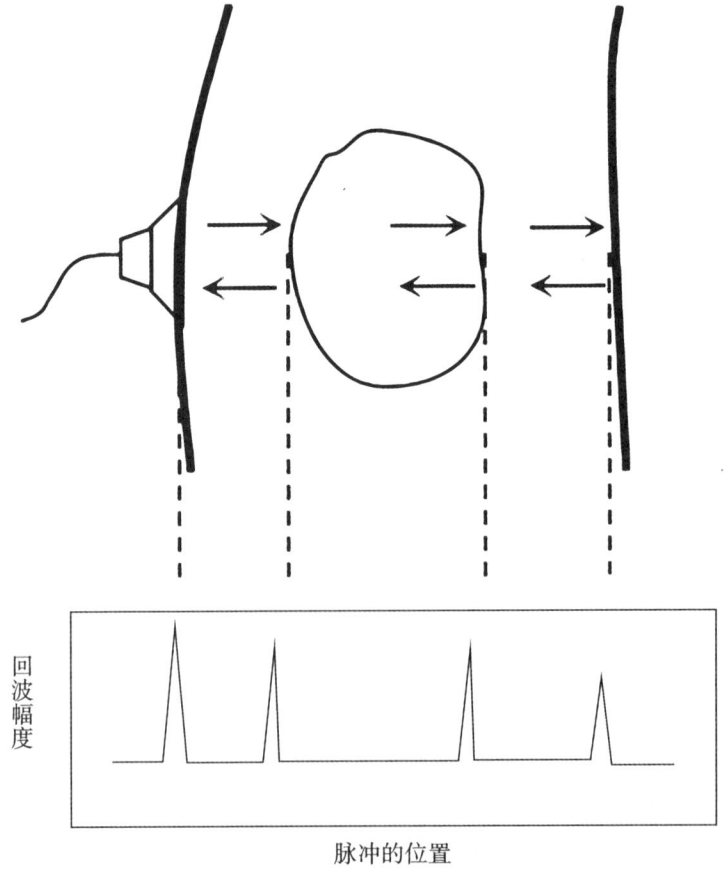

图 1-7　A 型超声诊断仪原理

三、B型超声诊断仪

B型超声诊断仪,简称B超,它显示的二维图像形象、直观,而且可以实现静态或者实时动态的显示,具有很高的诊断价值,受到医学界的高度重视和普遍接受。B超虽在临床上的应用历史不长,但其发展却非常迅速,是目前应用最广泛的超声成像方式。

(一)B型超声诊断仪的基本原理

B超与A超不同之处是回声以光点的形式显示,探头每发射一个超声波后处于接收状态,接收到回波后,将回波的声压转换成电信号,经过放大、检波、滤波以及时间增益等处理,再将电信号的幅度转换成光点的亮度在显示器上显示,光点的亮度等级代表回声的强弱。光点按回声的先后次序在显示器纵轴自上而下排列,得到超声传播方向上的全部信息,探头发射的超声束不断变动传播方向,即做平行移动或者扇形转动,构成由超声传播方向和探头移动线方向共同决定的二维切面图像,如图1-8所示。

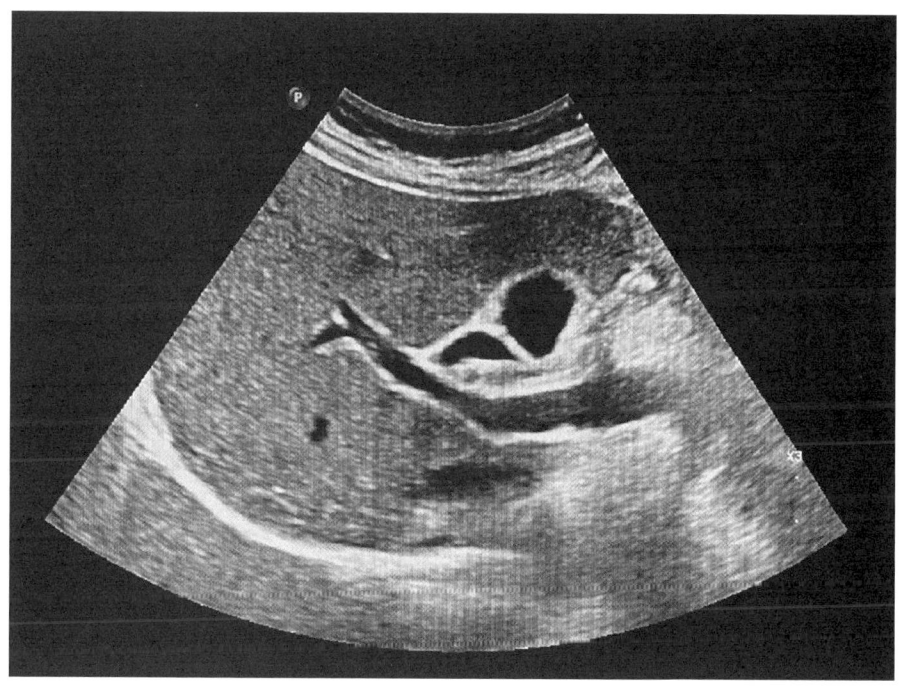

图1-8 腹部B型超声成像

(二)B型超声诊断仪的扫描方式

1. 机械扇形扫描

此类B型超声的超声波束以扇形方式扫描,可以不受透声窗口窄小的限制而保持较大的探查范围。产生高速机械扇形扫描,通常采用的方法有两种:一是单振元摆动法,又称机械摆动式;二是(3个或4个)风车式多振元旋转法,又称机械旋转式。

(1)机械摆动式 此种扫描方法的探头利用直流电机或步进电机驱动,通过凸轮、曲柄、连杆机构将电机的旋转运动转换为往返摆动，从而带动单个换能器在一定角度（30°~90°）范围内产生扇形超声扫描，如图 1-9 所示。

(2) 机械旋转式　此种扫描方法采用 4 个或者 3 个性能相同的换能器，等角度地安放到一个圆形转轮上，马达带动转轮旋转，每个换能器靠近收发窗口时开始发射和接收超声波，各转换器交替工作，产生扇形扫描，如图 1-10 所示。旋转式探头扫描均匀，噪声和振动小，探头寿命比摆动式长。

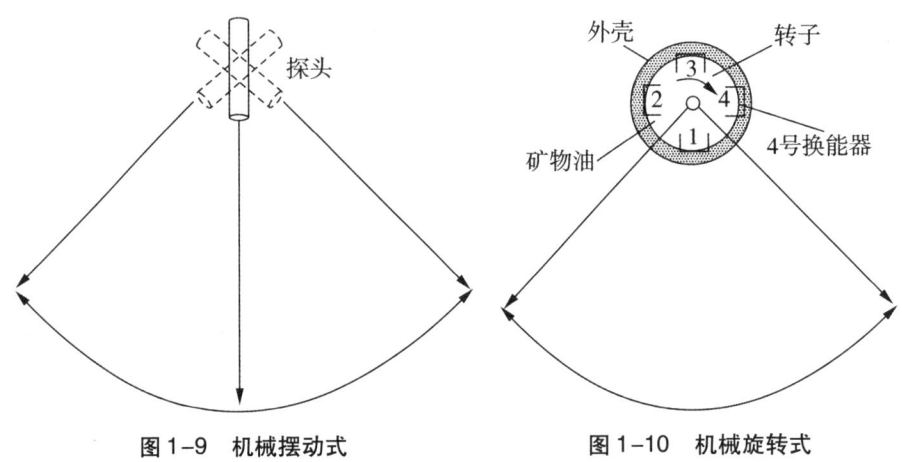

图 1-9　机械摆动式　　　　　图 1-10　机械旋转式

2. 高速电子线性扫描

与机械扫描不同，电子扫描仪的探头由许多小换能器排列而成，每个小探头称为阵元，各阵元的距离相等。用电子开关按一定时序激励各阵元组发射与接收超声脉冲，使之分时组合轮流工作，如果这种组合是从探头的一侧向另一侧顺序进行，则可以实现电子控制下超声波束线性扫描，扫描过程中探头不动，而超声波束的发射和接收是沿一定方向匀速移动的，移动线和声束方向构成的断面就是所得图像的切面。

在探头长度一定的情况下，图像的质量主要取决于阵元的数量，阵元的数量越多，垂直扫描线就越多，图像就越清晰。

3. 电子相控阵扇形扫描

应用相控阵列技术，对施加于线阵探头所有阵元的激励脉冲进行相位控制，即对探头各阵元加上依次延迟一定时间的激励脉冲，则各阵元所产生的脉冲也相应延迟，这样总的叠加波束出现相位改变而产生扇形图像。

四、M 型超声诊断仪

M 型超声诊断仪，简称 M 超，属于运动-时间或运动-位置型的成像，是在 A 型超声成像的基础上发展起来的，其用灰度调制的形式显示超声回波，光点的强弱代表回波信号幅度的大小，随着脏器的运动，回波各点信息将会发生改变，按照时间的先后顺序在时间轴（横轴）上加以展开，最终显示的是被探测界面的运动轨迹图，如图 1-11 所示。曲线的起伏反映出反射界面在运动中通过距离的大小，曲线的斜率反映出界面运动速率的大小。

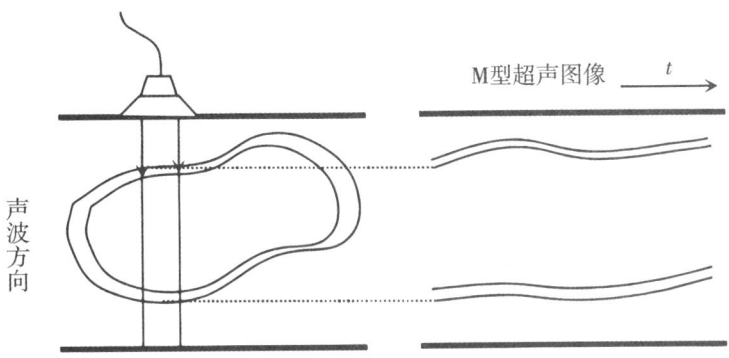

图 1-11　M 型超声成像仪示意

　　M 型超声诊断仪对人体中运动脏器功能的检查具有一定的优势，主要用来检查心脏，能够反映出心脏各层组织界面的深度随心脏活动时间的情况，可进行多种心脏功能参数的测量，如心脏瓣膜的运动速度、加速度等，常被称为 M 型超声心动图，如图 1-12 所示。

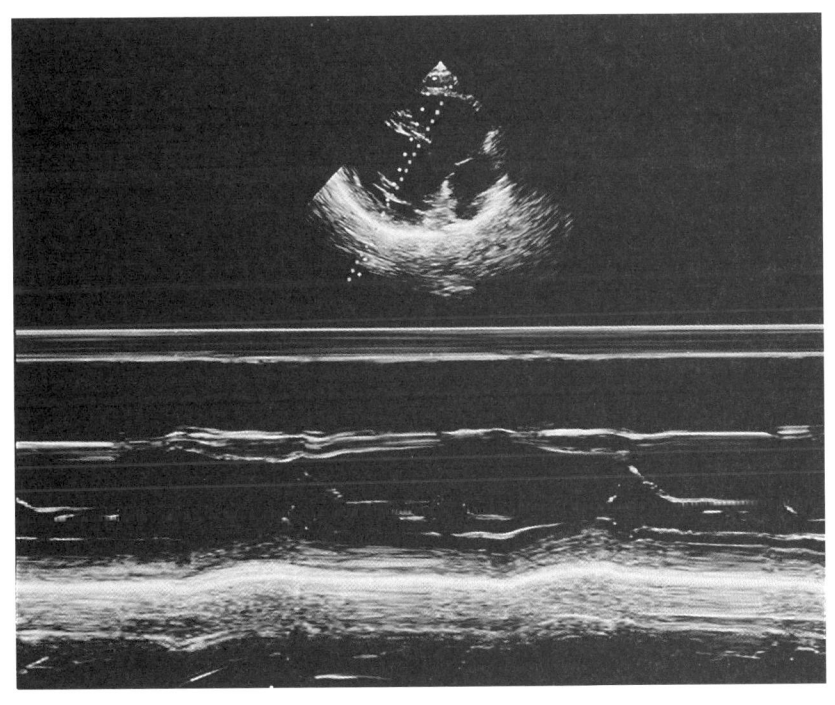

图 1-12　M 型超声心动图

五、超声多普勒诊断仪

超声多普勒成像诊断仪是利用声学多普勒效应,对运动中的脏器和血流所产生回波的多普勒频移信号进行检测并处理,从而转换成声音、波形、色彩和辉度等信息,显示人体内部运动脏器和血流的状态。

(一)多普勒诊断仪的原理

多普勒效应在本章第一节中已经讲过,当波源和接收器只要有一个或两个同时发生相对运动时,所接收信号的频率就会发生改变。血液中运动着的红细胞是很好的散射源,当超声波经过红细胞时会发生散射,红细胞充当新的辐射源,向四周辐射超声波,射向探头的散射波会被探测到,并产生多普勒效应。

超声多普勒血流仪如图1-13所示,其在发射超声波时探头为波源,它在人体外保持静止,流动血液中的红细胞相当于接收器。设血液红细胞的速度为v,它与超声波传播方向的夹角为θ,超声波的频率为ν_0,超声波的传播速度为u,根据多普勒效应的频率公式,红细胞的接收频率为:

$$\nu' = \frac{u + v\cos\theta}{u}\nu_0$$

反射超声波时,血液中的红细胞相当于波源,其发射的超声波的频率即为前面所接收到的频率ν',探头作为接收器,此时可以认为波源以$v\cos\theta$远离接收器,则接收到的频率为:

$$\nu'' = \frac{u}{u - v\cos\theta}\nu' = \frac{u + v\cos\theta}{u - v\cos\theta}\nu_0$$

探头接收到的频率与发射的频率之差为:

$$\Delta\nu = \nu'' - \nu_0 = \frac{2v\cos\theta}{u - v\cos\theta}\nu_0 \quad (1-21)$$

因为超声波在人体内的传播速度远远大于血液中红细胞的速度,即$u \gg v\cos\theta$,所以式(1-21)可以简化为:

$$\Delta\nu = \frac{2v\cos\theta}{u}\nu_0 \quad (1-22)$$

由式(1-22)可以求得血液中红细胞的速度为:

$$v = \frac{u}{2\nu_0\cos\theta}\Delta\nu \quad (1-23)$$

当$\theta<90°$时,$\Delta\nu > 0$,血液流向探头,当$\theta > 90°$时,$\Delta\nu < 0$,血液背离探头。

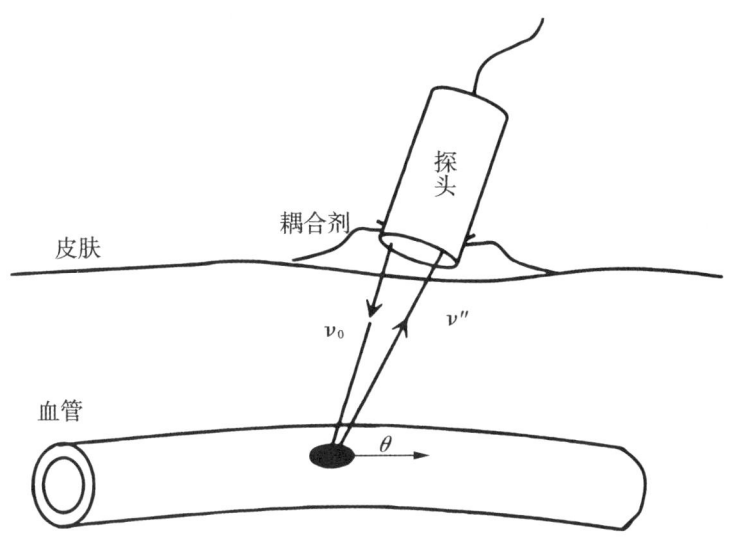

图1-13 超声多普勒血流成像示意

一般认为红细胞的移动速度即为血液的速度,所以测量由红细胞移动产生的多普勒频移可以获得血流速度,以评价血管内血流运动的状况。

超声多普勒诊断成像技术根据显示方式又分为频谱多普勒成像和彩色多普勒成像2种形式。

频谱多普勒成像

彩色多普勒成像

(二) 频谱多普勒

频谱多普勒成像是利用多普勒效应,测量血流的多普勒频移信号,通过一定的技术对信号进行处理,最后以频移时间图像的形式显示。频谱图的横坐标表示被检查目标的运动时间,单位为s;纵坐标表示频移大小,通常换算成运动速度,单位为m/s。频谱图可以提供检查目标运动的方向、平均流速、峰值流速等流体动力学信息。频谱多普勒是对血流定量测量的必备工具。

1. 连续式多普勒

连续式多普勒是最早出现的一种多普勒技术,其超声的发射和接收采用不同的换能器,振荡器产生并输出频率为ν_0的超声波,经放大后驱动发射换能器向外发射频率为ν_0的连续超声波,当声波遇到运动目标后产生反射回波。因多普勒效应,使回波频率与发射波频率有一定的差值$\Delta\nu$。探头内的另一个换能器将回波检测出来,并转换成电信号后送入主机,经放大等数据处理,计算出频移 $\Delta \nu$,从而可以求出血流速度的大小。

连续式多普勒的优点是灵敏度高、速度分辨力强,能够测量很高的血流速度,并且不受深度限制,适用于心脏检查,对于定量分析狭窄处高速血流、反流、分流的流速等非常有价值,其缺点是难以测定距离,无法确定回波信号的深度来源。

2. 脉冲式多普勒

脉冲式多普勒是以断续方式发射超声波,发射和接收信号可以由探头中的同一个换能器完成,超声换能器作为发射源,在脉冲宽度期间发射一组超声波后,而后在脉冲间歇期接收反射回波,但是脉冲式多普勒接收器不是接收所有的回波,而是通过距离选通器来选择特定深度的信号。

假设超声波的传播速度为 u,在时间 t 内,脉冲超声波从探头到被检查目标,然后反射回声又回到探头,则探头到被检查目标的距离 L 可表示为:

$$L = \frac{u \times t}{2}$$

其中超声波的传播速度为 u 可视为常数,所以检查深度与发射到接收的时间成正比,通过选择不同的时间延迟,就能得到来自不同深度运动目标的反射信息,所以其能够提供深度信息,从而进行定位诊断。

脉冲多普勒发射的脉冲频率就是探头的工作频率,而脉冲重复频率(PRF)是指探头每秒内所发射的脉冲的个数,也就是取样频率,所以脉冲频率(探头工作频率)与脉冲重复频率是2个不同的概念。来自深部的被检查目标反射的回波信号应该在下一次发射脉冲之前到达探头,因此,沿超声束行进方向上最大探测深度:

$$L_{\max} = \frac{u}{2 \times PRF} \tag{1-24}$$

根据采样定理,为了使信号不发生频率重叠,有:

$$PRF \geq 2\Delta \nu_{\max} \tag{1-25}$$

其中 $\Delta \nu_{\max}$ 是最大流速 $v_{\max}$ 产生的最大多普勒频移。结合式(1-22)、式(1-24)和式(1-25)可知:

$$v_{\max} L_{\max} \leq \frac{u^2}{8 \nu_0 \cos\theta} \tag{1-26}$$

由式(1-26)可知,运动目标的最大流速和探测深度是相互制约的。

脉冲式多普勒的优点是有很好的距离分辨率,不足之处是它所能测量的最大目标流速有一定的限制,而异常血流速度常常超过这个限制。脉冲式多普勒主要用于正常瓣口或血管低速血流的定量分析。

(三)彩色多普勒

在临床上彩色多普勒成像多用于血流声像图的显示,即彩色多普勒血流显像。彩色多普勒成像技术更为先进、更为实用,它对血流的多种信息具有很好的检测、处理和成像能力,如:同时显示心脏某一断面上的异常血流分布情况;反映血流的途径及方向;明确血流性质是层流、湍流或涡流;测量血流束的面积、轮廓、长度、宽度等;血流信息显示在二维切面上,能够直观反映结构异常与血流动力学异常的关系等。

彩色多普勒在工作时,探头向人体发射超声波,并接收从人体内发射回来的回波,对其进行处理转换成电信号,再对回波的幅度信息按照B超成像的方式进行显示,实现对人体内脏器官的实时信息显示。而对运动着的目标(如血液)的多普勒频移信息进行处理后分两路:一路以频谱图来显示血流信息;另一路经数据处理后,提取与血流有关的多普勒信息,然后进入相关电路,进行运算,计算出血流速度、方向和血流分散等3个运动参数,并将它们归为速度加方向以及分散这两部分存在存储器中。最后读出这些信息并依据约定调配红(red,R)、绿(green,G)、蓝(blue,B)三基色和变化其亮度,从而在B超声像图上显示出彩色血流图。

目前,彩色多普勒采用国际照明委员会规定的彩色图,以红、绿、蓝为三基色,其他颜色都是由这3种颜色混合而成的。规定血流的方向用红色和蓝色表示,朝向探头运动(正向)的血流用红色表示,远离探头运动(反向)的血流用蓝色表示,而湍流血流用绿色表示。绿色的混合比率与血流的湍流程度成正比,所以正向湍流的颜色接近黄色,而反向湍流的颜色接近深青色。血流中的层流越多,所显示的红色和蓝色就越纯。此外,还规定血流的速度与红蓝2种彩色的亮度成正比,正向速度快,红色的亮度越亮,正向速度越慢,红色越暗;反向速度越高,蓝色的亮度越亮,反向速度越慢,蓝色越暗;无流动时则不显色。用彩色显示血流的方向、速度及湍流程度,为临床提供了丰富的实时血流分析资料。图1-14(a)表示红、绿、蓝三基色混合后的颜色,图1-14(b)表示血流方向和速度与彩色亮度的对照关系。

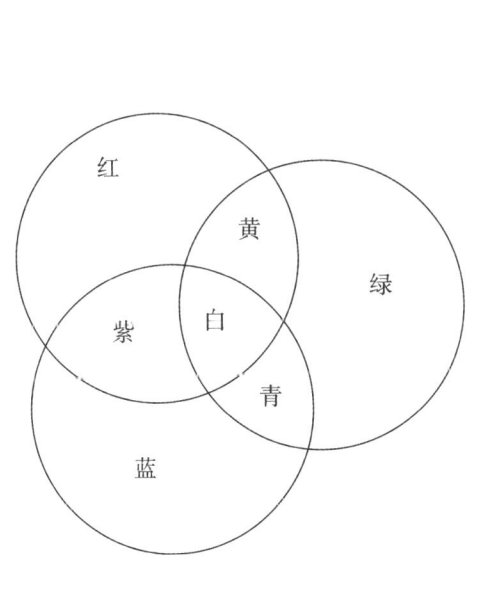
(a)三基色混合

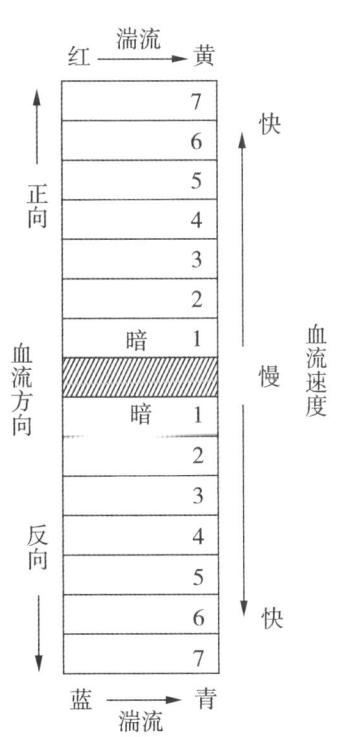
(b)血流方向、速度、类型与色彩对照关系

图1-14 血流色彩对照图

彩色多普勒的优点：与连续多普勒和脉冲多普勒相比,彩色多普勒能在二维切面上直观显示血流方向、血流速度和血流状态等信息,对血流的性质和流速在心脏、血管内的分布比连续多普勒和脉冲多普勒显示更快、更直观,可明确分流与反流的起源、部位、方向和性质,非常适宜显示分流血流以及瓣口反流血流。

彩色多普勒的缺点：①彩色多普勒成像通过信号处理,得到的是平均血流速度,对血流的定量分析不如连续多普勒和脉冲多普勒；②为了获取较大范围的彩色血流显示,每秒帧数必须减少,二维图像质量往往下降；③彩色多普勒血流显示也会受超声入射角及频移的影响,当血流速度超过限制时,会出现混迭,表现为彩色逆转。

目前,在临床所使用的彩色多普勒超声诊断仪除了装配多种频率的脉冲式、连续式多普勒探头外,还可以匹配其他类型的探头,从而完成 M 型、二维、脉冲多普勒、连续多普勒和彩色多普勒等综合性的超声检查,因此,它实际上是一个超声诊断系统。

六、三维超声成像

从二维到三维是超声诊断技术的一项重大突破,与二维超声成像技术相比,三维超声成像具有能够提供丰富的立体空间信息,图像显示更直观,信息更丰富；能够精确测量结构参数和准确定位病灶组织；能够缩短诊断时间等优势。

三维超声成像是从人体某一部位的几个不同位置和角度按一定规律采集二维图形信息,再将这些二维图像信息进行计算机处理后,进行图像重建,形成该部位的三维立体影像,如图 1-15 所示。

三维超声成像的基本步骤包括图像数据采集、图像数据处理和三维图像显示。

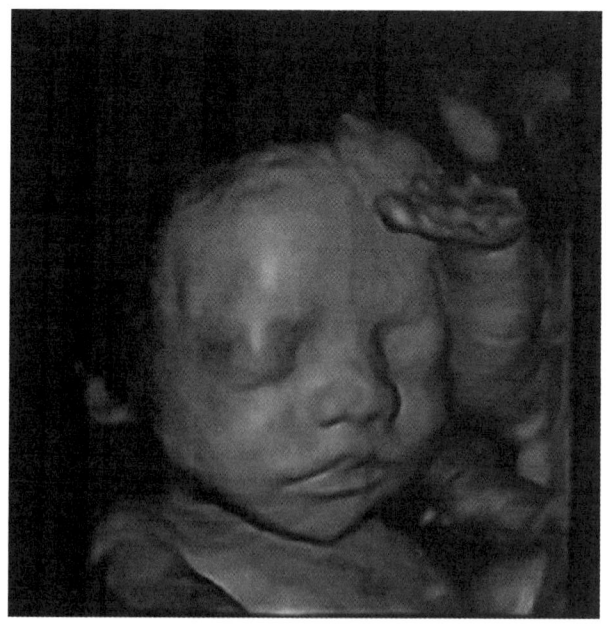

图 1-15 胎儿三维超声成像

(一)图像数据采集

数据采集是实现三维成像的第一步,也是实现三维成像的基础和关键,三维超声数据采集技术发展至今经历了自由臂式、辅助装置、机械容积探头和电子面阵探头四个阶段。

1. 自由臂式

根据检查需要,操作者手持探头以尽量均速定速的方式进行平移、摆动、转动等规范操作,获得一系列按顺序排列的二维图像信息。这种方法简单经济,无需对探头进行改装处理,也无需外加任何辅助装置,即可完成数据采集,而且探测脏器的范围较大,能够适应体表形状的变化,也可避免探头挤压造成的脏器变形。但是其缺点也显而易见,数据的采集完全依赖于操作者的手法,一旦操作不规范,数据质量无法保障,容易引起失真,而且数据采集速度很慢,不能进行动态成像。

2. 辅助装置

为了弥补自由臂式在数据采集中的定位缺陷,可采用增加辅助装置的方式进行数据采集,有3种比较常见的方式:电磁定位、陀螺定位和探头夹具。电磁定位是在探头上加装一个定位信号的发射装置,再在附近安装一个感应装置,以此确定探头的位置从而确定所采集数据的位置;陀螺定位是在探头上安装一个陀螺式传感器,以此获得探头的摆动角度、加速度等参数,并以此计算出所采集到的二维图像的位置;探头夹具是使用一个夹具将探头固定在电驱动的机械运动装置上,使探头能够按照预先设定的规律运动,从而确定所采集二维图像的位置。无论是哪种辅助装置,都是在超声系统上额外附加一个装置,与超声系统配合不够密切,受外部环境影响较大,目前这种设备已经很少见。

3. 机械容积探头

机械容积探头是在探头夹具的基础上发展起来的,将定位系统、二维成像探头和驱动电机组成一体化探头,工作时,利用步进电机驱动探头平移、摆动或旋转进行数据采集,如图1-16所示。

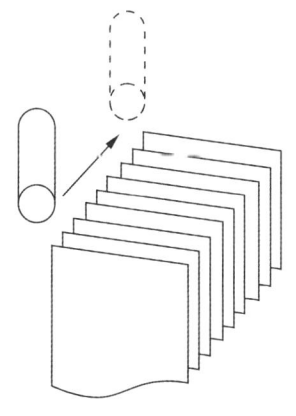 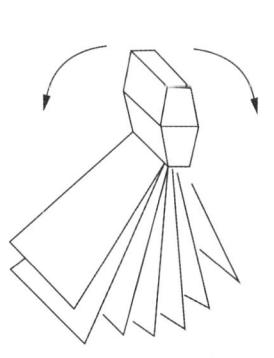 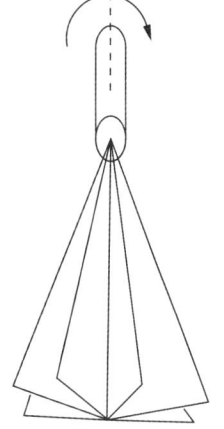

图1-16 一体化探头扫描示意

平移一般配合线阵探头芯部,用于待检查部位位于浅表、不会受骨骼遮挡、体表与探头接触面比较平整的情况,如乳腺容积成像;摆动一般配合凸阵探头芯部,用于待检查部位较深、体表与探头接触面可能不太平整的情况,如腹部容积成像;旋转一般配合相控阵探头芯部,用于待检查部位较深、受骨骼遮挡比较严重的情况,如心脏容积成像,为了避开骨骼的遮挡,这种探头一般做得比较小巧,一般直接把芯部固定在电机转轴上即可。

4.电子面阵探头

电子面阵探头具有更高的定位精度和采集速度,采用矩阵型探头,以相控阵原理控制声束线进行扫描,直接采集容积数据,如图1-17所示。

从自由臂式采集,到辅助采集,再到机械容积采集,最后到电子面阵采集,三维超声采集技术始终沿着采集精度更高、采集速度更快、采集装置和主机结合更加紧密的方向发展。

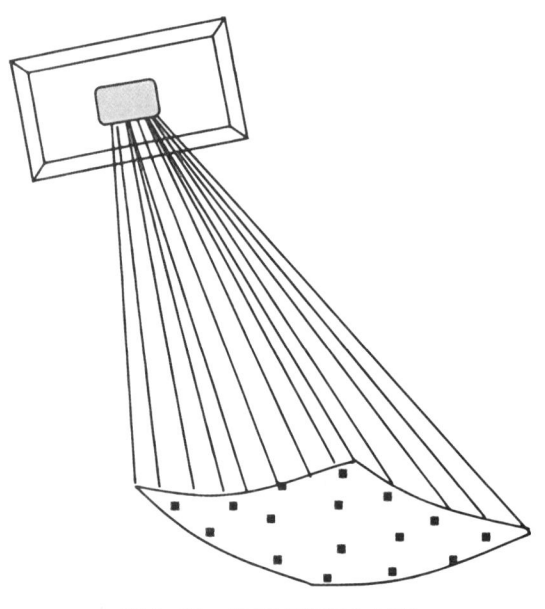

图1-17 电子面阵探头示意

(二)图像数据处理

1.三维图像数据库

将采集的二维图像信息进行空间定位,并对相邻切面之间的空隙进行像素插补平滑后,形成三维图像数据库。被插补像素的灰阶为其相邻两像素灰阶的平均值,图像采集间隔越小,则充填像素点越小,图像失真度越小。

2.三维图像重建

三维图像的重建是提取数据库中感兴趣的数据,进行分析、成像的过程。主要有两种不同的重建方法:基于体素的重建和基于特征的重建。

(1)基于体素的重建 首先将所采集的二维图像序列按照正确的位置和方向嵌入到三维图像体中,然后对三维图像中的每一个体元值通过嵌入其中最相邻的二维图像像素点值插值获得。这种重建保留了全部的原始数据,不仅可以恢复原始的二维图像,还可以生成原来图像序列中所没有的平面图像,另外,因保留了所有的数据信息,在对数据的操作和处理上更加灵活,可以在不同的截面分割出感兴趣的部分进行观察和测量等。

(2)基于特征的重建 这种方法在实现三维图像重建之前首先要对二维图像做分析处理,从中提取出有关特征,然后对这些特征进行三维重建。显然,基于特征的图像重建方法只抽取了一部分感兴趣的数据,其需要处理的数据量大大减小,极大缩短了三维图像重建的时间。此外,提取轮廓特征的方法实际上是人为地增加了图像的对比度,有利于解剖结构的观察。

(三)三维图像显示

三维超声成像的显示方法分为表面成像和透明成像。

(1)表面成像 从数据库中选取部分数据重建轮廓,显示感兴趣结构的立体形态、表面特征、空间位置关系,可对感兴趣的结构进行容积或体积的测量。

(2)透明成像 用来显示实质性脏器内部结构的三维成像。采用模式主要有:最大回波模式,显示每条回波上的最强回波结构;最小回波模式,显示每条回波上的最弱回波结构;X射线模式,显示每条回波上的灰阶平均值。

(四)静态、动态和实时动态三维成像

自由臂式图像采集需要一定的时间,每采集一次只能重建一幅静态的图像,这种成像方式称为静态三维成像。容积探头和电子面阵探头的图像采集速度比较快,所用时间比较短,可以实现三维数据的动态显示,这种成像方式称为动态三维成像。当三维成像速度达到每秒24帧时,称为实时动态三维成像。

七、其他超声成像技术

(一)超声造影成像

以超声脉冲回波技术为基本原理的超声成像,基于界面两侧组织的声阻抗不同时,在界面产生回波,从而被探测成像。由于人体组织界面的复杂性,以及超声仪器在检测技术上的局限性,使得在实际应用中,难以分辨差别微小的组织,即当病灶回波与周围正常组织的回波接近时,从影像中很难区分病灶组织。为了增加所检查组织与周围组织的影像差别,可人为注入造影剂来增加检查部位散射回波的强度,从而提高超声诊断的分辨力、敏感性和特异性,这种技术称为超声造影成像,也称为声学造影,如图1-18所示。

声学造影剂从物理形态上可分为含自由气泡的液体、含包膜气泡的液体、含悬浮颗粒的胶状体、含悬浮颗粒的乳剂及水溶液。高质量的造影剂应该具备以下要求:稳定性好,具有良好的造影作用;高安全性,低副作用;微泡大小均匀可控,易排除,能够自由通过毛细血管而不引起栓塞;不影响人体血流动力学,易于生产,便于存储等。

用于诊断的超声造影有两类:一类是血管内造影,即经周围静脉或心导管注射微泡造影剂,经过一定时间后,微泡形成大量的回声散射体,提高了检查部位的显现力;另一类是非血管造影,即把液体造影剂通过口服、灌肠或其他途径引入人体的管道、体腔,利用液体的无回波区和悬浮于液体中的微小粒子的散射回波作对比的造影诊断。

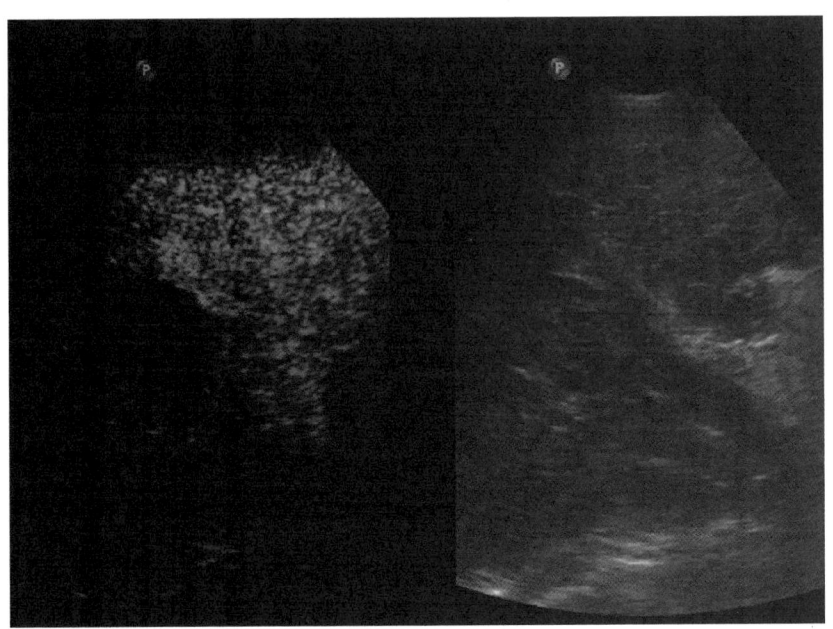

图 1-18 超声造影成像

(二) 超声谐波成像

超声波在人体组织中传播时,由于人体组织的复杂性,会使超声波变形,产生非线性效应,即产生谐波信息。超声回波信号中,除了基波之外,会包含二次、三次等高次谐波成分,其中二次谐波信号比较强,以此利用回波信号中的二次谐波信号来完成人体器官成像,可提高图像的分辨率,这种利用回波二次谐波成像的方法称为超声谐波成像,谐波成像属于非线性声学在超声诊断中的一项新技术。根据谐波信号的来源,谐波成像主要分两大类:组织谐波成像和对比谐波成像。

1. 组织谐波成像

组织谐波成像,也称自然组织谐波成像。探头发射的基频超声波在组织中传播时,不断产生谐波,基波和谐波会被组织反射或散射,一起被探头接收,通过信息处理,滤掉基波信号,用回波中的二次谐波信号进行成像显示组织的结构,这就是组织谐波成像。组织谐波成像融合了多种现代技术,如超宽频探头、尖锐的接收滤波器和数字化波形分析处理系统等,具有良好的信噪比、较强的对比分辨力和轴向分辨率力,在消除近场伪像和旁瓣干扰,提高深部组织回声信息量等方面具有显著的特点。

2. 对比谐波成像

对比谐波成像又称造影谐波成像,是指使用了超声造影剂的谐波成像。超声造影剂具有较强的非线性信号特点,探头发射超声波,声波通过造影剂时产生非线性传播,波形发生畸变,谐波成分明显增多,相比之下其他组织的谐波较少,接收时抑制基波,重点接收由造影剂引起的二次谐波信号进行成像显示组织结构,这就是对比谐波成像。

（三）多普勒能量成像

彩色血流多普勒成像，成像参数是平均速度和加速度，当探头角度发生变化时，其频移也发生变化，所以彩色血流多普勒成像受到探测角度的影响。多普勒能量成像是一种以能量为成像参数的新技术，信号探测不受角度的影响，且血流信号丰富，血管连续性好，能显示完整的血管网或血流树，特别是对微小血管和迂曲血管能完整显示其连续性，可以显示平均速度为零的血流灌注区，不产生混叠现象。多普勒能量成像的不足之处是其显示的是血流的能量信息而不是血流的速度信息，所以不能直观地显示血流的流速和流向等信息，另外多普勒能量成像对组织运动非常敏感，轻微的运动可能产生严重的成像影响，会产生闪烁干扰的伪像。

多普勒能量成像

（四）多普勒组织成像

多普勒组织成像是一种检查心肌运动功能的新技术。根据多普勒原理用超声探测时血流流动和心肌运动两者均可以产生多普勒效应，但是由于结构和运动方式不同，两者所产生的多普勒频移、振幅和频率等信息也有所不同。血流中的红细胞运动速度快，所产生的多普勒频移大、频率高、振幅低；心肌组织的运动慢，所产生的多普勒频移小、频率低、振幅较高，这种心肌组织与红细胞运动的差异是多普勒组织成像的基础。

多普勒组织成像

多普勒组织成像是通过对来自心肌组织的慢速的多普勒频移信号进行彩色编码，而过滤心腔内血流产生的高速、低振幅的信号，经相关处理后以彩色编码显示出来，能定量检测室壁运动状态。多普勒组织成像可由色彩的明暗程度直观地显示室壁的运动变化，也可对心肌运动进行定量测定。

（五）超声组织定征

超声波在组织传播过程中，当遇到声阻抗不同的组织结构时会产生强弱不同的回声信号，发生一系列声衰减、散射、绕射以及声速改变。超声组织定征就是利用这些声学特性，将各参数经计算机辅助诊断技术处理后，获取各组织的相关信息，并用灰阶或彩色编码技术在输出设备上显示出图像，用以识别正常或异常组织特性，从而获得诊断信息。

（六）超声弹性成像

生物组织的弹性或硬度很大程度上依赖于组织的构成，其弹性或硬度的改变与组织异常的病理状态紧密相关，当组织内有硬块或者肿物时，其弹性或硬度会发生明显的变化。超声弹性成像是以生物组织的弹性参数为成像因子的超声成像技术，其基本原理是对组织施加一个内部或者外部的动态或静态的激励，在弹性力学、生物力学等物理规律的作用下，组织将产生不同的响应，例如位移、应变、速度的分布产生一定的变化，利用超声成像方法，结合数字信号处理和数字图像处理技术，获得相应弹性参数的数值与图像，可定性、定量地反映组织的弹性信息。

超声弹性成像技术作为一种新的超声成像方法，通过获取有关组织的弹性信息进行成像，弥补了X射线成像、超声成像、核磁共振、计算机断层扫描等传统成像技术不能直接提供组织弹性信息的不足，具有无创、简单、便宜等优点。

(七)斑点追踪成像

斑点追踪成像是一种超声心动图功能成像技术。几何尺寸小于入射超声波波长的细微结构会对入射的超声波产生散射、反射和干扰等现象,从而在超声心肌图像中形成"回波斑点",每个回波斑点能够随着心肌组织运动,在不同的心动周期中相对稳定,特性不容易发生改变,相邻的两个回声斑点间相对距离的延长或者缩短能够反映心肌的舒张或者收缩功能。

二维斑点追踪成像是通过识别二维图像中的心肌回波斑点来追踪心肌运动的轨迹,无角度依赖,可以从多个方向对心肌节段应变等力学参数进行评价,在临床上得到较为广泛的应用。

三维斑点追踪成像是在心脏三维成像和二维斑点追踪成像的基础上发展起来的新技术,是通过对连续的心脏全容积图像进行分析,追踪回波斑点在三维空间内的运动轨迹,追踪心肌应变、应变率、旋转和扭转角度等,进而评价心脏整体或者局部功能。

(八)全景超声成像

全景超声成像又称拓宽视野成像,是通过探头移动来获取一系列二维切面图像,利用计算机重建方法把一系列二维图像拼接成一幅连续超宽视野的切面图像的新技术。实时超声扫描时,探头缓慢地朝一侧移动,图像从一帧移到下一帧有很大的重叠区,两帧之间既有相似之处又有所不同,比较两帧之间的细微差异,借助矢量变化的计算来精确估测探头从一帧到另一帧的移动,然后逐帧登记并显示这些图像,便可得到一幅包含整个扫描区域的全景图。

全景超声成像的实现可分为图像获取、图像配准和图像拼接3个步骤。全景超声成像对较大器官和肿块的测量比较准确,尤其对复杂病变的整体研究,提高了超声显像技术的诊断水平。全景超声成像作为一种新的成像技术,目前还存在一些不足,如操作相对复杂,图像重建时间比较长,图像配准和拼接有待进一步精确等,但是随着技术的不断进步,全景超声成像具有很大的潜力和应用前景。

知识拓展

超声诊断技术发展史

19世纪末至20世纪初,压电效应和逆压电效应相继被发现,由此揭开了超声技术发展的新篇章。1917年,法国科学家保罗·郎之万首次使用了主要由石英晶体制成的超声换能器,并利用声呐技术成功探测到水下潜水艇。20世纪30年代,超声技术开始用于医学治疗和工业金属探伤,从而使超声治疗在医学超声中最先得到应用和发展。

1942年,Dussik和Fircstone首先将工业超声探伤原理用于医学诊断,用连续超声波诊断颅脑疾病。1946年,Fircstone等研究应用反射波方法进行医学超声诊断,提出了A型超声诊断技术原理。

1949年召开了第一次国际超声医学会议,促进了医学超声的发展。1958

年,Hertz 等首先用脉冲回声法诊断心脏疾病,开始出现"M 型超声心动图",同时开启了 B 型二维成像原理的探索。20 世纪 50 年代末,连续波和脉冲波多普勒技术以及超声显微镜问世。1967 年,实时 B 型超声成像仪问世,这是 B 型成像技术的重大进步。20 世纪 70 年代,以 B 型超声为代表的超声诊断技术发展极为迅速。20 世纪 90 年代,超声成像设备开始向两极发展,一方面是价格低廉的便携式超声诊断仪;另一方面是朝着综合化、自动化、定量化和多功能等方向发展,介入超声、全数字化超声、三维成像及超声组织定性不断取得新进展。未来超声成像设备与诊断技术也将会呈现持续发展的高潮。

中国的超声诊断起源于 20 世纪 50 年代末,上海市第六人民医院系中国超声诊断的发源地。1958 年 9 月上海市第六人民医院安适先生首先探索用工业超声探伤仪探测四肢软组织和骨骼,随后经院内组对 250 例各种肿瘤进行了探测与比较,并对工业超声探伤仪的探头进行了改进,于 1958 年年底宣告超声波探测癌肿瘤获得成功。1959 年 1 月 27 日,《新民晚报》对此进行了报道,从此揭开了我国超声诊断的历史序幕。

1959 年 4 月,我国超声医学诊断新技术第一个科技攻关协作小组"上海市超声医学应用研究小组"诞生,为我国超声诊断的创建和发展做出了历史性的巨大贡献。1960 年 3 月上海市第一医学院研制成功我国首台 60-1 型 A、BP 型超声诊断仪,开创了我国切面超声显像的先河。1960 年,上海华山医院潘永辉医师开展的颅脑超声诊断,达到了世界先进水平,他也是我国最早开展介入性超声应用的先驱者。1961 年,上海中山医院徐智章医师应用自制 M 型超声心动仪获得了正常/异常的二尖瓣图像,同年上海第九人民医院燕山医师应用连续多普勒探测心脏获得成功。1964 年,周永昌、王新房等医师报告用超声探测诊断早期妊娠的研究系国际公认的世界首创性研究。1965 年,北京军区总医院用多普勒超声探测胎心,进行疾病诊断。1979 年,机械扇形扫查法用于心脏诊断。1984 年"中国超声医学研究会"成立,1986 年"中国超声医学工程学会"成立,1986 年"中华医学会超声医学分会"成立。目前,我国在超声诊断领域中开展了国外几乎所有的诊断新技术,迈开了走向世界先进水平坚实的步伐,我国的超声诊断技术也将迎来蓬勃发展的新机遇。

习 题

一、选择题

1. 用来表征媒质传播声波能力的物理量为(　　)。
   A. 折射率　　　　　　　　　　B. 吸收系数
   C. 密度　　　　　　　　　　　D. 声阻抗
2. 声强是(　　)。
   A. 通过单位面积的能量

B. 垂直通过单位面积的能量

C. 单位时间通过垂直声波传播方向上的单位面积的能量

D. 单位时间内通过某截面积的能量

3. 声压是(　　)。

A. 某一点的压强

B. 某一时刻产生的压强的瞬时值

C. 静压强

D. 某一时刻产生的压强的瞬时值与静压强之差

4. 当两种介质的声阻抗相差较大的时候(　　)。

A. 反射较强,透射较弱　　　　　　B. 反射较弱,透射较强

C. 反射和透射相同　　　　　　　　D. 以上都不对

5. 一台机器工作时声强级为50 dB,则两台机器同时工作时声强级为(　　)。

A. 100 dB　　　　　　　　　　　　B. 200 dB

C. 53 dB　　　　　　　　　　　　D. 25 dB

6. 超声波到达两个声阻抗不同的界面上,可能发生(　　)。

A. 反射　　　　　　　　　　　　　B. 折射

C. 波型转换　　　　　　　　　　　D. 以上都是

7. 当某些晶体受到拉力或压力时,产生形变,从而晶体的表面上出现电荷,这种现象称为(　　)效应,这一效应是可逆的

A. 压电　　　　　　　　　　　　　B. 振动

C. 逆压电　　　　　　　　　　　　D. 应变

8. 超声波的频率范围是(　　)。

A. 低于20 Hz　　　　　　　　　　B. 高于20 000 Hz

C. 20~20 000 Hz　　　　　　　　D. 高于2 000 Hz

9. 超声波的产生是通过压电晶体的(　　)。

A. 压电效应　　　　　　　　　　　B. 逆压电效应

C. 多普勒效应　　　　　　　　　　D. 与压电晶体无关

10. 超声波的接收是通过压电晶体的(　　)。

A. 压电效应　　　　　　　　　　　B. 逆压电效应

C. 多普勒效应　　　　　　　　　　D. 与压电晶体无关

11. 观察者静止,波源向着观察者运动,观察者所接收的频率(　　)波源发出的频率

A. 大于　　　　　　　　　　　　　B. 等于

C. 小于　　　　　　　　　　　　　D. 无关

12. 波源静止,观察者背离波源运动,观察者所接收的频率(　　)波源发出的频率

A. 大于　　　　　　　　　　　　　B. 等于

C. 小于　　　　　　　　　　　　　D. 无关

13. A型超声诊断仪的显示方式是(　　)。

A. 幅度显示　　　　　　　　　　　B. 灰度显示

C. 胶片显示　　　　　　　　　　D. 荧光显示
14. B型超声诊断仪的显示方式是(　　)。
　　A. 幅度显示　　　　　　　　　　B. 灰度显示
　　C. 胶片显示　　　　　　　　　　D. 荧光显示
15. 用超声多普勒成像仪测量的血流速度与频移的关系是(　　)。
　　A. 正比关系　　　　　　　　　　B. 反比关系
　　C. 平方反比关系　　　　　　　　D. 指数关系

二、思考题

1. 简述超声波的基本特性。
2. 简述超声波的生物效应。
3. 超声波的产生和接收分别应用了压电晶体的什么效应？
4. 简述A型超声诊断仪和B型超声诊断仪的异同。
5. 简述超声多普勒成像仪的原理。
6. 简述如何减小探头与皮肤表面的入射超声波的衰减。

(梁金玲　徐　霞)

第二章

量子物理学基础

学习目标

1. 掌握氢原子光谱的规律;玻尔量子理论的3个假设;微观粒子的波粒二象性。
2. 熟悉量子力学对氢原子的4个量子化描述。
3. 了解电子自旋、原子光谱、分子光谱的机制和特点。

案例导入

在爱因斯坦、普朗克阐明了辐射和光的量子性之后,玻尔提出了氢原子的量子理论,此理论能很好地解释一些实验现象,取得了一些成就,但存在很大的局限性。这就促使人们去建立一种能够反映微观粒子运动规律的新理论,因而导致量子力学的诞生。量子力学不仅是描述微观粒子运动规律的理论,而且是深入了解物质结构及各种特性的基础,它与相对论是近代物理学的两大支柱。

量子力学的建立,是人们认识自然的进一步深化,尤其是非相对论量子力学的概念与基本原理,从建立到现在的70多年中,经历了无数实践的检验,是我们认识和改造自然界所不可缺少的工具。由于量子力学所涉及的规律非常普遍,它已深入到物理学的各个领域,而且在化学、药学、生物学和生命科学的研究中也有着越来越广泛的应用。

请思考:
1. 微观粒子的能量是连续的还是一份一份的?
2. 在量子力学中,粒子的动量和位置可以同时确定吗?
3. 实物粒子也会有波动性吗?
4. 电子除了绕核运动外,还有其他运动吗?

量子力学是20世纪初诞生并发展起来的,是研究微观粒子运动规律的物理学分支。它主要研究原子、分子以及原子核和基本粒子的结构、性质的基础理论,量子力学与相对论一起构成了现代物理学的理论基础。量子力学起源于一系列的实验现象,而这些实验现象是经典物理理论无法解释的。

1900年,普朗克首次提出了能量量子化的假说,并成功地解释了黑体辐射规律,开创了量子理论的新纪元。1905年,爱因斯坦提出光量子概念,成功地解释了光电效应,为量子理论的发展开创了新的局面。1913年,玻尔提出氢原子的量子理论,解释了氢原子光谱的规律。1923年,康普顿通过实验进一步证实了光的量子性。这一时期的量子论对微观粒子的本质还缺乏全面认识,称为早期量子论。

直到1924年,德布罗意在光具有波粒二象性的启发下提出微观粒子也具有波粒二象性的假设,这一假设不久被戴维森和革末的电子衍射实验所证实。随后,海森伯、薛定谔、玻恩、狄拉克在此基础上建立起描述微观粒子运动的量子理论。

量子力学的建立,是人类认识自然的进一步深化,从它诞生到现在的一个世纪里,经历了无数事实的检验,是我们认识和改造自然不可缺少的工具。量子力学所涉及的规律非常普遍,已深入到物理学各个领域,在化学、药学、生物学的研究中有着越来越广泛的应用。对于研制超密超快的量子计算机和量子通信具有重大意义。本章将介绍玻尔的氢原子结构理论、微观粒子的波粒二象性,描述原子状态的量子数等。

第一节 玻尔的氢原子理论

原子的发光机制是原子内部的能级跃迁。通过对原子光谱规律的实验研究,可以帮助人们进一步认识原子的内部结构。光谱学是研究物质结构和组分的技术学科之一。处于聚集状态的物质,如灯泡中的灯丝或高压下的气体,加热到白炽后其辐射光谱为连续谱。而灼热低压蒸气或气体中的原子或分子相隔甚远,相互作用弱,它们的发射谱是线状谱。

一、氢原子光谱的规律

1885年,巴耳末用数学运算方法寻找谱线之间的关系,指出可见光区的氢光谱的波长可由下式来概括。

$$\bar{\nu} = \frac{1}{\lambda} = R\left(\frac{1}{2^2} - \frac{1}{n^2}\right) \quad n = 2,3,4\cdots \quad (2-1)$$

式中,波长λ的倒数$\bar{\nu}$叫波数,表示单位长度内所含波的数目;R称为里德伯常量(Rydberg constant),其实验值为$R = 1.096\ 775\ 8 \times 10^7\ \text{m}^{-1}$。以瑞典数学家和物理学家里德伯名字命名。

而这一组光谱线叫巴耳末系(Balmer series),如图2-1所示。

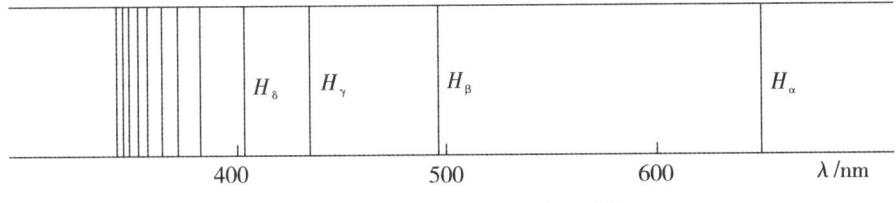

图2-1 氢光谱中的巴耳末系谱线

除此以外，在氢原子光谱的紫外和红外部分还有其他的光谱线系，可以表示为

(1) 莱曼系 (Lyman series) $\bar{\nu} = \dfrac{1}{\lambda} = R\left(\dfrac{1}{1^2} - \dfrac{1}{n^2}\right)$，$n = 2,3,4,\cdots$，紫外区

(2) 帕邢系 (Paschen series) $\bar{\nu} = \dfrac{1}{\lambda} = R\left(\dfrac{1}{3^2} - \dfrac{1}{n^2}\right)$，$n = 4,5,6,\cdots$，近红外区

(3) 布拉开系 (Brackett series) $\bar{\nu} = \dfrac{1}{\lambda} = R\left(\dfrac{1}{4^2} - \dfrac{1}{n^2}\right)$，$n = 5,6,7,\cdots$，红外区

(4) 普丰德系 (Pfund series) $\bar{\nu} = \dfrac{1}{\lambda} = R\left(\dfrac{1}{5^2} - \dfrac{1}{n^2}\right)$，$n = 6,7,8,\cdots$，红外区

这些线系可概括用一个公式表示

$$\bar{\nu} = T(k) - T(n) \tag{2-2}$$

式中，$T(k)$ 和 $T(n)$ 称为光谱项。即氢原子光谱各线系的波数为两光谱项 $T(k)$ 和 $T(n)$ 之差，而且其他原子光谱也有相同的一些规律。

二、玻尔的氢原子理论

原子发光，一定反映原子结构的信息。而上述光谱规律又如何解释呢，又带有了怎样的原子结构信息呢？

有关原子结构问题，1911 年汤姆孙的学生卢瑟福提出了原子核式结构模型结构。原子核式结构模型虽可以成功地说明一些实验事实，但在用来解释原子光谱时却遇到明显的矛盾。根据经典电磁理论，可知绕核运动的电子必然具有加速度，应向外辐射电磁波，由于电子能量逐渐减少，电子会逐渐接近原子核，旋转频率也随着改变，最终电子将碰到原子核上。因此，原子是一个不稳定的系统，原子所发射的光谱应当是连续光谱。但是事实表明，原子是一个稳定系统，原子光谱是线光谱。

(一) 玻尔量子理论假设

卢瑟福的原子核式结构模型的建立和氢原子光谱的规律性，都为丹麦物理学家玻尔提出量子理论奠定了基础。1913 年，玻尔在卢瑟福原子核式结构模型的基础上，抛弃了部分经典理论的概念，引入普朗克和爱因斯坦的量子概念，提出三个基本假设。

(1) 定态假设　原子系统只能处于一系列不连续的能量状态，这些状态为原子的稳定状态，简称定态。在这些状态中，虽然电子绕核做加速运动，但不向外辐射电磁波。

(2) 频率假设　当原子从一个具有较高能量 E_n 的定态跃迁到另一个具有较低能量 E_k 的定态时，就要发射一个频率为 ν 的光子；反之，原子从 E_k 跃迁到 E_n 则需要吸收一个能量为 $h\nu$ 的光子，式(2-3)称为频率条件公式。

$$h\nu = E_n - E_k \tag{2-3}$$

(3) 量子化条件　原子处于定态时，电子绕核做圆周运动，电子的轨道角动量 L 只能等于 $\dfrac{h}{2\pi}$ 的整数倍，式(2-4)称为量子化条件公式。

$$L = mvr = n\dfrac{h}{2\pi} \quad n = 1,2,3\cdots \tag{2-4}$$

(二)氢原子的轨道半径和能量

玻尔在上述假设的基础上,定量地计算了氢原子定态的轨道半径和能量,成功解释了氢原子光谱的规律性。

质量为 m 的电子在稳定轨道上以速度 v 绕核运动时,库仑力为电子提供向心力。

$$F = \frac{e^2}{4\pi\varepsilon_0 r^2} = m\frac{v^2}{r}$$

根据玻尔的量子化条件,电子的角动量满足:

$$mvr = n\frac{h}{2\pi} \quad n = 1,2,3\cdots$$

联立两式可求得电子运动轨道半径:

$$r_n = n^2 \frac{\varepsilon_0 h^2}{\pi m e^2} \quad n = 1,2,3\cdots \tag{2-5}$$

根据公式(2-5)可得出如下重要结论。

1. 电子轨道是量子化的

式(2-5)表示电子运动轨道不能是任意的,而是整数 n 的函数。当 $n=1$ 时得到电子运动最小的轨道半径为

$$r_1 = a_0 = \frac{\varepsilon_0 h^2}{\pi m e^2} = 0.529 \times 10^{-10} \text{ m}$$

a_0 通常叫作玻尔半径,是描述轨道半径大小的一个物理量。

电子轨道半径可表示为:

$$r_n = n^2 a_0 \tag{2-6}$$

2. 氢原子能量是量子化的

氢原子的能量就是电子绕核运动所具有的总能量。在量子数为 n 的轨道上运动的电子,它的总能量 E_n 应等于电子的动能和电子与原子核体系的势能之和,即:

$$E_n = E_k + E_p = \frac{1}{2}mv^2 + \left(-\frac{e^2}{4\pi\varepsilon_0 r}\right) = -\frac{e^2}{8\pi\varepsilon_0 r}$$

$$E_n = -\frac{1}{n^2}\left(\frac{me^4}{8\varepsilon_0^2 h^2}\right) \quad n = 1,2,3\cdots \tag{2-7}$$

式中,$n=1$ 称为基态,$E_n = -\frac{me^4}{8\varepsilon_0^2 h^2} = -13.6 \text{ eV}$

$$n>1 \text{ 称为激发态},\quad E_n = -\frac{13.6}{n^2} \text{ eV} \quad n = 1,2,3\cdots \tag{2-8}$$

当 $n \to \infty$ 时 $E_n \to 0$,此时电子脱离原子核的束缚。使原子电离所需能量称为电离能。基态氢原子的电离能为 13.6 eV。

根据玻尔的频率假设,原子从高能态 n 跃迁到低能态 k 时,电磁辐射的频率为:

$$\bar{\nu}_{kn} = \frac{1}{\lambda_{nk}} = \frac{\nu_{nk}}{c} = \frac{me^4}{8\varepsilon_0^2 h^3 c}\left(\frac{1}{k^2} - \frac{1}{n^2}\right) = R\left(\frac{1}{k^2} - \frac{1}{n^2}\right) \tag{2-9}$$

式中,$R = \frac{me^4}{8\varepsilon_0^2 h^3 c} = 1.0973730 \times 10^7 \text{ m}^{-1}$ 是里德伯常量的理论值,与实验中得到的 R 值

很好地符合,为里德伯常量找到了理论依据。

图2-2所示为氢原子能级跃迁图,当电子从外层轨道跃迁到第一轨道时,产生莱曼系($k=1$);当电子从外层轨道跃迁到第二轨道时,产生巴耳末系($k=2$);其余线系依此类推。

玻尔理论不仅成功地解释了氢原子光谱,对于类氢离子(只有一个电子绕核转动的离子如He^+,Li^{2+},Be^{3+}等)的光谱也能很好地进行解释。但玻尔理论也有很大的局限性。首先对复杂原子(多于一个电子,如He,Li等)光谱,如碱金属原子光谱的双重线,用玻尔理论无法定量地分析,即使对氢原子光谱也不能解决谱线的精细结构。其根本原因是玻尔理论本身并没有完全脱离经典理论的束缚。只有量子力学才能完整描述微观粒子的运动状态。

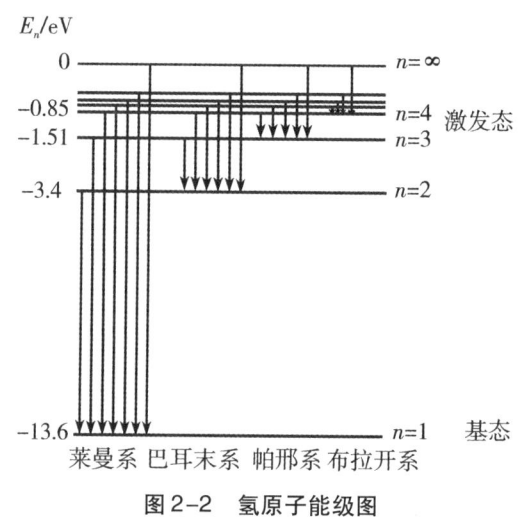

图2-2 氢原子能级图

第二节 原子光谱和分子光谱

早在17世纪,牛顿就发现了日光通过三棱镜后的色散现象,并把实验中得到的彩色光带称为光谱。光谱是电磁辐射(不论在可见区或在可见区以外)的波长成分和强度分布的记录,有时只是波长成分的记录。根据波长的不同,电磁辐射可以分成无线电波、微波、红外、可见、紫外及X射线几个区域。

光谱的类别从形状区分可分为线状光谱、带状光谱、连续光谱3类。

(1)线状光谱 光谱相片上的谱线是分明、清楚的。这表示波长的数值有一定的间隔,这类光谱是由原子所发,故线状光谱也称为原子光谱。

(2)带状光谱 有些光源的光谱中谱线是分段密集的。这表示每段中含有很多不同的波长成分,并且差别很小。如果用分辨本领不高的摄谱仪摄取这类光谱,密集的谱线看起来并在一起,整个光谱好像由若干个连续的带组成,称为带状光谱。这类光谱是由分子所发,故带状光谱又称为分子光谱。

(3)连续光谱　有些光源发出的光具有各种波长成分,而且相近的波长差别极其微小,甚至可以是连续变化的,这类谱线称为连续光谱。

固体加热所发的光谱是连续光谱,如白炽灯丝发出的光和烛焰、炽热的钢水所发出的光会形成连续光谱。原子和分子在某些情况下也会发出连续光谱。

按照光源的性质划分,光谱可分为发射光谱和吸收光谱。

(1)发射光谱　物体直接发光产生的光谱。发射光谱包括连续光谱和明段光谱,光源通常是放电管或电弧。

(2)吸收光谱　把要研究的样品放在发射连续光谱的光源与摄谱仪之间,使来自光源的光通过样品后再进入摄谱仪。这样一部分的光被样品吸收,得到的光谱上会观察到连续的背景上有被吸收的情况,这就是吸收光谱。

一、原子光谱的特征

原子光谱是线状光谱,它的产生与原子状态的改变有关。原子中电子从一个能量较高的能级跃迁到能量较低的另一个能级时,发射单色光,大量原子同时发射的单色光在黑暗背景中形成若干明亮的分立的谱线。这种光谱称为明线光谱或发射光谱。每种元素的光谱线数目和强度都与元素受激条件有关。利用气体放电或在电极间产生电弧、电火花等方法可使原子受到激发。

原子状态的改变在玻尔的量子跃迁假设中是没有限制的,即电子跃迁在任何能级间都可以进行。从光谱的观察和分析研究中发现,电子跃迁并不是任意的,只能在一定的能级间进行,这个准则称为选择定则。

原子的价电子由于内壳层电子的屏蔽作用,受到核的引力较小,在外界因素的影响下,容易被激发到更高的壳层,在外壳层能级间跃迁而发射单色光,这种光的频率一般在可见光及其附近的红外和紫外区,称为光学光谱。一价元素的光谱比较简单。价电子较多或内壳层未填满的元素,其光谱较为复杂。各种元素原子壳层的能级结构不同,价电子跃迁产生的光谱线分布也不一样,所以每种元素都有自己特定的发射光谱。

原子序数较高的原子,内壳层一般是填满的,如果原子中内壳层电子在外界能量的激发下,跃迁到空着的外壳层或被电离。内壳层出现"空位",原子处于激发态。按照玻尔频率假设,激发态原子中,其他壳层的电子跃迁的能级差值越大,发射光子频率就越高,通常在 X 射线的频率范围内,因此称为线状 X 射线光谱,内壳层电子离核较近,受到核的静电引力大,外壳层电子对它的影响小。所以这种电子的分布都很相似,但是原子的能量与原子核序数成正比,所以各种元素的 X 射线频率都不相同,可以作为它的特征。因此,这种由于原子内壳层出现"空位"而产生的谱线,可代表原子的特征,因而又称为特征 X 射线,这部分内容将在第三章中详细讨论。

原子受到光照射时,如果照射光的波长在一定范围内是连续的,原子中电子将从照射光中获得一份特定的能量,跃迁到某一较高能级,其结果将使得照射光的光谱中出现暗线。这种光谱叫暗线光谱,也叫吸收光谱。同一元素的吸收光谱中,暗线的频率与它的发射光谱明线的频率相同。因为它们都是电子在相同能级间的跃迁。区别仅在于一为辐射跃迁(发射光子),另一为激发跃迁(吸收光子),但吸收光谱中的暗线数目通常少于发射光谱中的明线的数目。这是因为原子通常处于基态,所以吸收过程中只有从基态跃迁到激发态,而没有各个激发态之间跃迁的谱线。

每种元素都有自己特定的明线光谱和吸收光谱。分析光谱线的数目和强度可以确定物质中的元素成分及含量。这就是光谱分析技术的原理。光谱分析法具有很高的灵敏度,可以鉴定 10^{-9} g 的痕量元素。医学中应用较多的分析方法是把生物样品干燥、灰化、汽化成气态来产生明线光谱。利用吸收光谱可鉴定液态样品中某些金属元素。例如,检查有无铅中毒时,用患者的血或尿作为样品进行观测。

二、分子光谱的特征

(一)分子光谱

前面介绍了原子光谱是线状光谱,光谱中各谱线之间的距离比较大,只是在线系的末端谱线才密集起来,如果最外层电子不是太多,原子光谱中线系则也不多。分子光谱的形状与原子光谱不一样,它有许多线系,每一线系中,有许多光谱线。这些谱线在线系的一端分布较稀疏,在另一端非常密集。在光谱图中看上去好像是连成一片的带状。所以分子光谱又称为带状光谱。一个线系就是一个带,若干带形成一带系,通常分子光谱中有若干个带系。分子光谱的复杂性,反映分子内部复杂的运动状态,而复杂的运动状态与分子的结构有关。

(二)分子能级

分子由原子组成,分子的运动比原子复杂,其运动包括分子中电子的跃迁、分子作为一个整体的转动以及分子中原子的振动。像原子运动一样,分子中的每一种运动都遵循一定的量子条件,它们的能量都是量子化的。相对于每一种运动的量子状态,都有相应的分子能级,这些能级反映每一种分子的特征。分子在能级之间跃迁,产生特征性的分子光谱。

(1)电子能级 分子中有两个或两个以上的原子核,核周围内层电子的情况与独立的原子中的电子相差不多。外层电子则在几个核及其周围电子的共同作用下运动。分子中电子的运动遵循一定的量子条件,形成不同的量子状态。每一状态具有一定的能量。分子中电子从一个能级跃迁到另一个能级时,发射或吸收一个光子。分子中外层电子在各能级间跃迁所发射或吸收的光子,其频率由于分子中电子能级间的差值一般在 $1 \sim 20$ eV,所以处在紫外区及可见光区,这种光谱称为分子的电子光谱。电子光谱一般包括若干谱带系,不同的谱带系对应于电子在不同能级间的跃迁。

(2)分子中原子振动能级 构成分子的原子不停地在其平衡位置附近做振动,原子的振动实际上是原子核带动周围电子的振动。分子振动的能量是一系列不连续的分立值。分子振动状态的改变也是不连续的跃变。当分子从一个振动能级跃迁到另一振动能级时,发射或吸收一个光子。振动能级的间隔一般在 $0.05 \sim 1.00$ eV。光的频率在近红外区和中红外区,这种光谱称为分子的振动光谱。

(3)分子转动能级 分子作为一个整体可以绕一定的轴线转动,分子转动能量也是一系列不连续的分立值。分子转动状态的改变也是不连续的跃迁。分子从某一转动能级跃迁到另一转动能级时,发射或吸收一个光子,能量差一般小于 0.005 eV。光的频率在远红外区和微波区。这种光谱称为分子的转动光谱。

上述分子运动的三个方面是相互影响的,每一种运动状态的改变能引起其他运动状态也发生改变,振动能级的跃迁总是和转动能级的跃迁连在一起的,电子能级跃迁时总是伴随着振动和转动能级的改变。因此,分子光谱是电子能级、振动能级和转动能级的跃迁共同形成的,因而会产生很多光谱带,形成一个光谱带系。整个光谱中的每个谱带都是由一种电子能级跃迁形成的,电子能级间隔大小决定谱带组在紫外区或可见光谱区。振动能级间隔大小决定一个谱带在谱带组中的位置,转动能级间隔的大小决定谱带中的精细结构。

第三节　微观粒子的波粒二象性

1924 年,法国物理学家德布罗意受光的波粒二象性的启发提出一个问题。德布罗意认为,一个世纪以来,在光的研究方面,人们过于强调了其波动性,而忽视了其粒子性,导致光电效应、康普顿效应等实验事实无法得到解释。在对实物粒子的研究上,人们有可能犯了完全相反的错误,是否粒子性想得太多,而忽略了其波动性。德布罗意在光的波粒二象性的启示下,提出实物粒子也应具有波动性的假设。

一、德布罗意假设

自然界是对称统一的,实物粒子和光子一样也具有波粒二象性。如果用能量 E 和动量 p 来描述实物粒子的粒子性,则可用频率 ν 和波长 λ 来表征实物粒子的波动性。即:

$$\nu = \frac{E}{h} \tag{2-10}$$

$$\lambda = \frac{h}{p} \tag{2-11}$$

式(2-10)和式(2-11)将描述粒子性的物理量(能量和动量)与描述波动性的物理量(频率和波长)通过普朗克常量联系起来,称为德布罗意关系式。与实物粒子相联系的波称为德布罗意波或物质波。实物粒子的运动,可用能量、动量来描述,也可用频率、波长来描述。有时粒子性表现得显著,有时波动性表现得突出。与光波相似,波长越长,波动性越明显;波长越短,粒子性越明显。

根据德布罗意假设,一静止质量为 m_0 的粒子(包括宏观粒子和微观粒子),当速度 v 较光速小很多($v \ll c$)时,其德布罗意波长为:

$$\lambda = \frac{h}{m_0 v} \tag{2-12}$$

当速度 v 与光速可以比较时,其德布罗意波长为:

$$\lambda = \frac{h}{m_0 v} = \frac{h}{m_0 v} \sqrt{1 - \frac{v^2}{c^2}} \tag{2-13}$$

由上式可求得实物的德布罗意波长,例如,地球 $m_0 = 5.98 \times 10^{24}$ kg, $v = 29.8$ km·s^{-1} 可得 $\lambda = \dfrac{h}{m_0 v} = \dfrac{6.63 \times 10^{-34}}{5.98 \times 10^{24} \times 2.98 \times 10^{4}} = 3.72 \times 10^{-63}$ m;例如,子弹 $m_0 = 0.02$ kg, $v = 300$ km·s^{-1}, $\lambda = \dfrac{h}{m_0 v} = 1.10 \times 10^{-34}$ m。

再比如,在电压为 U 的电场中运动的电子,其动能为 $E_k = eU$,则 $eU = \dfrac{1}{2}mv^2 = \dfrac{p^2}{2m}$,与式(2-11)联立可得 $\lambda = \dfrac{h}{\sqrt{2meU}}$,将 h、m 和 e 的数值代入可得到 $\lambda \approx \sqrt{\dfrac{1.50}{U}} = \dfrac{1.225}{\sqrt{U}}$ nm。当用 150 V 的电压加速电子,电子波长是 0.1 nm;当电压为 10 kV 时,电子波长为 0.012 2 nm。

以上可见,宏观物体的德布罗意波长太短,与其线度无法比拟,因而显示不出其波动性;然而对于质量很小的微观粒子,其德布罗意波长已与原子尺度(0.1 nm 左右)数量级相同。因而其波动性会变得非常明显。

二、不确定关系

在经典力学中,质点的运动都沿着一定的轨道,任意时刻质点在轨道上的位置和动量是可以同时确定的。只要知道了某一时刻粒子的位置和动量,原则上还可以用牛顿第二定律求出任意时刻粒子的位置和动量。然而,由于实物粒子存在波粒二象性,我们不可能用位置和动量来描述其运动状态。因为对于一个粒子,它的位置的不确定量与动量的不确定量存在某种关系,下面通过电子单缝衍射实验来进行说明。

(一)坐标和动量的不确定关系式

如图 2-3 所示,一束电子沿 y 轴方向垂直射入单缝,由于电子具有波动性,经单缝后在投射屏上可以观察到电子衍射图像,设单缝宽度为 Δx,根据单缝衍射公式,第一级暗纹对应的衍射角满足:

$$\Delta x \sin\theta = \lambda \tag{2-14}$$

考虑单个电子通过单缝时的位置和动量,只知道它是从宽度为 Δx 的缝中射过而无法确定它是从缝中哪一点通过的,因此它在 x 方向上的位置不确定量为 Δx。设电子沿 y 轴运动,即它在缝前动量的 x 分量 $p_x = 0$。通过缝后,p_x 显然就不再为零了,否则电子就要沿原方向前进而不会发生衍射现象。通过缝后的电子,仍然无法确定它究竟落在投射屏的哪一点,它可以出现在中央明条纹范围内,也可以出现在一级或二级明条纹内。先假定电子落在中央明纹范围内,设电子的总动量为 p,x 方向的动量为 p_x,其取值范围为:

$$0 \leq p_x \leq p\sin\theta$$

p_x 的不确定量为:

$$\Delta p_x = p\sin\theta$$

如果把其他级次明条纹考虑进去,则有:

$$\Delta p_x \geq p\sin\theta \tag{2-15}$$

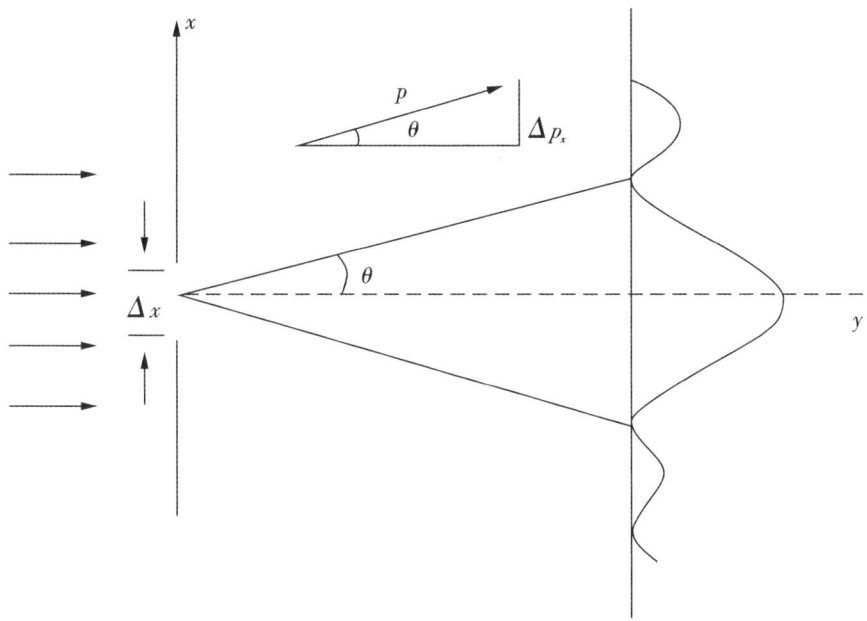

图 2-3 电子衍射图

把 $\sin\theta = \dfrac{\lambda}{\Delta x}$ 和德布罗意关系式 $\lambda = \dfrac{h}{p}$ 代入公式(2-15)得：

$$\Delta p_x \geqslant \dfrac{h}{\lambda} \cdot \dfrac{\lambda}{\Delta x}$$

得：

$$\Delta p_x \Delta x \geqslant h \tag{2-16}$$

同理，对于其他两个分量，可得类似的关系式，即坐标的不确定量和同方向动量的不确定量满足下列关系式：

$$\Delta p_y \Delta y \geqslant h \tag{2-17}$$

$$\Delta p_z \Delta z \geqslant h \tag{2-18}$$

式(2-16)、式(12-17)和式(2-18)称为坐标和动量的不确定关系式。它表明粒子的位置坐标不确定量越小，则此方向的动量不确定量就越大。同样，某方向上的动量不确定量越小，则同方向上位置的不确定量就越大。如一维运动的自由粒子，其动量 p_y 完全确定，其坐标 y 则完全不能确定。总的来说，在确定或测量粒子的位置和动量时，它们的精度存在着一个不可逾越的限制。

(二)时间和能量的不确定关系式

根据位置和动量的不确定关系，还可得出时间与能量之间也存在不确定关系：

$$\Delta E \Delta t \geqslant h \tag{2-19}$$

实验表明原子不能无限期地停留在一个激发态，或早或迟要跃迁到能量更低的状态，原子处于这个激发态的平均时间 Δt，称为激发态寿命。原子所处的激发态能量并不是单一数值，而是存在某个能量范围，这个能量范围称为能级宽度 ΔE。原子停留在一个激发能级的平均寿命越短,其能级宽度就越大。长寿命的激发态叫亚稳态,亚稳态能级宽度很小。能级宽度与该能级的寿命成反比。

不确定关系是海森伯于1927年提出的,因此称为海森伯不确定关系或不确定原理,它是微观粒子波粒二象性的必然反映。不确定关系是应用经典力学来描述微观粒子的适用性的量度,它使人们对微观粒子的运动规律有了进一步的了解。

第四节　描述原子状态的4个量子数

原子中电子的运动可以用薛定谔方程来求解,电子在原子中的高速运动无确定的轨道,但原子中的电子在核外出现的概率在原子核外的分布还是有规律的。核外空间某些区域电子出现的概率较大,而一些区域则出现的概率较小。薛定谔方程的每一组合也即波函数 ψ 及其对应的能量 E 就表示了原子中电子的一种可能运动状态,是粒子坐标(空间位置)的函数,波函数进一步求解的结果,可自然得出分离的能级和3个量子化条件,再加上电子自旋量子数总共四个量子数可一起决定电子的运动状态。

一、主量子数

在量子力学中,通过求解薛定谔方程可得,电子在原子中所具有的能量不是任意的,只能取一些分立值,即能量量子化,得:

$$E_n = -\frac{me^4}{8\varepsilon_0^2 h^2}\frac{Z^2}{n^2} = -13.6\frac{Z^2}{n^2}(\text{eV}), \quad n = 1,2,3\cdots \quad (2\text{-}20)$$

式中,n 为主量子数,代表电子层。主量子数 n,表示第 n 层电子层,是电子能量的主要决定因素。n 可取正整数,即 $n = 1, 2, \cdots, n$。

n 越大,电子离核距离越远,其能级越高。取 $Z=1$ 时,该公式与玻尔的氢原子能级公式是一致的,但玻尔理论需要人为地加上量子化的假设,而量子力学则是求解薛定谔方程中自然得出的结果。

二、角量子数

类氢原子中电子的轨道角动量 L 的数值只能取一系列分立值,这一结论称为角动量量子化,即:

$$L = \sqrt{l(l+1)}\frac{h}{2\pi}, \quad l = 0,1,2\cdots(n-1) \quad (2\text{-}21)$$

式中,l 为角量子数,代表电子亚层。角量子数 l 是电子能量的次要决定因素,决定原子轨道的形状。角量子数不同,电子就处于不同的运动状态。在类氢原子中,同一能级上,可以有几类角动量大小不同的运动状态。$l = 0, 1, 2\cdots(n-1)$ 的运动状态分别称为 $l=$ s,p,d,f$\cdots$状态。同一电子层中 l 值越小,该电子亚层的能级越低。

三、磁量子数

求解薛定谔方程还得出,电子绕核运动的角动量 L 的方向在空间的取向也不能连续改变,而只能取一些特定的方向,这一特性称为空间量子化,即角动量 L 在外磁场方向的投影必须满足量子化条件:

$$L_z = m_l \frac{h}{2\pi}, \quad m_l = 0, \pm 1, \pm 2, \cdots, \pm l \tag{2-22}$$

式中,m_l 称为磁量子数,代表原子轨道在空间的取向。L_z 不同,电子角动量在空间的取向也不同,电子处于不同的运动状态。角动量 L 的数值相同的电子,可以有 $2l+1$ 个不同的空间取向,对应着 $2l+1$ 种不同的运动状态。轨道角动量在空间的取向就会不同,电子的运动状态也不同。

必须指出,在量子力学中没有轨道的概念,代之以空间概率分布的概念。但由于玻尔理论中的轨道和量子力学中的概率分布有着若干对应关系,所以在量子力学中,轨道的名词有时仍然保留。不过这里的"轨道"概念与经典物理中的"轨道"概念已有完全不同的意义了。

四、自旋量子数

在原子中,电子除了绕核运动外,还有绕其转轴运动,即自旋。电子在自旋过程中有自旋角动量,在外磁场 B 方向的分量 L_s 也是量子化的,其值为:

$$S_z = m_s \frac{h}{2\pi}, \quad m_s = \pm \frac{1}{2} \tag{2-23}$$

式中,m_s 为磁量子数,其值只能有两个 $\left(+\frac{1}{2}, -\frac{1}{2}\right)$。这说明自旋角动量在外磁场方向也只有两个取值,一种与外磁场方向相同,另一种与外磁场方向相反。

电子在原子中的运动状态由四个量子数 n, l, m_l, m_s 决定。其中 n, l, m_l 与电子的波函数有关,而 m_s 是作为实验事实得出的。

综上所述,根据量子力学的理论,类氢原子电子的运动状态,要由四个量子条件来确定,或者说要由四个量子数来描述。

习 题

一、选择题

1. 如果一电子的动量不确定度为 $\Delta p_x = 5.0 \times 10^{-25}$ kg·m^{-1}·s^{-1},那么该电子的位置不确定度 Δx 的最小值是( )。
   A. 1.3 nm B. 1.1 nm
   C. 1.2 nm D. 1.4 nm

2. 光子和电子的波长都是 0.2 nm,它们( )。
   A. 动量、能量都相同 B. 动量、能量都不相同

C. 动量相同,能量不相同　　　　　　　D. 动量不相同,能量相同

3. 氢原子中的电子由量子数 $n=5$ 的轨道跃迁到 $n=2$ 的轨道时,氢原子辐射光子的波长为(　　)。

   A. 4.34×10^{-7} m　　　　　　　　B. 5.35×10^{-7} m

   C. 4.24×10^{-7} m　　　　　　　　D. 4.74×10^{-7} m

4. 根据玻尔的氢谱线公式,巴耳末系中最短谱线的波长为(　　)。

   A. 365 nm　　　　　　　　　　　　B. 375 nm

   C. 385 nm　　　　　　　　　　　　D. 395 nm

5. 一电子显微镜的加速电压为 4.0 kV,经过该电压加速的电子的德布罗意波长为(　　)。

   A. 1.9×10^{-2} nm　　　　　　　　B. 1.9×10^{-3} nm

   C. 2.9×10^{-2} nm　　　　　　　　D. 2.9×10^{-3} nm

6. 根据量子力学,对电子的说法正确的是(　　)。

   A. 电子是粒子,是波　　　　　　　　B. 电子不是粒子,也不是波

   C. 电子不是粒子,是波　　　　　　　　D. 电子是粒子,不是波

7. 电子的自旋为(　　)。

   A. $+\frac{1}{2},-\frac{1}{2}$　　　　　　　　　　B. $+\frac{1}{2},+\frac{1}{2}$

   C. $-\frac{1}{2},-\frac{1}{2}$　　　　　　　　　　D. $0,0$

8. 对于宏观物体(　　)。

   A. 只有粒子性,没有波动性　　　　　　B. 没有粒子性,只有波动性

   C. 有粒子性,也有波动性　　　　　　　D. 没有粒子性,也没有波动性

9. 对于一维运动的粒子,不正确的是(　　)。

   A. 坐标可确定,动量不可确定　　　　　B. 动量可确定,坐标不可确定

   C. 坐标和动量可同时确定　　　　　　D. 坐标和动量不可同时确定

10. 不属于分子能级的是(　　)。

    A. 电子能级　　　　　　　　　　　　B. 原子振动能级

    C. 分子转动能级　　　　　　　　　　D. 原子定态能级

二、思考题

1. 简述不确定关系的主要内容,试写出时间和能量的不确定关系。
2. 什么是德布罗意波?并写出德布罗意波的表达式。
3. 什么样的状态是定态?
4. 简述玻尔理论的三条假设。
5. 简述原子状态的四个量子数。

(史晓霞)

第三章

X 射线影像基础

> **学习目标**
>
> 1. 掌握 X 射线强度和硬度的概念;X 射线在医学上的应用与 X-CT 成像原理。
> 2. 熟悉 X 射线的基本性质;X 射线的衰减规律及应用。
> 3. 了解 X 射线机的基本结构;X 射线的防护。

> **案例导入**
>
> 1895 年 11 月 8 日,德国维尔茨堡大学的物理学家威廉·康拉德·伦琴(W. C. Röntgen,1854—1923)在做阴极射线放电实验时,为防止紫外线和可见光对阴极射线管的影响,用厚黑纸把射线管严密地套封起来。当接通射线管的电源后,他意外地发现不远处一块涂有荧光物质的屏上发出了荧光,当切断电源,荧光屏停止发光。伦琴把不远处的荧光板翻转,把没涂荧光物的一面朝向管子,接通电源后,屏上仍然有荧光,把屏移得稍远一些,屏上的荧光并不消失,这使伦琴大惑不解。阴极射线的有效射程仅为 2.5 cm,而且射线管是被包在厚黑纸板内,不可能有光或阴极射线从里面射出,也绝不可能到达 1 m 外的荧光屏处。实验是在暗室,无一点亮光,屏上出现的荧光又来自何处呢?
>
> 伦琴把自己的手伸到射线管和荧光屏之间,屏上居然出现了他的手骨形象,这个新奇现象使伦琴确信,他发现了一种新射线!此后的 7 个星期,伦琴仔细研究新射线的方方面面,比如,他发现新射线可以穿透上千页的书、2~3 cm 的木板、15 mm 厚的铝板、硬橡胶等,只有铅等少数物质对这种射线有较强的吸收能力。1895 年 12 月 22 日,伦琴夫人安娜来到实验室,伦琴请她把手放在用黑纸包严的照相底片上,用这种新奇的射线拍下了伦琴夫人的手骨像,连手指上的结婚戒指都清晰地印在上面,这就是历史上第一张 X 光照片,它不仅是两人爱情的象征,更成为科学理论的铁证。由于一时还搞不清楚这种新射线的物理本质,伦琴就把它称为"X 射线"。1901 年,伦琴也由此成为世界上首位获得诺贝尔物理学奖的科学家。
>
> X 射线的发现和研究具有里程碑意义,此后的 100 多年里,以此为基础的医学影像让医生与患者"坦诚相见"。在今天 X 射线照射已经成为最普遍、最常见的医学检查手段。

> **请思考：**
> 1. X射线有哪些基本性质？
> 2. X射线是如何产生的？
> 3. X射线与物质相互作用的机制是什么？
> 4. X射线在医学上有哪些应用以及X-CT的原理是什么？

X射线的发现，对在晶体结构分析、工业探伤、货运集装箱透视检查等方面的深入研究和技术上的应用产生了重大影响。在医学诊断和治疗中，X射线也有着广泛的应用，它伴随着近代科学技术的发展并与之紧密结合，成为现代医学不可缺少的工具。本章将介绍X射线的性质、X射线的产生机制及X射线与物质相互作用的规律等知识。

第一节 X射线

X射线（X-ray），又称伦琴射线、爱克斯射线或X光，是不带电的光子流。1912年，德国物理学家劳厄（M. Von Laue）等人用晶体衍射实验，证明X射线与可见光、红外线、紫外线、γ射线一样，都是电磁波，其波长为0.001~10 nm，介于紫外线和γ射线之间。

一、X射线的性质

X射线既具有电磁波的共同属性，也有自己的特有性质。

（一）波粒二象性

X射线具有波动性，表现在能发生反射、折射、偏振、衍射、发射和吸收光谱等波动通性；在空间以一定的频率沿直线传播；在真空中的传播速度与光速相同。X射线的波长 λ 可表示为：

$$\lambda = \frac{c}{\nu} \tag{3-1}$$

式中，ν 是光子的频率，为 3×10^{16}~3×10^{19} Hz；c 是光速，其值是 3×10^8 m·s^{-1}。X射线的波动性，如干涉、衍射、偏振等，在波长测定、物质结构分析等技术中得到应用。

X射线具有粒子性，表现在能发生光电效应和康普顿散射，当X射线与物质相互作用时，具有能量和动量，因此X射线又称为X光子。X射线的能量 E 表示为：

$$E = h\nu = \frac{hc}{\lambda} \tag{3-2}$$

式中，$h = 6.626\,075\,5\times10^{-34}$ J·s 称为普朗克常数。

（二）热作用

X射线在穿过物质时，携带的能量绝大部分都将变为热能，使物体温度升高。测定X射线吸收剂量的量热法就是依据这个原理研制出来的。

(三)穿透作用

由式(3-2)可知,X射线具有波长短、能量大的特点,穿过物质时,物质对其吸收较弱,因此具有很强的贯穿本领,其贯穿本领与X射线能量、被穿透物质的结构和原子性质相关。对于同一物质,X射线能量越高则穿透力越强,反之则弱。同一X射线,物质的原子序数高,比如铅、铝、铜、骨等,则X射线的穿透力就弱;物质的原子序数低,比如空气、纸张、木材、肌肉组织等,其穿透力就强。当X射线穿过人体时,由于人体不同组织或器官的构成不同,造成X射线对人体组织的穿透性不同,这正是X射线透视、X射线摄影和X-CT检查的物理学基础。

(四)荧光作用

某些物质受到一定强度的光照射时,物质原子被激发或电离,当被激发的原子恢复到基态时,能发出可见荧光,具有这种特性的物质称为荧光物质,如磷、钨酸钙、铂氰化钡、银激活的硫化锌镉等物质。X射线照射荧光物质后,释放出可见荧光的现象称为X射线的荧光作用。医学中X射线透视用的荧光屏、摄影用的增感屏、影像增强器中的输入屏和输出屏、计算机摄影中的成像板以及闪烁计数器中的闪烁晶体等都是利用X射线的荧光作用制成的。

(五)电离作用

X射线虽然不带电,但具有足够的能量撞击原子中的电子,使之挣脱原子核的束缚产生一次电离。电离后的电子如具有足够能量,又与其他原子作用,产生二次电离,这种现象称为X射线的电离作用。X射线的强度越大,电离产生的电离电荷的数目就越多,利用电离电荷的多少可测定X射线的照射量,测定X射线剂量仪器的探头,如电离室、盖革-弥勒计数管、非晶硒数字化探测器等,都是利用这个原理制造的。

(六)生物效应

X射线在生物体内产生电离及激发(电子跃迁到高能级,使原子处于激发态)作用,表现为使生物体产生生物效应。人体组织吸收一定量X射线后,由于细胞敏感程度不同,产生的反应不同。生物细胞特别是增殖性强的细胞,经一定量X射线照射后,可产生抑制、损伤甚至坏死效应。这个特性可在肿瘤放疗中得到充分应用,因此X射线的生物效应是放射治疗的基础。当然X射线对正常人体组织也可产生损伤作用,故应注意对非受检部位和非治疗部位的屏蔽防护,同时X射线工作者也应注意自身的防护。

(七)感光作用

物质受到光的照射而引起化学变化的现象称为感光。X射线可使胶片乳剂(具有感光性质的涂料,通常由溴化银和明胶组成,其中的溴化银起主要的感光作用)感光,胶片感光的强弱与X射线的量成正比。当X射线通过人体时,因人体各组织的密度不同,对X射线量的吸收不同,胶片上所获得的感光度也不同,因而被广泛应用于医学X射线摄影。

(八)脱水作用

X射线长期大剂量照射铂氰化钡、铅玻璃、水晶等物质后,这些晶体脱水渐渐改变颜色,称为着色作用或脱水作用。

二、X 射线的产生

伦琴研究阴极射线时,意外发现电子在高压电场作用下轰击靶物质而产生了 X 射线,所以我们首先必须了解电子是如何与物质发生相互作用的。

(一) 电子与物质的相互作用

高速运动的电子与靶原子发生相互作用而损失能量。一般而言,电子与靶原子经过多次碰撞后,速度逐渐减小直到停止,这个过程中电子的全部能量是以碰撞和辐射两种方式损失。

碰撞损失是指电子与靶原子的外层电子作用而损失的能量。高速电子与靶原子的外层电子发生相互作用,使靶原子电离或激发。其中,当入射电子的能量大于轨道电子的结合能时,则轨道电子便能够克服原子核的束缚,脱离出来成为自由电子。这时,靶原子便被分离成一个自由电子和一个正离子(失去一个电子的原子),这个过程就是电离。当入射电子的能量小于轨道电子的结合能时,无法使轨道电子挣脱原子核的束缚而成为自由电子,但轨道电子获得入射电子的部分能量由能量较低的能级跃迁到较高的能级,这个过程称为激发。

辐射损失是指电子与原子的内层电子或原子核作用而损失的能量。高速电子与靶原子的内层电子发生相互作用,损失的能量转化为特征辐射;高速电子还可与靶原子核发生相互作用,损失的能量转化为韧致辐射。

碰撞损失和辐射损失发生作用的概率取决于入射电子的能量和靶物质的原子序数。通过 Bethe 公式计算可知:

$$\frac{碰撞损失}{辐射损失} \approx \frac{816 \text{ MeV}}{E_k \cdot Z} \tag{3-3}$$

式(3-3)中,E_k 是入射电子的动能(以 MeV 为单位),Z 是靶物质的原子序数。该式表明,入射电子的动能越大,靶物质的原子序数越大,辐射损失占比越多。

1. 特征 X 射线的产生

产生特征 X 射线的机制是特征辐射。高速电子与靶原子的内层电子发生作用,内层电子获得足够多的能量挣脱原子核的束缚成为自由电子,该电子层因失去电子产生了一个空位,使得靶原子处于不稳定的激发态。于是,较高层级的电子向该空位跃迁,靶原子回到原来的基态,这个过程称为原子的退激。在原子退激时,其中多余的能量将以 X 射线的形式释放出来,其 X 射线的能量 ΔE 为:

$$\Delta E = E_1 - E_2 \tag{3-4}$$

式中,E_1 为跃迁电子的轨道电子结合能;E_2 为空位电子的轨道电子结合能。显然,X 射线的能量由这两层级的轨道电子结合能之差决定。靶原子的不同能级的轨道电子结合能都不一样,然而对于同一靶原子,各轨道电子结合能之差具有确定性,那么产生的 X 射线能量也就具有特征性,故这种辐射称为特征辐射(也叫标识辐射),产生的 X 射线称为特征 X 射线,如图 3-1 所示。

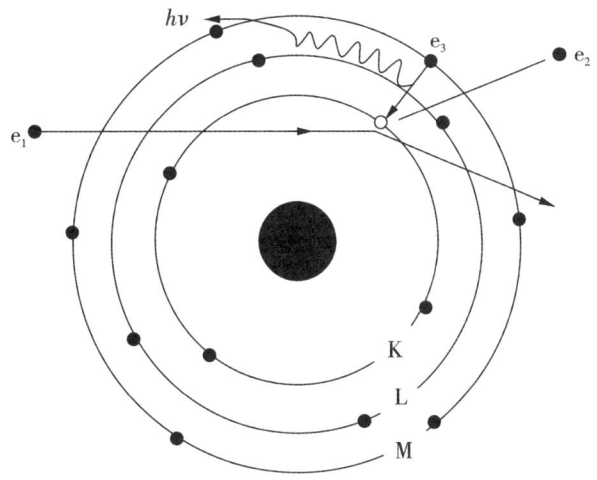

图 3-1 特征 X 射线的产生

钨是诊断 X 射线机中最常用的靶材料之一,图 3-2 给出了钨原子 K、L、M、N 层的原子能级和 K 系、L 系特征 X 射线。钨原子的 K 层电子被击出后形成了 K 系激发,随之出现的 K 电子空位可由 L、M 等能级较高的轨道电子或自由电子跃迁填充,在跃迁过程中产生能量不同的 K 系特征 X 射线;同样当 L 层电子被击出形成了 L 系激发,随之出现的 L 电子空位可由 M、N 等能级较高的轨道电子或自由电子跃迁填充,便产生能量不同的 L 系特征 X 射线,依此类推。

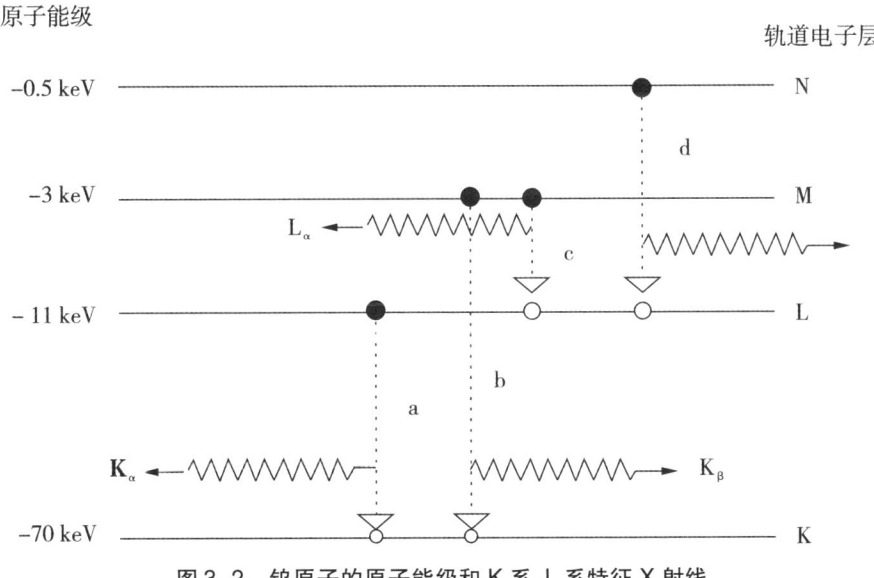

图 3-2 钨原子的原子能级和 K 系、L 系特征 X 射线

同一特征系可按照电子跃迁时跨越能级数目的不同进行分类。对于跨越 1、2……能级产生的特征 X 射线分别以 α、β 等符号表示。电子由 L 轨道电子层跃迁到 K 电子空位

(跨越了1个能级),所产生的K系特征X射线表示为K_α,由M轨道电子层跃迁到K电子空位(跨越了2个能级),所产生的K系特征X射线表示为K_β,依此类推。

只有入射电子的动能E_e大于某轨道电子层的结合能E_i,即$E_e \geq E_i$,轨道电子才能挣脱束缚脱离轨道产生空位,较高层级的外层电子向空位跃迁发生特征辐射。若电子动能用加速电压U表示,则有$E_e = eU$。当$E_e = E_i$时,$U = \dfrac{E_i}{e}$称为特征X射线产生的临界激发电压U_0。

2. 连续X射线的产生

产生连续X射线的机制是韧致辐射。入射电子进入到原子核附近的强电场区域,在库仑场力的作用下,电子的速度大小和方向发生变化,同时电子向外辐射X射线而损失能量ΔE,X射线的频率由$\Delta E = h\nu$确定,电子的这种能量辐射称为韧致辐射,如图3-3所示。在韧致辐射过程中,由于每个电子与靶原子作用时的相对位置不同,所以电子受到库仑场力的作用各不相同;且每个电子与靶原子作用前具有的能量不同,所以辐射出的X射线的能量ΔE也不同,进而产生了不同频率的X射线。

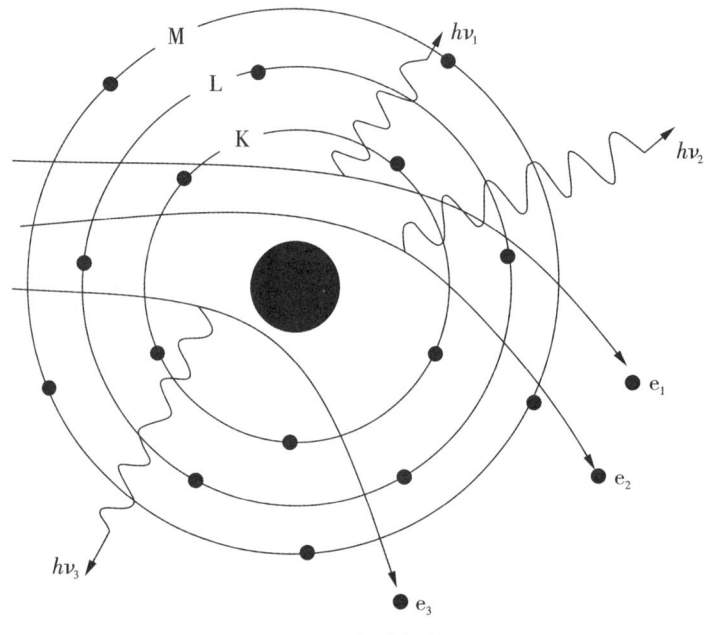

图3-3 韧致辐射

当入射电子距离原子核非常远,此时原子核对入射电子的速度影响非常小,入射电子损失的能量就低。此时的电子仍具有很大的动能,可以继续与靶物质中的其他原子发生相互作用。当入射电子和原子核相距很近,甚至发生了碰撞,此时入射电子以损失全部能量的方式向外辐射X射线,产生的X射线的能量等于入射电子的动能。一般而言,X射线的能量介于这两者之间。假设入射电子的动能为E_e,其全部能量转换为X射线的辐射能,即$\Delta E = E_e$,则可辐射出能量最大$h\nu_{max}$、频率最高ν_{max}、波长最短λ_{min}的X射线。即:

$$E_e = h\nu_{max} = \frac{hc}{\lambda_{min}}\tag{3-5}$$

若电子的动能用电子伏特(1个电子经过1伏特的电位差加速后所获得的动能)表示,当加速电压为 U 时,则 $E_e = eU$。则最短波长可表示为:

$$\lambda_{min} = \frac{hc}{eU}\tag{3-6}$$

若加速电压 U 用 kV 表示,将常数 h、c 和 e 代入式(3-6),可得到最短波长的表达式:

$$\lambda_{min} = \frac{1.24}{U(\mathrm{kV})}(\mathrm{nm})\tag{3-7}$$

式(3-7)表明,连续 X 射线的最短波长由加速电压决定。

(二)X 射线管

医学成像的 X 射线源都是高速带电粒子轰击靶物质而产生的。可见,产生 X 射线必须具备两个条件:第一是高速运动的电子流;第二是有一个能够经受高速电子撞击而产生 X 射线的障碍物——阳极靶。

其中,要想产生高速电子流,必须具备以下条件:①电子源,用于产生足够数量的电子,使其能够撞击靶物质产生具有一定辐射强度的 X 射线;②加速电压,它能够产生高压电场,用于加速电子源产生的电子,使其具有足够的能量撞击靶物质产生具有一定能量的 X 射线。

X 射线管(X-ray tube)就是产生 X 射线的装置。1912—1913 年,美国科学家威廉·考林杰(William David Coolidge)发明了沿用至今的真空 X 射线管。图 3-4 给出了 X 射线管的结构示意图,在一个高度真空的硬质玻璃管内,封装有阳极和阴极两个电极。

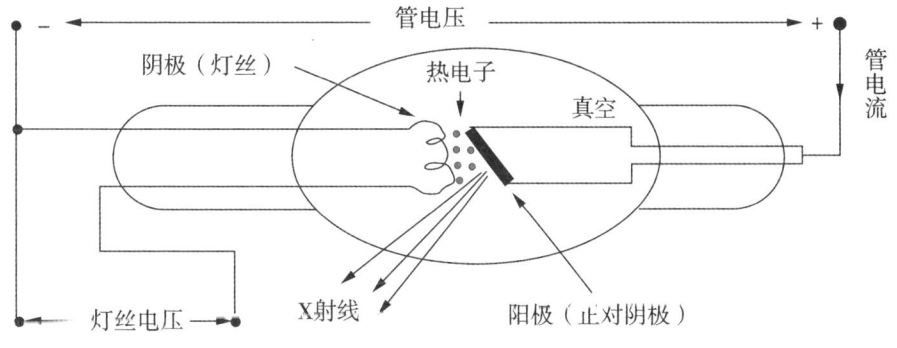

图 3-4 X 射线管的结构示意图

1. 阴极

阴极(cathode)是产生电子源的地方,是 X 射线管的负极,由灯丝和聚焦罩组成。灯丝采用熔点为 3 410 ℃ 的钨丝绕制而成,为增加电子的发射率和延长灯丝的寿命,灯丝中加入了元素钍。当灯丝两端加上电压后,灯丝表面温度上升而产生热电子,这个电压称为灯丝加热电压,一般是 2~18 V 的交流电。随灯丝加热电压的升高,灯丝温度也升高,每秒钟发出的电子数量就愈大。在阴极和阳极之间加上高压,阴极为负,阳极为正,此电压称为管电压。灯丝发射的热电子经管电压加速后轰击阳极靶,热电子定向移动形成管电流,管电流的变化范围在几安培到几十安培之间。调节灯丝加热电压即可实现对管电流的调节。

在电子向阳极定向移动的过程中,由于电子之间的斥力,加大了电流束斑的尺寸。为了减小束斑尺寸,需要一个调节束斑大小和电子发射方向的聚焦电极,这种聚焦电流的电极就是聚焦罩。聚焦罩又称聚集槽、聚焦杯,灯丝埋在其内,主要用以对阴极发射的电子进行聚焦。灯丝的尺寸是决定束流斑点大小的主要因素,一般的 X 射线管都有 2 个或 3 个不同尺寸的灯丝。

灯丝电流由灯丝电路控制,管电流由高压电路控制,但它们又是相关的,"空间电荷"是它们之间的关联因素之一。在管电压较低时,从灯丝逸出的电子数比被加速轰击靶的电子数多很多,这样就会在灯丝周围聚集成电子云,即所谓的"空间电荷"。电子云阻止了灯丝中其他电子的发射。随着管电压的升高,管电流也会随之增大,并达到饱和。这个时候再增加管电压,管电流不再随之变化。超过饱和电压,只有通过提高灯丝的温度才能增加管电流。在诊断中为了获取大的管电流和有用的 X 射线能量,需选取大的灯丝电流和 40 ~ 140 kV 的管电压。

2. 阳极

阳极(anode)也称为靶,是使电子突然减速和发射 X 射线的地方,是 X 射线管的正极,目前有固定阳极和旋转阳极这两种类型。在固定阳极 X 射线管中,靶是一镶嵌在铜阳极上的钨合金。旋转阳极中,整个圆盘都是靶。固定阳极 X 射线管常用于牙科 X 射线成像系统、某些移动式的成像系统以及其他不需要大管电流和大功率的特殊用途的系统。一般的 X 射线管通常使用旋转阳极,因为它的热量分布面积要比固定阳极 X 射线管大得多,散热更快。

X 射线管中,阳极有三大功能:首先,阳极阻挡从阴极发射出的高速电子而产生 X 射线;其次,阳极为 X 射线靶提供机械支撑;第三,阳极将产生的热量传导或辐射出去。X 射线管工作时,所消耗电能的 99% 以上都变为无用的热能,从而使靶面产生很高的温升。为了使阳极靶不致因高温而熔化,必须很快地将热量传导出去。多数 X 射线管都采用原子序数为 74 的钨作阳极材料,由于钨原子序数较高,产生 X 射线的效率高,并能产生高能 X 射线。钨具有高温耐受性好、熔点高、蒸发率低等优点,但钨的导热性能差。故采用导热性能好的铜作为散热体,通常是将钨材料靶面焊接在实心或空心铜材料圆柱体上,从而可以将阳极靶面产生的大量热量散发出去。

为了在乳腺检查中获得好的对比度,乳腺摄影需要使用软 X 射线。要想获得这种射线,用于乳腺摄影的专用 X 射线管的阳极靶是用钼或铑制成的,其阳极使用钼或铑作表面层,这主要是因为它们具有较低的原子序数和由此产生的低能量的 K 系特征 X 射线,很适合这种特殊的应用。表 3-1 总结了这些钨、钼、铑 3 种靶材料的特性,所有这些材料均具有良好的散热能力。

表 3-1 阳极靶的特性

元素	元素符号	原子序数	K 系特征 X 射线/keV	熔点/℃
钨	W	74	69	3 410
钼	Mo	42	20	2 600
铑	Rh	45	23	3 200

3. 管壳

管壳起到固定和支持阳极和阴极的作用,管壳维持了一个高真空度的空间,使高速电子流免受空气分子的阻挡而降低能量,同时又可保证灯丝不因氧化而被烧毁。因此,管壳必须具有不漏气、耐高温、绝缘性能好以及对 X 射线吸收较少等特性。一般采用熔点高、绝缘强度大、膨胀系数小的含有多种化学成分的硬质玻璃制成。金属陶瓷的管壳是在金属中镶入金属铌并接地,对准焦点处开有铍窗,适用于大功率 X 射线管。

4. X 射线管焦点

焦点是指电子束轰击阳极靶面,产生 X 射线的面积。灯丝发射的电子束,经聚焦加速后撞击在阳极靶上的面积称为实际焦点。实际焦点通常是长方形,由灯丝的形状决定。X 射线管的实际焦点在垂直于 X 射管轴线方向上投影的面积,称为有效焦点(effective focal spot)。两个焦点及其关系如图 3-5 所示。

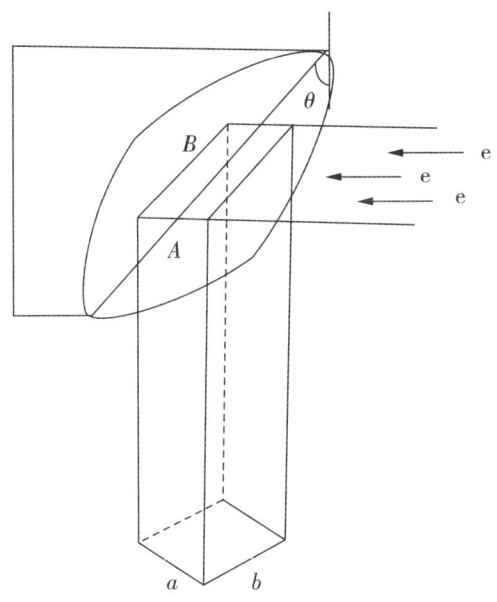

图 3-5　X 射线管的实际焦点和有效焦点

两个焦点都具有面积的量纲,它们之间通过靶倾角 θ 建立起一定的关系。靶倾角 θ 是指靶表面与 X 射线输出方向的夹角。设实际焦点的长度为 A,宽度为 B。经过投影后,有效焦点的宽度 b 仍等于实际焦点的宽度 B,而有效焦点的长度 a 则变成了 $A\sin\theta$,比实际焦点的长度短。由此可见,靶倾角 θ 越小,有效焦点的长度越小,则有效焦点的面积也越小。大多数诊断 X 射线管的靶倾角在 16°~17°变化,此时有效焦点正好是正方形。

实际焦点的大小取决于聚焦罩的形状、宽度以及灯丝位于槽中的深度,它的大小直接影响着 X 射线管的散热和影像的清晰度。实际焦点越大,散热越好。但实际焦点越大,有效焦点的面积也增大,必然影响在胶片上所形成影像的清晰度。若通过缩短灯丝长度或减小靶倾角来缩小有效焦点,必然使单位面积上的电子密度增加,实际焦点的温度快速上升,致使阳极不能承受。因此,既要考虑到阳极承受的最大功率,也要考虑到影像的清晰度。

理想的有效焦点是圆形的,实际上它的形状特征是双香蕉状。有效焦点的大小用针孔相机测量。具体方法是将针孔相机放在 X 射线管和胶片之间,让 X 射线通过一个很小的针孔后对针孔成像,当针孔的尺寸小到一定程度时(一般为 75 μm 左右),由于光的衍射原因,对物体的分辨率不能再提高。从胶片上影像的尺寸和针孔的位置,就可计算出 X 射线管有效焦点的大小。

三、X 射线的空间分布

在医学应用中,常用 X 射线强度描述 X 射线的输出量。

(一)X 射线强度

1. X 射线强度

X 射线在空间某一点的强度是指垂直于 X 射线束的单位面积上,在单位时间内通过的光子数和能量乘积的总和,即 X 射线强度(intensity of X-ray)是由光子数目和光子能量两个因素决定的。用 X 射线的量表示 X 射线光子的数目,X 射线的质表示 X 射线光子的能量,因此常以量与质的乘积表示 X 射线强度。

对于一束单能的 X 射线,其光子的能量均为 $h\nu$,设单位时间内通过单位横截面积上的光子数目为 N,则单能 X 射线的强度 I 为:

$$I = N \cdot h\nu \tag{3-8}$$

可见,对于单能 X 射线,其强度 I 与光子数目 N 成正比。

特征辐射产生的 X 射线,是由确定的几种不同能量的光子组成的线状谱,对于这种类型的 X 射线,其强度为:

$$I = \sum_i N_i \cdot h\nu_i \tag{3-9}$$

式中,$h\nu_i$ 为单位时间内通过单位横截面积上的某光子能量,N_i 表示能量为 $h\nu_i$ 对应的光子数目。

对于从波长 λ_{min} 到波长 λ_∞ 的连续 X 射线谱,对应 X 射线光子能量由 $h\nu_{max}(E_{max})$ 到 0,连续 X 射线谱的强度为

$$I = \int_0^{e_{max}} E \cdot N(E) dE \tag{3-10}$$

式中,$N(E)$ 为每秒内通过单位面积的能量为 E 的 X 射线光子数,可根据有关模型计算得到。

在医用X射线诊断工作中,连续X射线的总强度(I_c)与管电压(U)、管电流(i)、靶原子序数(Z)的关系可用式(3-11)近似表示。

$$I_c = K_1 i Z U^n \tag{3-11}$$

式中,常数$K_1 = 1.1 \times 10^{-9} \sim 1.4 \times 10^{-9}$,对诊断X射线$n=2$。

2. X射线的质和量

X射线的质(X-ray quality)又称线质,表示X射线的硬度,用以描述X射线穿透能力的大小。X射线的波长(或频率)决定X射线的线质的大小,波长越短,光子的能量越大,X射线的质越硬。X射线的质只与光子的能量有关,与光子数量无关。而光子的能量又与管电压和滤过(在X射线管出口放置一定均匀厚度的金属,预先把X射线束中的低能成分吸收掉,将X射线的平均能量提高的过程)的厚度有关。管电压越高,电子定向移动的速度越快,其能量也越大,产生的连续X射线的波长更短,穿透物质的本领更强;滤过越厚,X射线束中的低能成分被吸收越多,X射线的有效能量提高,线质变硬。所以,X射线的质可由管电压和滤过间接表示。当滤过条件一定时,用管电压(kV)表示X射线的软硬,见表3-2。

表3-2　X射线的质分类

名称	管电压/kV	用途
极软X射线	5～20	表层治疗
软X射线	20～100	透视或摄影
硬X射线	100～250	摄影和治疗
极硬X射线	250以上	深部治疗

X射线的量(X-ray quantity)是指X射线束的光子数量。由于X射线光子能量大,穿透本领强,因此直接准确测定X射线的量是困难的。理论上以粒子注量和能量注量来描述X射线的量。实际应用中利用X射线的电离、感光、荧光等特性,制成不同的测量仪器。目前应用较为普遍的是利用X射线在空气中产生电离电荷的多少来间接测量X射线的量。

管电压不变时,X射线管的管电流的大小反映了阴极灯丝发射电子的情况。管电流大,表明单位时间撞击阳极靶的电子数多,由此产生的X射线光子数也随之增加;照射时间长,X射线管产生X射线的时间也长,X射线的量也在增加。所以,用X射线管的管电流与照射时间的乘积来间接反映X射线的量,通常以毫安秒(mA·s)为单位。例如拍片时,需X射线的量为20 mA·s,可选择200 mA×0.1 s或50 mA×0.4 s等均可。

3. 影响X射线强度的因素

影响X射线强度的因素,即影响X射线的量与质的因素,表3-3总结了各种因素对X射线质与量的影响。

照射时间久,量增加,对质没有影响。

管电流的大小并不影响X射线的质,管电流越大,表明单位时间撞击阳极靶面的电子愈多,产生的 X 射线的量也就越大。

当管电压增加时,虽然灯丝发射电子的数目没变,但每个电子所获得的能量增大,因而产生高能 X 射线的成分增多,质增大,且数量增大。只有管电压大于激发电压时才能产生特征 X 射线,而特征 X 射线的能量与管电压无关。

构成靶物质的原子序数越高,核电荷数越多,原子核电场越强,连续辐射的概率增大。当原子序数提高时,高能 X 射线数量的增加远大于低能 X 射线数量的增加值。因此,靶原子序数既影响 X 射线的量,又影响 X 射线的质。

滤过对 X 射线的量与质也有很大影响。增加滤过板厚度,可大量衰减连续谱中的低能成分,使能谱变窄,线质提高。滤过的总体结果是减少了低能 X 射线,提高了 X 射线束的平均能量(更高的 X 射线质)。因为,滤过使得 X 射线平均能量相对提高,有时也称其为 X 射线束的硬化。不过,滤过对特征 X 射线和 X 射线的最大能量并没有受影响。

此外,X 射线的强度也受电压脉动的影响。脉动电压下产生的 X 射线质要比恒定电压下产生的 X 射线质软。三相电源的 6 脉冲和 12 脉冲供电,其管电压更接近恒压,由此产生的 X 线脉动变化减小,其量与质均优于单相电源供电的情况。通常,在相同管电压和滤过的情况下,三相全波整流产生的 X 射线质比单相全波整流提高10% ~ 15%。例如,拍头颅侧位片时,单相全波整流 X 射线机管电压为 72 kV,而改用三相全波整流方式的 X 射线机只需要 64 kV 就可获得相同的摄影效果。

表3-3 各种因素对 X 射线质和量的影响

影响因素(增加)	X 射线的质	X 射线的量
管电流	不变	增加
照射时间	不变	增加
管电压	增加	增加
靶原子序数	增加	增加
滤过	增加	降低
电压脉动	降低	降低

(二)X 射线强度的空间分布

从 X 射线管焦点上产生的 X 射线,在空间各个方向上的分布是不均匀的,即在不同方位角上的辐射强度是不同的。这种不均匀的分布称为辐射强度空间分布或称辐射场的角分布。实验表明,X 射线辐射强度在空间的分布情况很复杂,主要取决于入射电子的能量、靶原子序数及靶厚度等因素。

1. 薄靶周围 X 射线强度的空间分布

薄靶是指入射粒子的能量的变化可忽略不计,辐射出的粒子或 X 射线在其中亦无增强或吸收效应的靶,其厚度一般小于 $1\ mg\cdot cm^{-2}$。入射电子与薄靶作用时,薄靶周围 X 射线强度分布如图3-6所示,在不同角度上的矢径长度代表在该方向上的 X 射线强度。

当管电压在 100 kV 左右时,X 射线强度的角分布相对均匀。随着管电压的升高,X 射线的强度逐渐向电子束入射方向增加,其他方向的强度分布所占比重逐渐减弱。也就是说,管电压越大,X 射线的强度分布越集中。这种高能 X 射线强度的空间分布与电子加速器的实验结果基本一致。

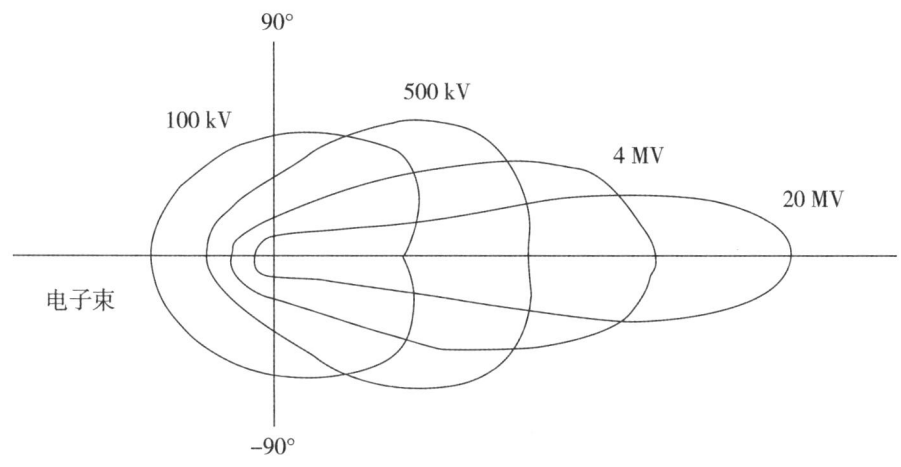

图 3-6　薄靶周围 X 射线强度的分布

根据薄靶周围 X 射线强度的空间分布特点,在管电压较低时,利用反射式靶在技术上有好处;在使用超高压 X 射线管时,管电压过高,采用穿透式靶,电子从靶的一面射入,X 射线从另一面射出。加速器产生的高能 X 射线用的就是穿透式靶。

2. 厚靶周围 X 射线强度的空间分布

厚靶是指把入射电子全部阻止,靶体几乎把电子入射方向上产生的 X 射线全部吸收的靶。用于医疗诊断方面的 X 射线管,使用的是厚靶 X 射线管。当高能电子轰击靶面时,由于原子内部不是实心的,入射的高速电子不仅可以与靶面原子发生相互作用产生 X 射线。入射的电子在与靶面原子作用后,仍具有动能进入到靶物质内部一定的深度(电子每穿过 50×10^{-12} m 的深度能量损失 10 keV),不断地与靶原子作用,直至电子消耗掉它全部的能量静止下来。因此,除了靶表面辐射 X 射线外,在靶的深层,也能向外辐射 X 射线。

如图 3-7 所示,假设入射电子从阳极靶的 O 点辐射 X 射线,以 OA、OB、OC 作为投照方向,分析厚靶的 X 射线强度分布。比较 3 个投照方向辐射的 X 射线,可发现越靠近阴极一侧辐射出的 X 射线越多,这是因为产生的 X 射线穿过靶的厚度相对较薄,靶本身对它的吸收较少;越靠近 OC 方向,靶对它吸收越多,出射的射线越少。因此,靠近阳极一侧 X 射线辐射强度下降得多。而且靶倾角 θ(靶面与垂直方向的倾角)越小,下降的程度越大。这种越靠近阳极,X 射线强度减弱的现象,就是所谓的"足跟"效应(heel effect),也称阳极效应(anode effect)。由于诊断 X 射线管靶倾角小,X 射线能量不高,足跟效应非常显著。

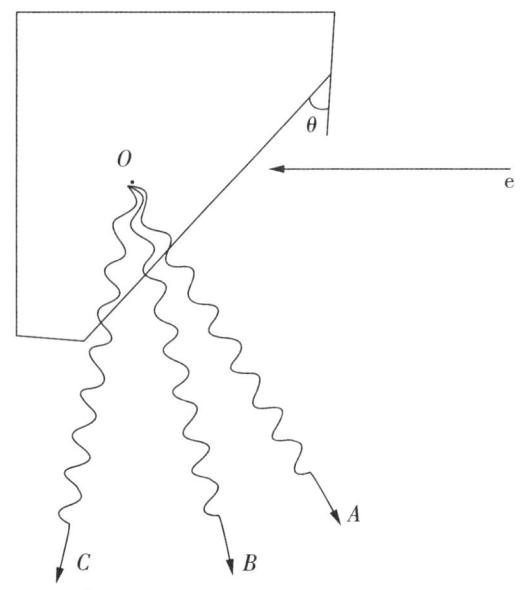

图 3-7 厚靶阳极效应示意

从 X 射线管窗口射出的有用 X 射线束,经实验测量,其强度分布是不均匀的,普遍存在阳极效应现象。若规定用 X 射线束中心线(0°)的强度为 100%,其他不同角度方向上的强度分布显示阳极效应十分明显。

在放射工作中,当成像的解剖结构在厚度或密度上差别比较大时,要注意阳极效应的影响。一般来说,将厚度大、密度高的被检体置于阴极侧,这样就可使成像的探测器(如普通摄影用的胶片)辐射量较为均匀,获得好的影像。而且应尽量使用中心线附近强度均匀的 X 射线摄影。所以人体照射 X 光时,脚朝阴极端,头朝阳极端。

乳腺 X 射线摄影中,由于阳极效应的存在,导致了 X 射线强度的分布在平行于 X 射线管的阳极-阴极轴的方向上是不均匀的。因此临床中将胸壁端部上的阴极(要穿透的较厚区域)和乳头端部上的阳极(要穿透的较薄区域)对齐后进行摄影。

四、X 射线与物质的相互作用

当 X 射线穿过物质时,X 射线光子与物质原子、原子中的电子、原子核等发生相互作用,研究射线与物质相互作用的规律是进行射线探测、防护和应用的重要基础。X 射线基本上是与大小近似于波长的结构发生相互作用。因此,低能 X 射线主要与整个原子相互作用;中能 X 射线主要与核外电子相互作用;高能 X 射线主要与原子核相互作用。X 射线与物质相互作用的方式主要有光电效应、康普顿效应、电子对效应,其次还有相干散射和光核反应等。然而在医用诊断 X 射线范围内,X 射线能量不足以发生电子对效应,故重点先介绍光电效应和康普顿效应。

(一) 光电效应

1. 作用过程

当一个能量为 $h\nu$ 的 X 射线光子(简称为光子)穿过物质时,与物质原子的轨道电子发生相互作用,把全部能量传递给这个电子,使之发射出去,而入射光子被原子吸收,这个过程称为光电效应(photoelectric effect),发射出去的电子称为光电子(photoelectron),如图 3-8 所示。

光电效应主要发生在与原子结合最紧密的 K 层电子上。这是因为,入射光子易于与其能量相近的轨道电子发生相互作用。一般而言,入射光子的能量大于 K 轨道电子结合能,而轨道电子结合能则是 K 层>L 层>M 层>N 层>……,因此入射光子碰到与其能量 $h\nu$ 相近的轨道电子时,光电效应发生概率突然增加,这些吸收突然增加处称为吸收限。当光子能量等于原子 K 结合能时,发生 K 边界限吸收;等于 L 结合能时,发生 L 边界限吸收;以此类推,但最重要的是 K 边界限吸收。

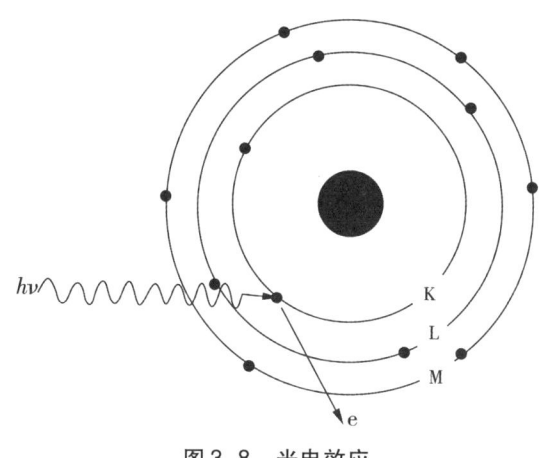

图 3-8 光电效应

光电效应发生后,由于原子内层电子出现空位而处于激发态,以发射特征 X 射线或俄歇电子(激发能也可传递给核外电子,使电子获得足够的动能,逃离原子核的束缚而成为一个自由电子)回到基态。

由能量守恒定律知,发生光电效应时,入射光子的能量 $h\nu$ 和光电子的动能 E_e 满足关系:

$$E_e = h\nu - E_i \tag{3-12}$$

式中,E_i 为原子第 i 层电子的结合能,与原子序数和壳层数有关。

2. 光电截面

截面表示入射光子与物质中的一个原子或电子发生作用概率大小的一种度量,用符号 σ 表示,其单位是平方米,实际中通常用靶恩(barn,缩写为 b)作单位,1 b = 10^{-28} m²。入射光子与靶物质发生光电效应作用的概率称之为光电截面 σ_{ph},影响光电效应发生的因素主要有以下几个方面。

(1) 物质原子序数 Z 光电效应的发生概率与靶物质的原子序数的 4 次方成正比,

物质的原子序数越高,光电效应的发生概率就越大。也就是说,电子在原子中束缚得越紧,其参与光电效应的概率越大。对高原子序数物质,由于结合能较大,不仅K层,其他壳层电子也较容易发生光电效应。但对低原子序数物质几乎都发生在K层。在满足光电效应的能量条件下,K层发生光电效应的概率占原子总截面的80%以上。

(2) 入射光子能量　因为光电子的动能 $E_e = h\nu - E_b$,所以发生光电效应必须满足:入射光子的能量 $h\nu$ 必须等于或大于轨道电子的结合能 E_b,否则就不会发生光电效应。研究表明,入射X射线光子的能量大于K层电子结合能时,光电效应发生的概率与光子能量的3次方成反比,随能量增大,光电效应发生的概率迅速减小。

综上所述,光电效应截面 σ_{ph} 与原子序数 Z、入射光子能量 $h\nu$ 存在如下的关系:

$$\sigma_{ph} \propto \frac{Z^3}{(h\nu)^3} \tag{3-13}$$

(3) 光电子的角分布　相对于X射线光子的入射方向,光电子沿不同角度方向运动概率不同,形成所谓的角分布。理论上,光电子可以0°~180°上出现。研究表明,在0°和180°方向没有光电子。光电子出射的角度分布与入射光子的能量有关:入射光子的能量低时,与入射方向成70°的方向上射出的光电子最多;入射光子是高能时,光电子趋向沿入射光子的方向出射。

(4) 诊断放射学中的光电效应　诊断放射学中的光电效应,可从利弊两个方面进行评价。

有利的方面,能产生质量好的照片影像。其原因是:光电效应中,没有散射线的产生,大大减少了照片的灰雾;可增加人体不同组织和造影剂对射线的吸收差别,产生高对比度的X射线照片,对提高诊断的准确性很有好处。

有害的方面,在X射线检查时,光电效应中入射光子能量全部转移给光电子,这意味着入射光子能量全部被人体吸收,这样增加了受检者的剂量。从防护角度讲,应尽量减少每次X射线检查的剂量。为此,根据式(3-13)中光电效应截面与光子能量的关系,采用高千伏摄影技术,从而达到降低剂量的目的。

(二)康普顿效应

1. 作用过程

康普顿效应(Compton effect)又称康普顿散射,1923年,美国物理学家康普顿在研究X射线与物质散射的实验中发现的该效应。

康普顿效应是入射X光子与核外电子的非弹性碰撞。在碰撞过程中,电子接收入射光子的能量后脱离原子束缚,以与光子的初始入射方向成 θ 角的方向上射出,此电子称为反冲电子。而入射X光子发生散射,其运动方向和能量都发生变化,成为散射光子,如图3-9所示。图中 $h\nu$ 和 $h\nu'$ 分别为入射光子和散射光子的能量,θ 和 φ 分别为反冲角和散射角。

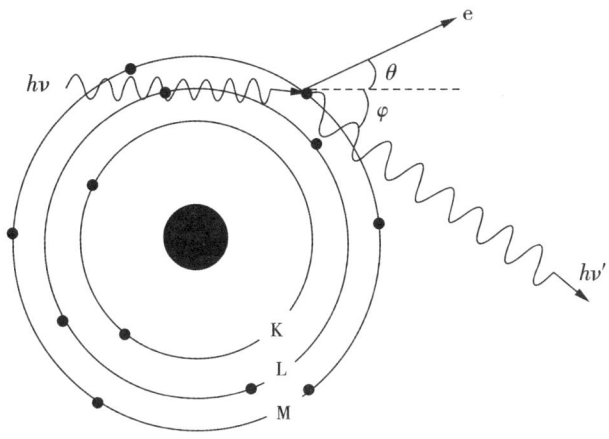

图 3-9 康普顿效应

在这里可以把康普顿散射想象为两个球的碰撞,一个比作入射光子,一个比作自由电子。"自由"是指电子的结合能相比入射光子能量非常非常小。由相对论的能量和动量守恒定律,推导出散射光子的能量 $h\nu'$ 为:

$$h\nu' = \frac{h\nu}{1 + \frac{h\nu}{m_0 c^2}(1 - \cos\varphi)} \tag{3-14}$$

反冲电子动能 E_e 为:

$$E_e = \frac{h\nu}{1 + \frac{m_0 c^2}{h\nu(1 - \cos\varphi)}} \tag{3-15}$$

式(3-14)和式(3-15)表明,散射光子的能量和反冲电子动能依赖入射光子的能量和散射角。若光子从电子边上擦过,其偏转角度很小,反冲电子获得的能量也很少,这时散射光子却保留了绝大部分能量;如果碰撞更直接些,光子的偏转角度增大,损失的能量将增多;正向碰撞时,反冲电子获得的能量最多,这时被反向折回的散射光子仍保留一部分能量。当 φ 角等于 0° 时,$\cos\varphi = 1$,反冲电子的能量等于零,散射光子的能量等于 $h\nu$。这说明在入射方向上,光子没有散射。当 φ 等于 180° 时,$\cos\varphi = -1$,散射光子的能量达到最小为:

$$(h\nu')_{min} = \frac{h\nu}{1 + \frac{2h\nu}{m_0 c^2}} \tag{3-16}$$

反冲电子的动能达到最大为:

$$E_{emax} = \frac{h\nu}{1 + \frac{m_0 c^2}{2h\nu}} \tag{3-17}$$

反冲角 θ 和散射角 φ 之间的关系为:

$$\mathrm{ctan}\theta = \left(1 + \frac{h\nu}{m_0 c^2}\right) \tan\frac{\varphi}{2} \tag{3-18}$$

由式(3-16)和式(3-17)可见,在入射 X 射线光子能量一定的情况下,散射光子和反冲电子的能量是连续的,散射光子能量随散射角增大而减少,相应地反冲电子动能将增大。也就是说,入射 X 射线光子能量一定时,散射光子能量和反冲电子的动能是此消彼长的关系。式(3-18)说明,散射光子可在 0°～180°的整个空间范围内散射,相应的反冲角 θ 由 90°变到 0°。研究表明,随入射光子能量的增大,反冲电子的角分布越向前方趋近。

2. 康普顿散射截面

入射光子与靶物质发生康普顿效应作用的概率称之为康普顿截面 σ_c。实验和理论都准确证实了康普顿截面 σ_c 受入射光子的能量影响,其关系为:

$$\sigma_c \propto \frac{1}{h\nu} \qquad (3-19)$$

式(3-13)表明当入射 X 射线光子的能量满足发生光电效应的条件下,随着入射 X 光子能量的增加,光电效应很快降低。而康普顿效应是光子和"自由"电子之间的相互作用,这意味着入射光子的能量比电子的结合能必须大很多,因此,康普顿效应发生时所需要的入射光子能量要大于光电效应发生时入射光子的能量。

康普顿效应发生的概率与原子序数 Z 无关,仅与物质的每克电子数相关。由于所有物质的每克电子数均十分接近(氢除外),故所有物质康普顿质量衰减系数几乎相同。

3. 诊断放射学中的康普顿效应

康普顿效应中产生的散射光子,是 X 射线检查中最大的散射线来源。从被照射部位和其他被照物体上产生的散射线,充满检查室整个空间,因此 X 射线工作者和防护人员需要采取相应的防护措施。另外,散射线增加了照片的灰雾,降低了影像的对比度。与光电效应相比,由于散射线携带了部分能量,使受检者吸收的剂量较低。

(三)X 射线与物质相互作用的其他过程

除了医用诊断 X 射线范围内的主要光电效应和康普顿效应外,还有电子对效应、相干散射和光核作用。

1. 电子对效应

入射 X 光子能量较高(>1.022 MeV)时,当它从原子核旁经过时,在核库仑场的作用下,入射光子转化为一个正电子和一个电子,这个过程称之为电子对效应(electric pair effect),如图 3-10 所示。电子对效应除涉及入射光子与电子对以外,必须有原子核的参与,否则不能同时满足能量守恒和动量守恒。

因原子核质量大,它能获得的能量可忽略,因此可认为 X 射线光子能量的一部分转变为正负电子的静止能量 $2m_0c^2$,另一部分作为正负电子的动能 E^+ 和 E^-

$$h\nu = E^+ + E^- + 2m_0c^2 \qquad (3-20)$$

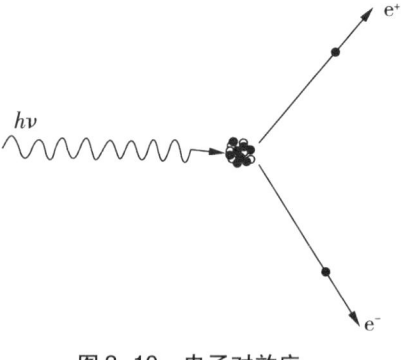

图 3-10 电子对效应

由式(3-20)知,电子对效应要求入射光子的能量必须大于$2m_0c^2=1.022$ MeV时,才能发生。对能量一定的入射X光子,电子对的动能之和$h\nu-2m_0c^2$为常数,但单个电子的动能可以在0到$(h\nu-2m_0c^2)$之间变化。根据能量守恒和动量守恒,两个光子的能量均为0.511 MeV,飞行方向正好相反。

生成的正、负电子在物质中通过电离和激发不断损失其自身的能量,最终电子成为轨道电子。正电子作为电子的反粒子,二者静止质量相等,所带电量相等,但符号相反,而且正电子极其不稳定,故正电子在停止前的一瞬间与物质中的自由电子结合,随即向相反方向射出两个能量各为0.511 MeV的光子,该作用过程称为湮灭辐射。而产生0.511 MeV的光子继续与物质原子发生光电效应和康普顿效应损失其能量。

入射光子与靶物质发生电子对效应作用的概率用电子对效应截面σ_p来表示,实验表明,原子序数和光子能量影响电子对效应截面σ_p,其关系可表示为:

当 $\qquad h\nu > 2m_0c^2$ 时 $\qquad \sigma_p \propto Zh\nu$

当 $\qquad h\nu \gg 2m_0c^2$ 时 $\qquad \sigma_p \propto Z\ln(h\nu)$ $\qquad$ (3-21)

式(3-21)表明不管入射光子大于还是远大于$2m_0c^2$,电子对效应发生的概率都随Z的增加而增加,也随入射粒子的能量的增加而增加。可见,该作用过程对高能光子和高原子序数物质来说才是重要的。对于诊断用X射线能量范围(最高为125 keV),电子对效应不可能发生。

2. 相干散射

相干散射(coherent scattering)是入射光子与束缚电子间的弹性碰撞,入射光子方向改变而能量没有改变的过程。在所有相干散射中最主要的是瑞利散射(Rayleigh Scattering)。入射光子与束缚电子碰撞时,该电子完全吸收了光子能量后,从低能级跃迁到高能级,使原子处于激发态,原子退激的过程中就辐射出一个与入射光子能量相同的散射光子,这就是瑞利散射。散射光子方向不同于入射光子,但无能量损失。在整个诊断X射线能量范围内都有相干散射发生,其发生概率不足全部相互作用的5%,对辐射屏蔽的影响不大,但在总的衰减系数计算中却要考虑相干散射的贡献。

3. 光核作用

光核作用是指光子与原子核作用而发生的核反应,这个过程中一个光子可从原子核内击出数量不等的中子、质子和γ光子,反应的产物是放射性核素。对不同物质只有当光子能量大于该物质发生核反应的阈能时,光核反应才会发生,但发生率非常低。光核反应在诊断X线能量范围内不可能发生,在医用电子加速器等高能射线的放疗中发生率也很低。

(四)各种相互作用的相对重要性

上述五种作用形式中,若考虑在20~100 keV诊断X射线的范围内,光电效应、康普顿效应是主要作用形式,相干散射发生的概率很小但不可忽略,相干散射仅在非常低的能量(小于10 keV)和高原子序数物质中需要考虑。电子对效应和光核反应可以忽略。一般来说,当单个光子与物质相互作用时,在一次相互作用中,仅有一种效应发生,但在许多次相互作用中,各种效应都可以发生。因此,如果一个入射粒子与物质的相互作用

有多种相互独立的作用方式,则相互作用总截面等于各相互作用截面之和:

$$\sigma = \sum_j \sigma_j \qquad (3-22)$$

式中,j 表示入射光子与物质的某种相互作用的截面。

在 10 keV~100 MeV 这个最常见的能量范围内,除少数例外,光电效应、康普顿效应、电子对效应是最重要的 3 种作用。考虑到影响这 3 种效应发生概率大小的因素主要是靶物质原子序数 Z 和入射光子能量 $h\nu$,比较发现,入射光子能量 h 低 Z 高时,光电效应占优势;中能时无论原子序数 Z 大小,康普顿效应占优势,高能部分中 Z 时电子对效应占优势。

五、X 射线的衰减

当 X 射线进入到靶物质中时,X 射线光子与靶物质原子发生光电效应、康普顿效应和电子对效应等相互作用,在此过程中由于光子的散射和靶物质的吸收致使入射方向上的 X 射线强度减弱。X 射线强度在物质中的衰减是 X 射线摄影、透视及 X-CT 检查的基础,同时也是屏蔽防护设计的理论根据。

研究 X 射线衰减规律,让 X 射线束入射到靶物体上,探测器与射线源之间的距离保持不变,不过此距离要保证在探测器上仅能测量到原始光子(穿过吸收体没有发生相互作用的光子),由吸收体产生的散射光子在这种安排中探测不到。为了简化问题,首先讨论单能窄束 X 射线的吸收衰减。

(一)单能窄束在物质中的衰减

窄束是指含有少量或没有散射线的射线束。研究表明,单能窄束 X 射线束水平射入到物质中,该物质单位体积的靶粒子数为 n,密度为 ρ,其入射情况如图 3-11 所示,衰减后的光子由探测器 1 接收,其强度的衰减符合指数规律。即:

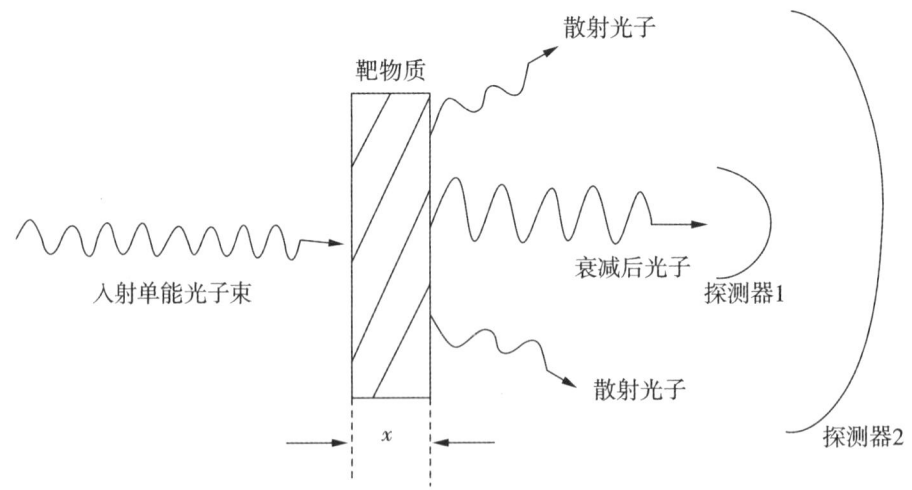

图 3-11 单能 X 射线在物质中的衰减示意

$$I = I_0 e^{-\mu x} = I_0 e^{-\sigma n x} \tag{3-23}$$

式中,I 为穿过物质层后的射线强度;I_0 为 $x=0$ 时的入射强度;x 为吸收物质层的厚度,单位为 m;μ 是比例常数,称为线性衰减系数(linear attenuation coefficient),单位为 m^{-1}。对于单能 X 射线,其强度与光子数成正比,所以,单能窄束的指数衰减规律,还可以用下式表示:

$$N = N_0 e^{-\mu x} \tag{3-24}$$

上式中,N 为透过厚度为 x 的物质层后的光子个数;N_0 为 $x=0$ 时入射的光子数。

由于 X 射线的衰减是由 X 射线与物质的相互作用造成的,那么,线性衰减系数 μ 就是入射光子在物质中穿行单位距离时,平均发生总的相互作用的概率。

由于线性衰减系数与吸收物质的密度成正比,而物质密度会随材料的物理状况变化而变化,因此线性衰减系数也将随之变化。为了避开物质密度相关因素的影响,引入质量衰减系数(mass attenuation coefficient)$\mu_m = \dfrac{\mu}{\rho}$,定义为线性衰减系数除以物质密度,SI 单位是 m$^2 \cdot$ kg^{-1},有时还用 cm$^2 \cdot$ g^{-1},两者的换算关系是 1 m$^2 \cdot$ kg^{-1} = 10 cm$^2 \cdot$ g^{-1}。质量衰减系数表示 X 射线光子与每单位质量厚度物质发生相互作用的概率。由于质量衰减系数与物质密度无关,不管物质的热力学状态如何,它的质量衰减系数都是相同的,因此在许多情况下,使用质量衰减系数比线性衰减系数方便。

质量衰减系数和靶物质截面之间的关系表示为:

$$\mu_m = \frac{\mu}{\rho} = \sigma \frac{n}{\rho} \tag{3-25}$$

上式表明,质量衰减系数是靶原子截面与单位质量物质中的靶原子数的乘积。

(二)单能宽束在物质中的衰减

宽束是含有散射线成分的 X 射线束。实际上 X 射线束大多为宽束,而真正窄束的情况极少。若把图 3-11 中的窄束改为宽束,探测器 2 能接收到在靶物质层中产生的散射光子。显然,探测到宽束强度值要高于衰减后的窄束强度值。

考虑到散射光子对强度的影响,在这里引入宽束积累因子,用以反映在考虑的那一点散射光子数对总光子数的贡献。积累因子 B 描述的是在物质中所考虑的那一点的 X 光子总计数与未发生相互作用的原 X 光子计数率之比,表示为:

$$B = \frac{N}{N_n} = \frac{N_n + N_s}{N_n} = 1 + \frac{N_s}{N_n} \tag{3-26}$$

式(3-26)中,N_n 为物质中所考虑的那一点的未发生相互作用的原 X 光子的计数;N_s 为物质中所考虑的那一点的散射光子的计数;N 为物质中所考虑的那一点的光子的总计数,$N = N_s + N_n$。显然,对宽束而言,B 总是大于 1;在理想窄束条件下,$N_s = 0$,$B = 1$。积累因子 B 与多种因素有关,如 X 射线光子的能量、吸收物质的原子序数、厚度、几何条件以及吸收物质与探测器的距离等。

宽束线的衰减规律比较复杂,可以在窄束线的衰减规律上引入积累因子 B 加以修正,即:

$$I = B I_0 e^{-\mu x} \tag{3-27}$$

式(3-27)表明积累因子是描述散射光子影响的物理量,反映出宽束和窄束衰减规律的差别。在屏蔽设计中,积累因子是一个重要的因素。若用窄束的衰减规律来处理宽束的问题,将会过高估计吸收体的衰减能力,对屏蔽是不安全的。

(三)连续X射线在物质中的衰减

一般情况下,X射线束的光子能量是连续的。当穿过厚度 x 的靶物质时,各能量成分衰减的情况并不一样,并不遵守单一的指数衰减规律。因此,连续X射线束的衰减规律比单能X射线束更为复杂。

理论上,连续窄束X射线的衰减可表示为:

$$I = I_1 + I_2 + \cdots + I_n$$
$$= I_{01} e^{-\mu_1 x} + I_{02} e^{-\mu_2 x} + \cdots + I_{0n} e^{-\mu_n x} \quad (3-28)$$

式中,$I_1, I_2, \cdots, I_n$ 表示各种能量X射线束穿过厚度 x 的靶物质时的强度;$I_{01}, I_{02}, \cdots, I_{0n}$ 表示各种能量X射线束的初始强度;$\mu_1, \mu_2, \cdots, \mu_n$ 表示各种能量X射线的线性衰减系数。

通过对X射线穿过物体时的衰减规律的研究,发现决定衰减程度的因素有4个。一是X射线本身的性质,另外三个属于吸收物质的性质,即物质的密度、原子序数和每克物质含有的电子数。一般地讲,入射光子的能量越大,X射线的穿透能力就越强;吸收物质的密度越大,原子序数越高、每克电子数越多,X射线衰减就越多。在 10~100 keV 能量范围内,X射线与物质间的作用截面随着入射光子能量的增加而减小,因此线性衰减系数随着入射光子能量的增加而减小,穿过相同的吸收体,射线束的高能成分透过率变大。

(四)X射线的滤过

在医用诊断X射线机中,X射线属于连续能谱。在连续X射线中,低能成分异常丰富。低能的X射线穿透能力特别差,通过人体时,绝大部分都被皮肤和表浅几厘米的组织吸收,而且对形成X射线影像毫无贡献,但却大大增加了被检者的皮肤照射量。为了减少无用的低能射线对人体造成的伤害,利用某些物质组成一定厚度的滤过板,预先把X射线束中的低能成分滤掉,将X射线的平均能量提高,这个过程就叫滤过。X射线的滤过分固有滤过和附加滤过两部分。总滤过则是固有过滤和附加过滤厚度的总和。

1. 固有滤过

X射线管组装体本身的滤过叫固有滤过。固有滤过一般都用铝当量表示,所谓铝当量(mmAl)是指一定厚度的铝板与其他滤过材料相比较,对X线具有相同的衰减效果,则此铝板厚度(mm)就是该滤过材料的铝当量。一般诊断X线机的固有滤过在 0.5~2.0 mmAl。

软组织摄影需要使用低滤过X射线,以防止对比度降低进而影响照片质量。低滤过常用铍($Z=4$)作为窗口,它比玻璃窗口能透过更多的低能射线。这种X射线管具有最小的固有滤过,适于软组织特别是女性乳房的X射线摄影和表层放射治疗。

2. 附加滤过

附加滤过包括用工具可拆卸的附加滤过板、可选择的附加滤过板、遮光器中反光镜和有机玻璃窗的滤过等。在临床上,附加滤过主要是指可选择的附加滤过板。

理想的滤过板应把一切无用的低能成分吸收掉,而让有用的高能成分全部透过。实际上没有这样的物质,但我们可以选择某种物质使它通过光电效应能大量地吸收低能成分,而高能成分通过时仅有极微量的康普顿散射吸收和光电效应吸收,使绝大部分高能射线通过。在 X 射线诊断中通常都用铝和铜作滤过板。一般诊断用单独铝作滤过板,滤掉低能成分。铜不能单独作滤过板,它经常和铝结合为复合滤过板,滤过高能射线。随着滤过板厚度的增加,低能射线迅速衰减,但高能射线衰减缓慢。在实际工作中采用多厚的滤过板合适,应根据具体检查类型考虑管电压和滤过板厚度的适当组合。当照部位的厚度相差太多影响诊断时,可使用楔形或梯形滤过板来补偿这种差别。

六、X 射线在人体内的衰减

X 射线射入人体后,一部分被吸收散射,另一部分通过人体沿原方向传播。透过人体的 X 射线光子按特定形式分布,便形成了 X 射线影像。人体组织是由不同元素所组成,不同的组织单位体积内元素总和的不同就会有不同的密度。X 射线穿透人体组织时,由于其衰减程度不同,在 X 射线影像上显出黑白、层次差异的图像。所以研究 X 射线在人体中的衰减规律,应首先了解人体各组织器官的成分及衰减系数等基本情况。

(一)人体的构成

从物质的构成上看,人体由骨骼、软组织、肺和消化道以及腔体内的气体组成。人体骨骼由钙和胶体蛋白组成,骨骼中钙占 50% ~ 60%,其中 $Ca_3(PO_4)_2$ 占 85%、$CaCO_3$ 占 10%、$Mg_3(PO_4)_2$ 占 5%。软组织占人体组织的大部分,包括肌肉、脂肪和碳水化合物等。软组织内的水占 75%,蛋白质、脂肪和碳水化合物占 23%,剩余的是钾、磷、镁、钠等。

组成人体的元素有 60 多种,混合物和化合物都是由多种元素组成的。单一元素有其自己的质量衰减系数。如果物质是混合物或化合物,其密度为 ρ,所含各元素的质量衰减系数分别为 $\left(\dfrac{\mu}{\rho}\right)_1, \left(\dfrac{\mu}{\rho}\right)_2, \cdots, \left(\dfrac{\mu}{\rho}\right)_n$,则混合物或化合物的质量衰减系数为

$$\frac{\mu}{\rho} = \sum_i \left(\frac{\mu}{\rho}\right)_i P_i \tag{3-29}$$

式中,P_i 表示第 i 种元素在混合物或化合物中其质量占总质量的百分数。

在 X 射线与靶物质相互作用的几种效应中都有这样的结论:靶物质原子序数与效应截面是正比的关系,因此 X 射线束的衰减系数也随原子序数的增加而显著增大,所以高原子序数的物质对 X 射线有较强衰减。对于混合物或化合物采用有效原子序数来描述其对 X 射线的衰减性质。

有效原子序数是指在相同的照射下,1 kg 混合物或化合物与 1 kg 单元素物质所吸收的辐射相同时,则此单元素的原子序数就称为混合物或化合物的有效原子序数($\overline{Z}$)。在医用诊断 X 射线能量范围内,有效原子序数的计算公式为:

$$\overline{Z} = \left(\sum_i a_i Z_i^{2.94}\right)^{\frac{1}{2.94}} \tag{3-30}$$

其中,Z_i 是第 i 种元素的原子序数,a_i 是第 i 种元素的电子百分比,它计算公式为:

$$a_i = \frac{N_{gi}}{\sum_j N_{gj}} \tag{3-31}$$

式中，$N_{gi} = N_A w_i \left(\dfrac{Z_i}{A_i}\right)$，其中，$w_i$ 是第 i 种元素的重量百分比，A_i 是第 i 种元素的原子量，N_A 是阿伏伽德罗常数。

式(3-30)近似公式表示为：

$$\overline{Z} = \left[\dfrac{\sum a_i Z_i^4}{\sum a_i Z_i}\right]^{\frac{1}{3}} \tag{3-32}$$

其中，a_i 为第 i 种元素原子在分子中的原子个数，Z_i 是第 i 种元素的原子序数。根据式(3-32)，可计算出有效原子序数，空气是7.6，水和肌肉是7.4，脂肪在5.9~6.3，骨在11.6~13.8。骨骼主要由磷酸钙构成，因此 X 射线在其中衰减相对较高。

（二）X 射线在人体内的衰减

X 射线在人体中的衰减规律一般用单能窄束 X 射线的衰减公式表示为：

$$I = B I_0 \, e^{-\mu' d} \tag{3-33}$$

其中，B 为积累因子，μ' 为被检体在有效能量、有效原子序数下的线性衰减系数，d 为被检体的厚度。

人体各种组织器官的密度、有效原子序数、厚度不同，对 X 射线的衰减程度各不一样。当 X 射线穿过人体组织，由于人体对 X 射线的吸收不同，透射出的 X 射线携带了人体的内部信息形成了影像。观察分析这种深浅不同的影像，就能帮助判断人体各部分组织器官的正常或病理的形态，这就是 X 射线诊断的物理基础。

第二节　X 射线摄影

从1895年物理学家伦琴发现 X 射线以来，X 射线在医学领域的应用已有一百多年的历史。X 射线在医学领域首先应用于拍摄、透视骨像，然后逐步扩展到那些自然对比度较差的组织、器官（胃、肠道、支气管、血管以及脑室等）。医用 X 射线仍然是目前医学临床诊断疾病的主要成像方式之一。

X 射线摄影指的是利用 X 射线穿透人体时，X 射线与人体的相互作用，把人体内部器官的结构、密度、组织成分等信息以影像方式呈现出来，将人体三维的解剖结构投影为二维平面影像的一种成像技术。20世纪50年代以前，X 射线摄影主要利用荧光屏和 X 射线胶片进行动态图像观察、静态图像采集，成像效率较低；20世纪50年代初，影像增强器的出现，使诊断 X 射线机的性能和应用范围取得了新的发展，尤其是 X 射线电视、录像和间接动态摄影技术的出现，在一定程度上解决了动态检查、影像再现等问题，将 X 射线摄影带入了电子化影像时代，成像效率显著提升；近几十年来，随着计算机与电子技术的快速发展，数字化 X 射线摄影技术使 X 射线成像质量获得了显著提升，同时被检者的辐射剂量却相应地降低。随着时代的进步与科技的发展，尤其是计算机的使用，模拟 X 射线影像逐步被数字 X 射线影像所取代。

一、模拟X射线摄影

模拟X射线摄影属于传统X射线成像,是区别于数字化X射线摄影的一种成像方式,即采用传统X射线摄影、X射线造影、X射线透视、X射线电视等成像技术,将人体的形态学(人体组织器官形态、解剖结构特征等)和功能学(自主、不自主运动状态,生理功能等)等信息采集下来,经过模拟方式的X射线能量传递、能量转换、影像信息保存等技术,最终以光学影像的形式将X射线影像显示在照片或荧光屏上。X射线从能量转换到影像显示的全过程,始终是采用连续信号转换的方法,将不可见的X射线强度分布变换成可见的光强度分布,采用上述成像方式形成的一幅或多幅影像,称为模拟X射线影像。

(一)普通X射线摄影

1. X射线影像的形成

X射线具有很强的穿透能力,当一束大致均匀的X射线照射到人体表面时,由于组成人体的各种组织器官在原子序数、密度和厚度等方面的差异,穿透人体的X射线的衰减(主要为吸收衰减)各不相同,使透射X射线的强度分布不再均匀,而是随人体内部结构发生变化,形成携带人体内部信息的X射线影像,如图3-12所示。

这种投影X射线影像信息不能被人眼直接识别,必须通过一定的采集、转换、显示系统将X射线的强度分布转换成可见光的强度分布,使之成为人眼可见的X射线影像,在X射线胶片(或荧屏)上显出具有黑白(或明暗)对比、层次差异的X射线图像,即为X射线摄影。模拟X射线影像的发展历史上,长期以来采用两种成像模式,即X射线透视和X射线摄影,传统X射线成像系统主要是指模拟X射线影像的透视系统和摄影系统。

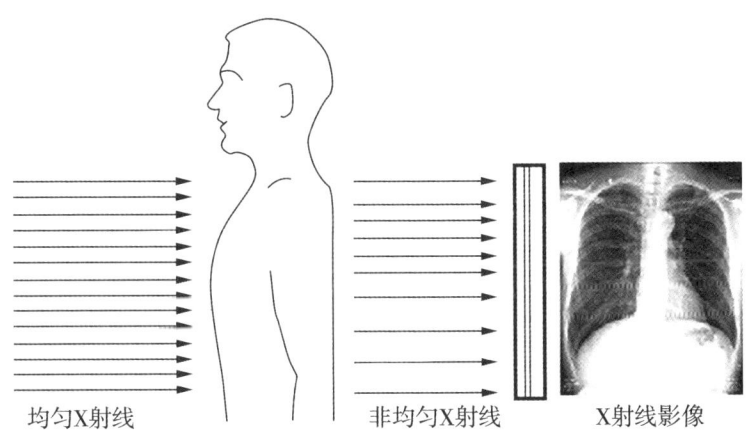

图3-12 投影X射线影像的形成

2. X射线影像采集、转换和显示系统

(1)X射线透视系统　X射线具有穿透作用和荧光效应,穿过人体的X射线照射到荧光屏上可产生人眼可见的光学影像,这种在荧光屏上形成人体组织结构影像的检查方法,称为X射线透视。透视可以对器官形态进行快速成像,其中最常见的是胸透,肺部由于空气含量高,透射的 X 射线较多,而肋骨对 X 射线的衰减强,透过的 X 射线相对较少,在荧光屏上会形成清晰的肺部影像。

透视可分为荧光屏透视和影像增强透视。荧光屏透视虽然方便、简单、费用低廉,但这是一种老式胸透技术,成像的空间分辨率较差,图像不清晰,无法观察厚度或密度较大的组织,这种早期荧光透视已退出临床应用,被影像增强透视所取代。

影像增强透视系统需要与电视系统结合产生电子透视影像,故又称为影像增强电视系统,也称为 X 射线电视系统。主要包括 X 射线影像增强器、光学图像分配系统、含有摄像机与监视器的闭路视频系统及辅助电子设备,如图 3-13 所示。X 射线影像增强器中的影像增强管是整个透视系统的核心部件,它将携带人体信息的 X 射线经过一系列的转换最终实现输出屏可见光亮度增强。

携带人体信息的 X 射线与影像增强管的输入荧光屏作用,将 X 射线强度分布的信息影像转变为可见的荧光影像,经影像增强器处理后在输出屏上显示可见光影像,可见光亮度比输入屏增加几千倍。然后,输出屏上的影像经光学系统投射进摄像头,再把光信号变成电视信号,在电视控制器的作用下传送到监视器,从而产生透视图像。医生可以在正常光线下多角度、实时动态观察组织器官的形态和功能,这就是 X 射线透视。

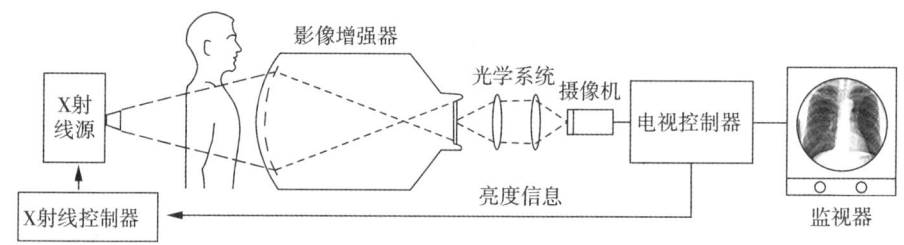

图 3-13　X 射线电视系统

(2) X 射线照片系统　用胶片采集、转换和输出 X 射线影像信息,使之成为人眼可见的影像,即为 X 射线摄影。X 射线摄影是一种常用的检查方法,摄影时将被检体置于 X 射线管和胶片暗盒之间,尽量贴近暗盒,固定不动,摄影曝光后将留有 X 射线潜影的胶片通过洗片机洗片产生可见光影像。

1) 医用 X 射线胶片　医用 X 射线胶片可以用于影像信息的记录、显示和保存。胶片种类很多,一般摄影用的有 X 射线胶片、多幅相机胶片、激光相机胶片、影像增强器胶片和特种胶片等。X 射线照片系统主要包括医用胶片(或胶片-增感屏系统)和胶片处理系统。X 射线照片系统与 X 射线电视系统结合使用,当在监视器中观察到有诊断价值或需要记录的病灶时,可以及时、迅速地拍摄,称为 X 射线点片摄影。

X 射线胶片的主要特性是感光,即在 X 射线照射下产生化学反应,形成潜影,再对带有潜影的胶片做显影、定影处理,胶片上的潜影就可以转变为人眼可见的不同灰度的黑白图像。所谓灰度指的是图像的明暗或黑白的程度,它主要由曝光量决定。由于 X 射线光子的能量比普通光源光子能量大,对胶片的穿透能力更强,所以胶片对 X 射线的感光效果要差些。为了提高感光效率,X 射线胶片的感光剂涂层要涂厚些,甚至在胶片的基底两边做两个感光剂涂层,X射线摄影的曝光量也要比普通光摄影曝光量大。

医用X射线胶片是一种特殊的感光胶片,其构造与普通照相机胶卷不完全相同,它由片基、感光乳剂层、保护膜等几部分组成。医用X射线胶片结构如图3-14所示,胶片中间是无色或淡蓝色透明的片基,多用醋酸纤维或聚酯材料压制而成,片基起支撑作用,片基两边是感光层,感光主体卤化银微细颗粒均匀地分散其中。片基与感光层之间涂有黏结剂,两者紧密结合在一起。感光层外面是保护膜,其主要作用是保护感光层,同时还有防止静电、防止粘连等作用。常规医用X射线胶片是双面感光乳剂层结构,CT胶片及激光胶片是单面乳剂层单面防光晕层结构。

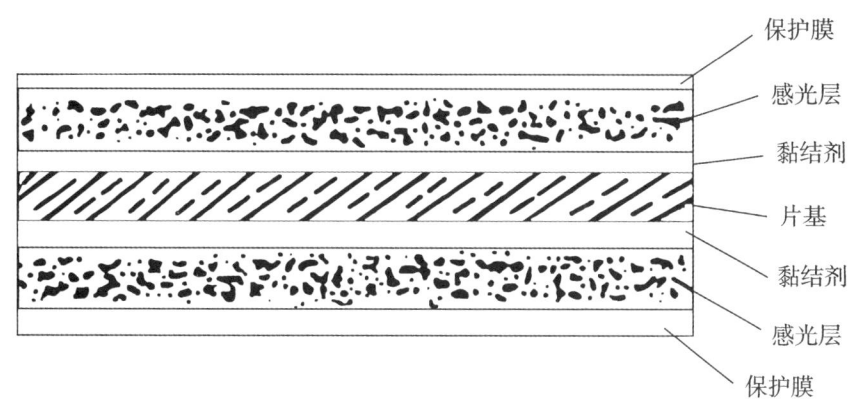

图3-14 医用X射线胶片结构示意

感光层是感光灵敏的乳胶体薄层,在乳胶体中均匀地分布着卤化银微颗粒。卤化银晶体的形状、大小、多少及涂层厚度决定了胶片性能的好坏。X射线照射后的胶片,经过显影、定影后,胶片感光层中的卤化银被还原为黑色的金属银残留在胶片上,形成由金属银颗粒组成的黑色影像。胶片变黑的程度称为胶片的光密度(D),即:

$$D = \lg \frac{I_0}{I} \tag{3-34}$$

式(3-34)中,I_0是投照在胶片上曝光点的光强,I是曝光点的透射光强,$\frac{I_0}{I}$的值越大,表示该曝光点吸收X射线的能力越强,经冲洗还原出来的银颗粒沉积就越多,照片就越黑,光密度越大,反之光密度则越小。影像密度在临床上指的是X射线图像上所示影像的黑白,即在胶片上白色部分为高密度,黑色部分为低密度,灰色部分为中等密度,并把它与物质密度的高低相对应。组织的物质密度高,吸收X射线多,透射的X射线强度较低,胶片相应的位置曝光量小,被还原的银颗粒少,光密度小,在X射线胶片上呈现白色影像,对应的照片影像密度高;反之则对应的光密度大,X射线胶片呈现黑色影像,对应的照片影像密度低。此外,需要注意的是,荧光屏上图像的亮暗变化与X射线胶片上图像的黑白变化正好相反。

胶片宽容度是X射线胶片的性能指标之一,即感光材料(胶片)按线性关系正确记录被检体反差的范围,又称曝光宽容度。宽容度大的胶片可记录下反差较大的组织器官,宽容度小的胶片成像时,中间层次通常会缺失较多。

2) 医用 X 射线增感屏　在实际 X 射线摄影中,由于 X 射线光子能量高、穿透性强,大约只有不到 10% 的光子能被胶片吸收形成潜影,绝大部分 X 射线光子穿透胶片,得不到有效利用。如果想要得到高质量的成像照片,就需要延长 X 射线的照射时间或增大 X 射线剂量,由于 X 射线是电离辐射,这两种方式都会增大人体的辐射剂量,这恰恰又是我们不希望得到的结果。因此,在临床 X 射线摄影时,通常采用增感屏来提高 X 射线的有效利用率,增加 X 射线对胶片的曝光,缩短摄影时间,降低 X 射线的辐射剂量。即将胶片夹在两片增感屏之间置于暗盒中,然后进行曝光。

医用 X 射线增感屏是一种涂有荧光材料的薄层,当荧光物质受到 X 射线照射激发后,能够将 X 射线能量的一部分(5%~20%)转变为容易被胶片所吸收的荧光,从而增强胶片的 X 射线感光作用。X 射线胶片对荧光的敏感性比 X 射线要强得多,由于增感屏提高了胶片对 X 射线的感光效率,提高成像质量的同时,胶片曝光所需的实际 X 射线辐射剂量却有了大幅度降低。增感屏、胶片组合系统在应用时,胶片的光密度直接取自 X 射线的能量不足 10%,其余的光密度都是靠增感屏受激后发出的可见光形成的,X 射线胶片所接受的曝光绝大部分来自增感屏的荧光。增感屏技术的不断进步,对降低被检者 X 射线的辐射起了积极作用。

如图 3-15 所示,医用 X 射线增感屏主体结构由基层、反射层(或吸收层)、荧光体层、保护层 4 个部分构成,一般固定在暗盒内使用,对双面胶片采用前、后两张增感屏,对单层胶片使用单面增感屏。

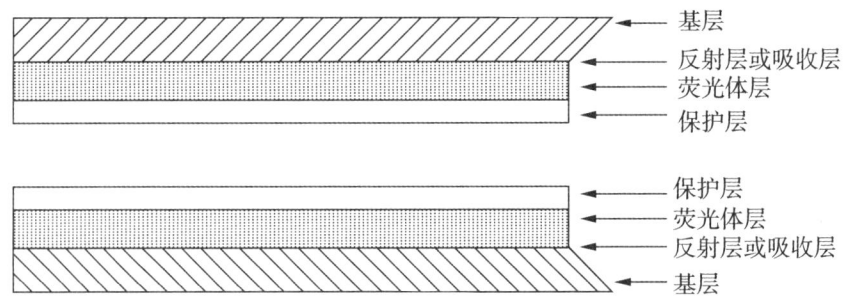

图 3-15　医用 X 射线增感屏结构示意

基层在增感屏中起支持作用,相当于胶片的片基,由白色、牢固的硬卡纸或塑料制成,材质大多选用聚酯、聚苯乙烯等材料,以提高制屏效率,改进增感屏的防潮性能。荧光层由荧光物质晶体、胶黏剂与有机溶剂等构成,是增感屏的核心部位,决定着增感屏的性能。保护层是由一层很薄、表面光滑、耐磨、防水的能透射荧光与 X 射线的塑料或醋酸酯等坚固物质组成的,涂在荧光层上,防止荧光物质受到污染及机械损伤,透光度高,防尘,防静电,强度大,对增感屏起保护作用。

荧光层的荧光物质受 X 射线激发所产生的荧光是向各个方向发射的,为了提高增感效率,某些高增感率增感屏的基层上涂有一层光泽明亮的高反射系数物质,将背向胶片的荧光反射回胶片,这层物质构成了反射层与吸收层。某些高清晰型增感屏采用的方法是在基层上涂一层吸收物质,防止荧光反射回胶片,从而提高影像的清晰度。

根据荧光物质的不同分类,目前医用 X 射线增感屏有钨酸钙增感屏和稀土类增感屏两大类。钨酸钙增感屏是最早投入临床应用的一种增感屏,其荧光体受 X 射线照射后发出蓝紫光,与医用感蓝 X 射线胶片配合使用。钨酸钙增感屏的主要缺点是它的 X 射线光子的吸收效率和荧光转换效率较低。稀土类增感屏的荧光体受 X 射线照射后发出绿光、蓝光或蓝绿光,与医用感绿 X 射线胶片或感蓝 X 射线胶片配合使用。稀土类增感屏最大的特点是在 X 射线激发下的发光效率高于钨酸钙增感屏。

3) X 射线胶片处理系统　早期 X 射线胶片的显影加工处理流程一般为显影、漂洗、定影、水洗和干燥,这种手工操作流程费时费力且效率低下。1948 年第一台吊挂式洗片机问世以来,胶片加工处理流程逐步走向了标准化和自动化,使影像从业人员摆脱了传统繁重的手工操作,极大地提高了照片冲洗效率和影像质量的稳定性。X 射线胶片冲洗技术的不断进步,推动了 X 射线影像技术在临床实践中的广泛应用。

(二) 特殊 X 射线摄影

在普通 X 射线摄影的基础上,利用 X 射线的某种特殊装置和方法,使人体的某一器官或组织显示出一般 X 射线摄影所不能显示的影像,即为特殊 X 射线摄影。

1. 软 X 射线摄影

人体各种组织、器官对投照在其上 X 射线的吸收衰减不同是形成 X 射线影像的基础,普通 X 射线对密度相差不大的物质成像效果不佳。采用 20~40 kV 的峰值管电压产生的低能 X 射线(即软 X 射线)进行摄影,称为软 X 射线摄影。软 X 射线与物质相互作用时,以光电效应为主。光电效应发生概率与吸收物质有效原子序数的 4 次方成正比,因此对于密度相差不大但有效原子序数存在微小差别的物质,光电效应发生概率就会被显著放大,X 射线的吸收衰减便产生明显差别,于是在感光胶片上形成了对比良好的 X 射线影像。例如,肌肉和脂肪的密度与有效原子序数都相差不多,但由于光电效应的发生概率与吸收物质的有效原子序数的 4 次方成正比,肌肉吸收的软 X 射线几乎是脂肪的 2.5 倍。由于软 X 射线被物质吸收具有这种几何级数的变化关系,使密度相差无几的肌肉、脂肪和腺体等软组织的对比度大大提高,从而使各组织的影像产生明显的区别,这就是软 X 射线摄影的基本原理。软 X 射线摄影多用于乳腺的疾病检查,对乳房的腺体组织、结缔组织、脂肪、血管等细微组织结构,以及乳腺的其他疾病甚至肿瘤的边缘,都能产生较清晰的显示效果。

2. 高千伏 X 射线摄影

使用高于 120 kV 管电压的 X 射线进行摄影时,组织吸收衰减以康普顿散射效应为主,称为高千伏 X 射线摄影。各部分结构影像密度的高低受其组织原子序数和厚度的影响减少。高千伏 X 射线摄影对于密度差别较大的组织,其影像对比度突出,层次丰富,还可以改善因肢体厚薄及组织不同导致的影像密度差别过大的缺点。由于康普顿效应发生的概率与有效原子序数无关,骨骼的影像密度与软组织及气体的影像密度相差不大,即使相互重叠也不致为骨影所遮盖,因此,与骨骼相重叠的一些软组织或骨骼自身的微小结构及气体管腔等易于显示和观察。此外,由于 X 射线的硬度提高,而组织吸收的 X 射线量却大为减少,减低了被检者所受的辐射量。缺点是由于 X 射线能量较大,各组织对 X 射线的吸收差异减小、散射线增多,不但降低了影像的反差,而且增加了照片的灰雾。

3. X 射线造影与造影剂

(1) X 射线造影　一般的 X 射线检查方法(平片检查)原理是利用人体中那些天然的物质密度不同,而对 X 射线具有吸收差别的结构显现出光密度不同的影像,如含气体的肺、体内的脂肪组织、各种软组织以及含钙盐的骨骼。气体的密度最低,吸收 X 射线最少,光密度也最低;钙盐密度大,吸收 X 射线最多,光密度也最高,所以肺和骨骼与其他结构都具有明显的光密度差别而能清楚地显影。脂肪与软组织之间的物质密度差别不大,只有使用软 X 射线才能使它们显出光密度稍有不同的影像,但软 X 射线对人体的辐射伤害较大。人体中有许多重要结构和器官是由软组织所组成的,周围也为软组织结构所环绕,它们之间的物质密度大致相同,或仅有细微的差别,因此普通 X 射线不能使其显影(物质密度差别小导致影像密度差别小);另有一些软组织器官如心脏、血管、脑、肾和胆囊等,中间含有腔道,充满体液,后者的密度与软组织相同,即使能显出其外形也不能显示出内腔。胃肠道内虽含有气体、液体等,但在平片上也不能获得满意的影像,这些情况都使 X 射线诊断受到限制。为了提高 X 射线诊断效果,扩大 X 射线的诊断范围,常常借助于人工造影,形成人工对比度,即将某种造影剂引入待检查的器官内或其周围,使该器官与周围组织的 X 射线影像密度差距增大,从而更好地区分该器官的形态和功能,这种方法称为 X 射线造影。

(2) 造影剂　造影剂也称为对比剂,一般分为阳性造影剂和阴性造影剂两大类。阳性造影剂是指造影剂的有效原子序数大,物质密度高,对 X 射线吸收强,在透视荧光屏上显示浓黑的造影剂影像,在胶片上则是淡白的造影剂影像,如各种钡剂和碘剂等。阴性造影剂是指造影剂的有效原子序数低,物质密度小,对 X 射线吸收差,在透视荧光屏上显示淡白的造影剂影像,胶片上则是浓黑的造影剂影像,如空气、氧气、二氧化碳及氧化亚氮(N_2O)等。

造影剂的选择必须具备以下条件:良好的显影效果;无毒性、无刺激性、副作用小;容易吸收和排泄,不久存于体内;理化性能稳定,便于储存;有效原子序数高(或低)、密度大(或小),用于有效原子序数低(或高)、密度小(或大)的组织器官中,能形成较高的影像密度差别。

X 射线造影检查的应用,扩大了 X 射线检查的范围和价值。但是 X 射线造影检查程序比较复杂,耗费的时间较长,需要专门的造影剂与设备,对被检者有一定的痛苦和危险,例如造影剂会引起患者的反应,对脑及神经组织有一些致毒作用。因此参加 X 射线造影检查的医护人员,应有高度的责任感,细心操作、密切配合,做好术前准备及紧急处理措施,以避免意外事故发生。

二、数字 X 射线摄影

数字 X 射线摄影是指 X 射线透过被照体以后,形成的 X 射线信息影像以数字图像的形式处理、显示和存储的成像方式。与模拟射线比较,数字图像具有很多优势,例如数字图像密度分辨率高,屏-片组合系统的密度分辨率只能达到 26 级灰阶,而数字图像的密

度可以达到 2^{12} 灰阶。数字图像有多种后处理技术,例如窗口技术、参数测量、特征提取、图像识别、二维或三维重建、灰度变换、数据压缩等,数字图像还具有存储、传输方面的独特优势,方便接入 PACS(picture archiving and communications system),图像存储与传输系统,实现资源共享、远程会诊以及各种图像再处理,所以得到了广泛的应用。数字 X 射线摄影包括数字减影血管造影(digital subtraction angiography,DSA)、计算机 X 射线摄影(computed radiography,CR)、直接数字化 X 射线摄影(direct digitized radiography,DDR)等。

(一)数字图像基础

1. 数字图像的基本概念

图像是各类观测系统以不同的形式和手段获取客观世界物体信息的手段。客观世界是三维的,而图像一般是二维的,一幅二维图像可以用一个二维数组 $f(x,y)$ 来表示,x,y 表示三维空间坐标点位置,f 代表图像在 (x,y) 处某种性质 F 的数值,例如对于灰度图,f 表示灰度值。一张普通 X 射线黑白照片上的灰度值是空间位置的连续函数,图像内的空间位置也是可以连续变化的,即 f,x,y 可以是任意数值,这种图像被称之为模拟图像。如果将一幅模拟图像在坐标空间和性质空间都离散化,即将图像分解成有限个被称为像素的小区域,每个像素中的灰度平均值取整数,也就是 f,x,y 的值都是整数,这种图像就称为数字图像。

(1)图像矩阵与空间分辨力　数字图像 $f(x,y)$ 所有像素的阵列称为图像矩阵,图像矩阵是一个二维数组,有 m 行 n 列。矩阵的大小一般根据临床应用需求和成像系统的容量决定,其中正方形矩阵是最常用的形式。图像矩阵中行与列的数目一般都是 2^N 个,这是数字系统的二进制特性所决定的。一幅图像中包含的像素数目等于图像矩阵行与列数目的乘积,数字图像是像素的集合,相邻像素点所对应的实际距离称为图像的空间分辨力。当图像视野确定后,空间分辨力由图像的行列像素数决定。

如果构成图像的像素数量少,像素的尺寸大,可观察到的原始图像细节较少,图像的空间分辨力低;如果像素数量多,像素尺寸小,可观察到的图像细节就比较多,图像的细节可见度高。描述一幅图像需要的像素数量是由每个像素的大小和整个图像的尺寸决定的。在细节可见度一定的条件下,大图像比小图像需要的像素数量多,每个单独像素的大小决定图像的细节可见度。像素数量与像素大小的乘积决定视野,若图像矩阵大小固定,视野增加时,图像细节可见度降低。当图像视野一定时,像素数目与数字图像质量之间的关系见图 3-16。

(2)灰度级数与灰度分辨率　计算机处理和存储数字图像都采用二进制数,模/数(A/D)转换器将连续变化的灰度值转化为一系列离散的整数灰度值,这个过程叫作图像的量化或离散化。量化后的整数灰度值即为灰度级数,又称为灰阶。灰度级之间的最小变化称为灰度分辨率。

量化后灰度级的数量由 2^N 决定,N 是二进制的位数,常称为位(bit)。目前常用的灰度级数有 8 位 256 个灰度级,表示图像灰度有 256 个等级;10 位 1 024 个灰度级,表示图像灰度有 1 024 个等级。如图 3-17 所示,位数越大,图像灰度级越大,灰度分辨率越高,图像越清晰、层次感越强。位数越小,图像灰度级越小,灰度分辨率越低,图像的层次感越差。

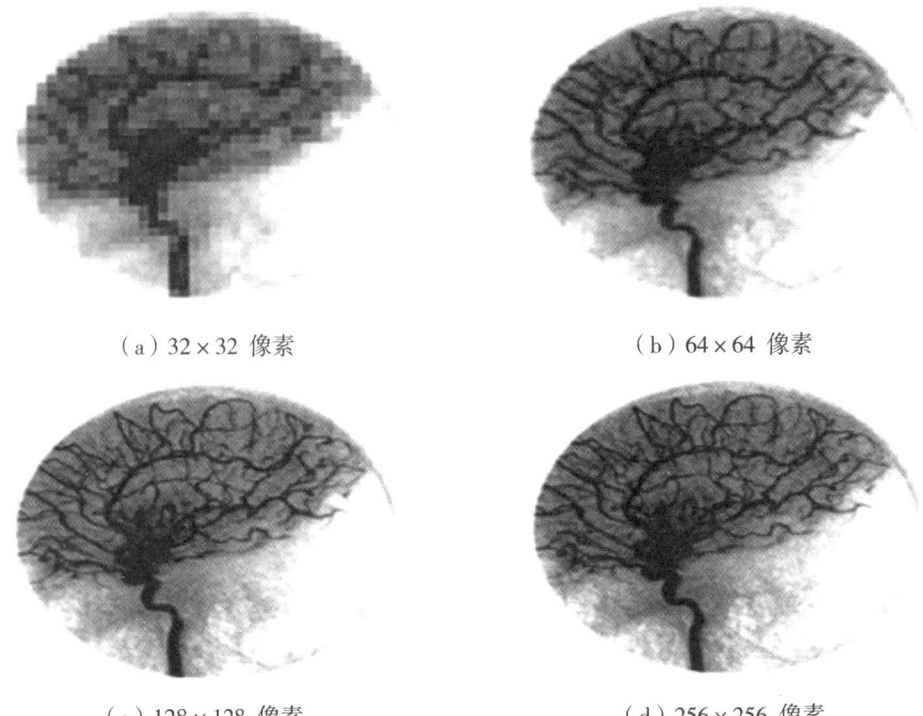

(a) 32×32 像素　　(b) 64×64 像素

(c) 128×128 像素　　(d) 256×256 像素

图 3-16　像素数与数字图像质量之间的关系

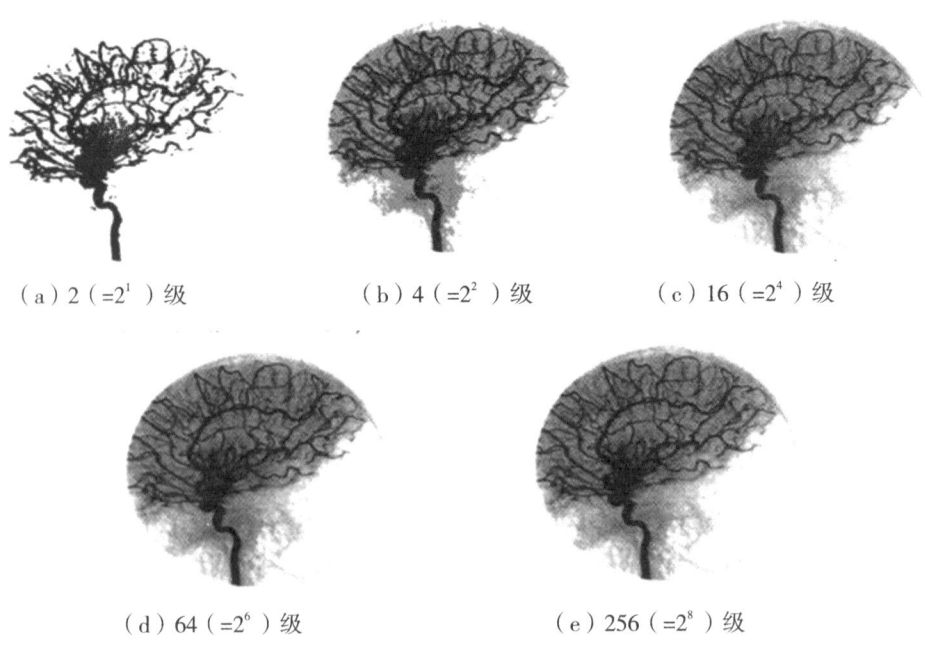

(a) 2 (=2^1) 级　　(b) 4 (=2^2) 级　　(c) 16 (=2^4) 级

(d) 64 (=2^6) 级　　(e) 256 (=2^8) 级

图 3-17　灰度级数与数字图像质量的关系

通常把图像矩阵为 $M×N$、灰度等级为 L 的数字图像称为空间分辨力为 $M×N$ 像素、灰度分辨率为 L 级的数字图像。

2. 数字图像的形成

(1) 模数(A/D)转换生成数字图像　一幅模拟图像可以经过一个模数(A/D)转换器将图像转换为数字图像。转换器把图像的每条线都分成一行像素,这一过程称为图像的抽样或采样。抽样后,图像被分解成在时间和空间上离散的像素,但像素的灰度值仍是连续的,还需要把连续变化的灰度值变成离散值,即图像灰度的量化。然后将形成的数字图像存在存储器里。

应当注意的是,图像抽样的空间像素矩阵的大小不是随意确定的。它必须保证抽样后的数字图像能不失真地反映原始图像信息,这是确定数字图像空间像素矩阵大小的依据。另外,为了获得更高的图像细节可见度,人们希望使用更密集的空间像素矩阵,但是每提高一步都将受到数据量成倍增加以及数字图像系统成本大幅增高的限制。因图像矩阵常为正方形,像素宽度每减少一半,像素总数便会增大到原来的四倍。像素多,则占据计算机内存空间大,传输、处理一幅图像花费时间较长。同时,这种图像矩阵的增大还受到图像数字化前模拟图像视频制式的限制。目前常见的数字图像矩阵为 $512×512$、$1024×1024$、$2048×2048$。

图像灰度的量化是把原来连续变化的灰度值变成量值上离散的有限个等级的数字量。量化的级数越多,数字化过程带来的误差就越小。因此,人们在进行 A/D 转换时希望用尽可能多的量化级别来精确表示原来的灰度,以保持图像不失真。但是,无限量地增加灰度级数显然是一种不切合实际的要求。这是因为模拟信号电路中存在电子电路噪声,X 射线影像中存在着 X 射线光子的量子噪声,两者加在一起,使模拟视频信号本身包含了一定的随机误差,只有用适当的、有限的灰度级数去量化模拟信号才不会明显增加附加的误差,因此片面地追求过高的灰度级数是一种浪费。

(2) 计算机生成数字图像　可以通过一些绘图软件、图像处理软件直接生成数字图像。

(3) 数字化影像设备直接获得数字图像　如用数码相机拍摄的图像、数字减影血管造影图像、X 射线计算机断层图像、磁共振图像、发射型计算机断层图像等。

3. 数字图像的处理

数字图像的处理是指将图像信号转换成数字信号并利用计算机对其进行处理的过程。数字图像区别于模拟图像的一个最大特点就是后期可操作空间非常大。一幅数字图像实际上就是一个数字矩阵,所以可以对整个矩阵或者矩阵的一部分或者某个数据进行各种各样的数学处理,从而实现对数字图像的处理。

图像处理最早出现于 20 世纪 50 年代,早期的图像处理的目的是改善图像的质量,以提升图像的视觉效果。图像处理中,输入的是质量低的图像,输出的是改善质量后的图像。数字图像处理主要包括图像增强(选择性地加强图像中某些有用信息,削弱或去除无用信息)、图像恢复(力求恢复图像的原来面貌)、图像兴趣区的定量估值与三维图像重建等。X 射线影像处理主要应用的是增强技术与兴趣区的定量估值。

增强技术根据处理原理不同,可分为空域法和频域法两大类。图像空间域一般指的是由像素组成的空间,自变量为 x 与 y,对应空间坐标。空域法是在图像空间针对图像平面本身,直接处理图像中的像素。为了有效、快速地对图像进行处理分析,将原定义在图像空间域的图像以某种形式转换到其他空间域,利用这些空间域的特性可方便地进行某些图像处理,然后再转换回原来的空间域得到所需结果,这些被利用其特性进行图像处理的空间域称为变换域(也称为变换空间)。频率域是常用的变换域,也称为频率空间或空间频率域。频域法处理建立在修改图像傅里叶变换基础上,不直接处理像素。

(1)对比度增强　对比度增强是图像增强技术中比较简单但又十分重要的一种方法。它只是逐点修改输入图像中每个像素的灰度,图像中各像素的位置不变,是输入与输出图像像素间一对一的运算。对比度增强主要用来改变图像的灰度范围,例如直方图修正法处理图像,灰度级直方图是一种函数,它表示数字图像中每一灰度级与该灰度级出现的概率密度(具有这一灰度级的像素数与图像总像素数之比)之间的对应关系。灰度级直方图提供了原始图像的灰度值分布情况,也可以说给出了图像所有灰度值的整体描述。如果原始图像的灰度级直方图在低值灰度区分布概率较大,意味着大部分像素的灰度级低于平均灰度级,这样隐含在暗部的细节往往看不清楚,整体偏黑偏暗,如图 3-18(a)所示。为使较暗区域的结构显示清楚,可把灰度级的分布区域拉得大一点,这相当于增加了图像的对比度,如图 3-18(b)所示。这种通过修改直方图达到增强图像的方法,称为直方图修正。直方图修正可以把比较集中的某个灰度区间变成在全部灰度范围内的均匀分布,增加图像的灰度动态范围,增加图像整体的对比度效果。还可以有选择地对某灰度范围进行局部的对比度增强,突出感兴趣的灰度范围,使图像的显示效果得到提升。

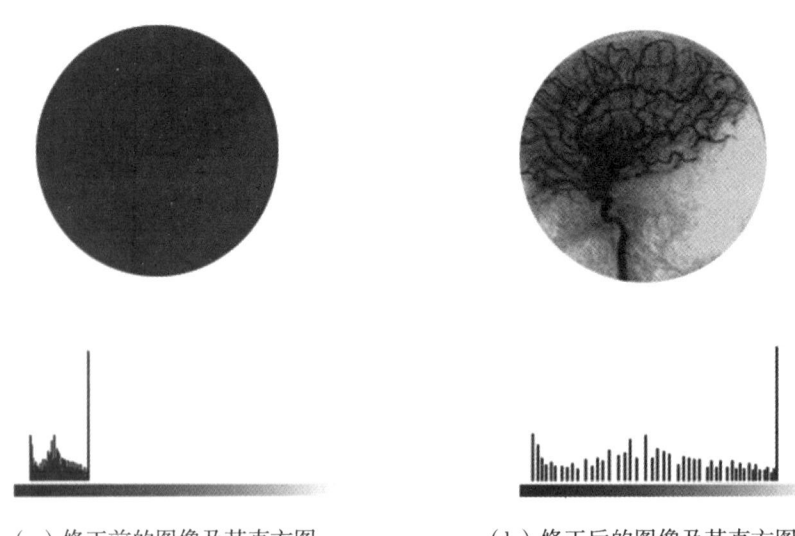

(a)修正前的图像及其直方图　　　　(b)修正后的图像及其直方图

图 3-18　直方图修正图像处理

(2)图像平滑　图像在摄取、转换、传输时所受到的随机干扰信号表现为图像噪声。噪声会造成图像毛糙、特征淹没、质量下降等情况,这对图像分析不利,需对图像进行平滑处理。平滑的目的在于减弱图像中的噪声。平滑抑制了噪声等高频成分,同时也会使图像变得模糊。平滑增强可以在空间域中进行,也可以在频域中进行。空间域平滑的基本方法是求像素灰度均值或中值,频域平滑主要是低通滤波。

邻域平均法是用于消除图像噪声的平滑处理中最简单的一种技术,它直接在图像空间对图像进行平滑处理。用某个像素邻域内的各点灰度级的平均值来取代该像素原来的灰度级,通常邻域取 $N×N$ 方形窗口,窗口沿水平和垂直两个方向逐点移动,从而使整幅图像变得平滑。多图像平均法可以利用对同一景物的多幅图像取平均值,来消除噪声产生的高频成分。总的来说,平滑技术可以清除噪声,提高图像质量,其缺点是容易使图像损失锐度,图像边缘轮廓变得模糊不清。

(3) 图像锐化　锐化处理能加强图像轮廓,使图像看起来比较清晰,也是一种常用的图像处理方法。区别于灰度变换,与图像平滑不同,图像锐化从另一个角度来改善图像质量,使图像携带的有用信息变得更易于人们观察。常见的处理方式还有频域高通滤波、频域带通滤波、适当滤波、反锐化掩模、伪彩色显示等,这些技术都可以提高图像的可鉴别度。例如,人眼对黑白图像的分辨能力不到 20 个灰度级,但对彩色变化比较敏感,能辨别约上千种不同色度与不同亮度的彩色。在图像显示和记录时,若能把黑白图像变成彩色图像,则可提高图像的可鉴别度。伪彩色显示能把黑白图像的各个灰度级按照线性和非线性函数映射成相应的色彩(不同的灰度级用不同的颜色显示),从而把黑白图像变成彩色图像。通过布尔运算能将两幅图像对应像素之间进行灰度值的加、减、乘、除运算,用于突出有用信息,抑制或消除无用信息。

(4) 图像分割　医学图像因其本身的复杂性和多样性,与普通图像比较,不可避免地具有模糊、不均匀性等特点。根据临床诊疗需求,将一个图像划分成若干个互不相交的小区域的过程称为图像分割,小区域指的是具有某种相同属性的像素的连通集合。图像分割是一种常见的图像处理技术,方法和种类有很多,有些分割运算可直接应用于任何图像,而另一些只能适用于特殊类别的图像。目前,图像分割方法可以分为基于像素的分割方法、基于区域生成的分割方法、基于边界检测的分割方法、基于模型的分割方法和区域生成与边界检测的混合方法。

医学图像分割由于被用于临床医疗,因此图像分割的准确性更为重要。人体的解剖组织结构和形状复杂,而且人与人之间有相当大的差别,这些都给医学图像的分割带来了挑战。因而人们更加重视将新的概念、新的方法引入图像分割领域,近几年来提出的方法大多数是多种分割算法的结合。图像分割方法的研究与物理成像原理、图像形成和重构算法的关系密切,而且图像分割与其他图像处理分析任务(如图像增强、匹配、可视化)在识别对象结果和功能上密切相关,因此将他们结合起来研究是一种趋势,目前人们仍在继续研究更先进的成像技术和更复杂的图像处理算法。

(5) 三维重建　利用计算机技术和图形图像处理技术对 CT 或 MR 扫描获得的二维图像进行分析及处理,重建三维图像模型并进行定性分析、定量分析的技术,称为医学图像三维重建技术。医学影像三维重建的技术较多,但总体的技术路线大致相同。从 CT、MRI 或超声等成像系统获得二维断层图像,然后需要将图像格式转化成方便计算机处理的格式。根据不同的三维可视化要求和系统平台的功能,选择不同的方法进行三维体绘制,实现三维重构。如对人体器官、软组织和病变体的分割提取、三维重建和三维显示等,便于医生从多角度、多层次进行观察和分析。可以辅助医生对病变体及其他感兴趣区域进行定性分析直至准确地定量分析,从而大大提高医疗诊断的准确性和正确性,医学图像三维重建和可视化技术具有重要的实用价值。

传统的医学影像技术只是获得人体某一投影图像(普通 X 摄影成像)或断层图像(如 CT 或 MRI),然后通过胶片或屏幕显示进行观察、诊断。无论是胶片还是屏幕显示,医生观察到的只是二维图像,并且只能以固定的角度观察,因此,图像诊断结果带有医生的主观经验判断,对医生的读片经验要求比较高。要精确地确定病变体或畸形的空间位置、大小、几何形状以及和周围组织结构的空间关系,仅仅依靠医生的主观分析判断是很困难的。三维重建技术可以从二维图像中获取三维结构信息,能够为医生提供更逼真的显示手段和定量分析工具;能够弥补影像设备在成像上的不足;为医生提供具有真实感的三维医学图像;能够使医生有效地参与数据的处理与分析过程,便于医生从多角度、多层次进行观察和分析,在辅助医生诊断、手术仿真、引导治疗等方面都可以发挥重要的作用。

> **知识拓展**
>
> **医学 3D 打印技术与数字医疗**
>
> 3D 打印(3D printing)也称为"增材制造(additive manufacturing)",它是新兴的一种快速成型技术。与传统的减材制造工艺不同,3D 打印是以数据设计文件为基础,将材料逐层沉积或黏合以构造成三维物体的技术。3D 打印技术的问世和发展为快速、精确的个性化制造提供了高效的解决方案,被英国《经济学人》杂志誉为推动第三次工业革命的中坚力量。近年来,随着技术的发展,3D 打印已经在医疗领域应用上获得了很大的突破。这主要是因为医疗行业个性定制化需求显著,而个性化、小批量和高精度恰是 3D 打印技术的优势所在。
>
> 3D 打印医疗模型是通过软件对 CT、核磁共振等医学影像设备采集的医学影像数据进行三维建模,并将建模文件传输给 3D 打印设备进行打印而产生的。3D 打印医疗模型能够形象地将病人解剖结构呈现给医生,是医生进行手术预规划的辅助工具,骨科、心脏外科、神经外科等越来越多的医学学科已经利用 3D 打印医疗模型进行手术预规划,在一定程度上帮助医生提高复杂手术的成功率,降低手术风险。因此,医学领域的图像三维重建技术的发展研究成为近年来的研究热点。以医学 3D 打印技术、虚拟现实技术为代表的医学三维重建技术在临床诊断、术前规划、模拟仿真、假体设计、临床教学等方面都有重要的应用,开创了数字医疗的新时代。

4. 数字图像的显示

数字图像的显示方法的多样性因临床需要而定,常见的有如下几种。

(1)单幅显示与多幅显示 单幅显示是一种最常用的显示方法,多用于对普通 X 射线摄影图像的显示和记录。多幅显示是在同一个画面上显示两幅以上的图像,如一张影像图中可以显示2、4、9幅等,多幅显示具有对比、连续和包容的优点。

(2)动态显示与静态显示 动态显示也称连续显示或"电影"显示,它实际上是将同一序列的每一幅图像进行快速、连续地展示,多用于对心脏及大血管的显示,其原理是利用人眼视物时视觉暂留的视差反应,展现出一种动态效果。静态显示是一幅一幅单独显示,其效果与动态显示相反。如果在动态显示中,发现哪一幅图像需要仔细观察分析时,可以立即停止动态显示,使画面冻结,即静态显示。

(3)放大显示与缩小显示 为了方便观察感兴趣区,数字图像可以放大或缩小显示。放大显示常用于对一些细微结构的观察,如垂体微腺瘤、早期的骨质破坏等,缩小显示多用于多幅显示或定位画线显示。

(4)二维显示与三维显示 无论是二维平面采集还是三维的容积采集,不管是采集后直接成像,还是后处理成像,展现在显示终端的图像一般都是二维图像。随着计算机软件技术的不断开发利用和快速运算处理技术的进步,通过二维视窗结合三维显示技术,可以很容易地显示解剖学、病理学变化等方面的情况。利用三维显示技术可以进行容积和体积的测量、三维空间的两点间距离测量、三维空间的两直线间的角度测量等。用于临床的三维显示技术有表面显示、容积显示、最大强度投影显示、多平面重建显示、导航技术显示等。

(二)数字减影血管造影

数字减影血管造影(digital subtraction angiography,DSA)是20世纪80年代兴起的一种医学影像技术,是影像增强技术、电视技术和计算机技术相结合的产物。X射线造影虽然有效地提高了对比度,但所获得的图像中,仍然存在影像重叠问题,若把人体同一部位造影前后的两帧图像相减,则可获得只反映两帧图像中有差异(造影)部分的图像,这就是减影技术。其基本原理是将注入造影剂前后拍摄的两帧X射线图像经数字化输入图像计算机,通过减影、增强和再成像过程把血管造影影像上的骨与软组织影像消除来获得清晰的纯血管影像,是电子计算机与常规X射线血管造影相结合的一种检查方法。通俗地讲就是将造影剂注入需要检查的血管中,然后通过系统处理,使血管显示更加清晰,如图3-19所示,便于医生诊断或进行手术。

DSA的出现使得血管造影临床诊断能够快速、方便地进行,能完成心血管、脑血管、主动脉、腹部脏器血管、盆腔血管、四肢血管等全身各部位血管的成像。DSA具有对比度分辨率高、检查时间短、造影剂用量少、浓度低、患者X射线吸收量明显降低以及节省胶片等优点,也大大促进了介入技术,尤其是血管内介入技术的发展,并可利用DSA完成各部位病变的介入治疗。

1934年人们开始利用两幅相似图像胶片做光学减影处理,以突出两者间的差别,此项技术最初用于血管系统的图像研究,通过减影技术降低造成干扰的骨影和其他无关结构的影响。采用的方法是在注射造影剂前先摄取一张平片(负片),然后将这张负片制作成mask片,即素片、蒙片(正片),再摄制血管造影片,最后把mask片与血管造影片重叠一起再曝光一次翻印成减影片。但是这种减影处理会丢失信息,不能实时显示,方法复杂,而且要使用大量的胶片。

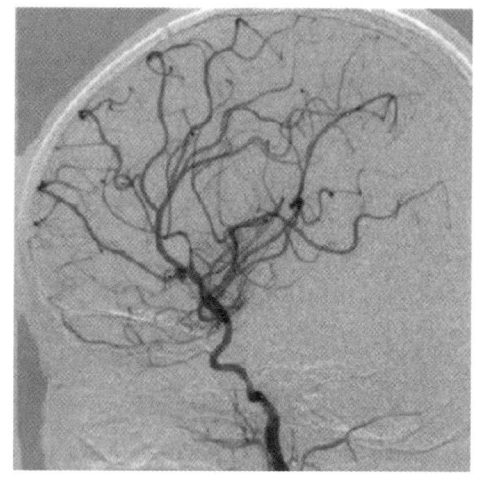 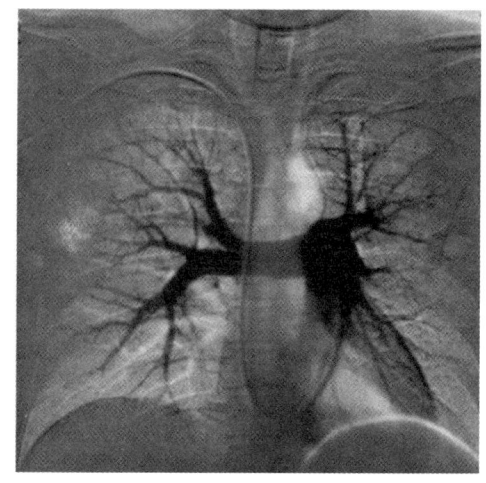

（a）脑血管造影　　　　　　　　　（b）肺动脉血管造影

图 3-19　脑血管与肺动脉 DSA 影像

随着计算机数字图像处理技术的成熟,数字图像减影显示出了巨大的优越性。数字图像减影技术不依赖胶片,可捕捉到比胶片摄影的密度层次丰富得多的信息,也可采用灵活的减影方式进行复杂的图像处理。数字图像减影技术已不只限于血管造影(静脉造影和动脉造影),目前已有数字关节造影、数字喉造影、数字脊髓造影、数字乳房造影、数字脾门静脉造影等多种应用的报告。随着数字图像减影技术的完善,它的应用范围还在不断扩大。

1. DSA 的物理原理

数字减影血管造影技术的基本原理是将造影后的数字图像与造影前的数字图像进行数字相减,在减影图像中消除骨和软组织等其他无关结构对图像的影响,突出造影的血管。DSA 成像原理如图 3-20 所示,注入碘造影剂后与造影前透过血管的 X 射线强度有差异,但透过骨和其他组织的强度无差异,因此,在减影图像中可以消除骨骼和软组织等结构,使造影剂所充盈的血管显示出来,从而有较高的图像对比度。

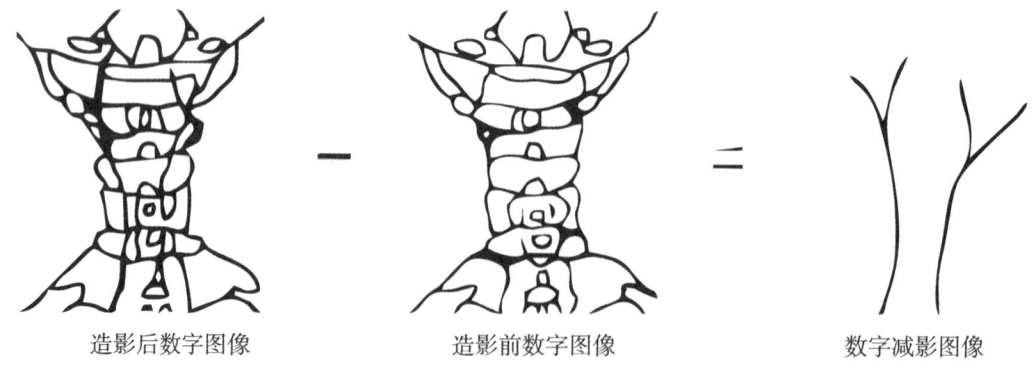

造影后数字图像　　　　　　造影前数字图像　　　　　　数字减影图像

图 3-20　数字减影血管造影的原理示意

2. DSA 的基本方法

数字减影血管造影有 3 种基本方法:时间减影、能量减影、混合减影。

(1)时间减影　要在图像中显示出血管,可从静脉或动脉注入造影剂。在造影剂进入待显示血管区域之前,利用计算机技术采集一帧图像储存在存储器内作为掩模(mask),也称蒙片。它与在时间上顺序出现的充有造影剂的血管图像(称为充盈图像)一点对一点地进行相减。这样,相同固定的图像部分(例如软组织和骨骼)就被消除,而造影剂通过血管引起的密度变化就会被突出地显示出来。因此,减影图像突出了造影剂充盈的组织结构。

(2)能量减影　能量减影也称双能减影、K 缘减影。在待显示血管引入碘造影剂后,分别用略低于和略高于碘 K 缘能量(33 keV)的 X 射线曝光。由于在这两种能量条件下曝光的影像中,碘与其他结构的衰减特征有较大差别:碘在不同能量下衰减特征差别较大,而其余组织差别不大,因此将这两种能量条件下曝光的影像进行数字减影处理,可以突出减影图像中碘的对比度,消除其他无关组织结构对图像的影响,这种减影方式被称为 DSA 中的能量减影。利用能量减影法还能把不同吸收系数的组织影分开,例如把骨影或软组织影从 X 射线图像中除去,从而得到仅有软组织或仅有骨的 X 射线影像。

(3)混合减影　在上述两种减影方法的基础上发展的另一种减影方法称为混合减影,混合减影可以避免在单纯能量减影中遇到的问题。在这种方法中,在造影剂到达前或到达后都做高能和低能的图像。先做高能和低能的减影图像来得到一系列的双能减影图像。在这些双能减影图像中软组织像已经被消除了,再用时间减影法处理这些双能减影图像以消除骨骼等背景。由于软组织像是用能量减影法消除的,因此软组织的运动将不会产生影响。混合减影方法综合了时间减影和能量减影两种方法的优点,但比较费力,且 X 射线剂量要高得多,再加上能量减影本身就难以实现,所以混合减影方法很难应用于临床。

3. 旋转 DSA

旋转 DSA 是数字减影血管造影技术的典型应用。现在 DSA 系统的支架大都采用 C 形臂,安装方式主要有落地式和悬吊式两种。主体支架包括 3 个部分:L 形臂、托架、C 形臂,且 3 个部分都可转动,方便进行各种角度的透视、摄影,而且整体可沿活动轨道运动,扩大了活动范围。在进行旋转 DSA 成像时,C 形臂带动 X 射线球管和检测器围绕感兴趣区做两次旋转运动,第一次旋转采集一序列掩模像,第二次旋转时用高压注射器向靶血管内注射造影剂,曝光采集一序列充盈像,将位于相同角度采集的掩模像、充盈像对应相减,即可获得一组三维空间血管造影减影图像。

通过旋转 DSA 采集图像,在工作站进行容积重建、表面图像显示等后处理,可实现血管的三维立体显像,即 3D-DSA。旋转 DSA 技术的优点是可获得不同角度的多维空间血管造影图像,以便从多方位观察血管的正常解剖结构和异常改变,提高了病变血管的显示率,使临床诊断、介入手术更为精确,更易于早期发现微小病变,诊疗效果更理想。目前,旋转 DSA 主要用于头颈部血管造影、心腔和冠状动脉血管造影以及肝脏肿瘤、妇科肿瘤等肿瘤的血管内栓塞治疗及肝癌的射频消融术等,此外还可进行肿瘤相关并发症的治疗,如胆道梗阻、食管梗阻等。同时,可方便实施各部位病变的穿刺活检,尤其是对脏器内血管和肢体小血管性疾病,DSA 被视为"金标准",对全身各部位血管畸形、血管瘤、血管狭窄、闭塞或发育异常以及肿瘤的血供和染色情况的诊断有独特的作用。

(三)计算机 X 射线摄影

计算机 X 射线摄影(computed radiography,CR)是数字化 X 射线照片系统,不但具有可与传统 X 射线照片相同的成像质量和信息量,还有曝光量较小、宽容度高、存储和传输方便等优于传统 X 射线摄影的特点。CR 系统使用的是数字化成像技术,可以将成像信息按诊断的要求进行图像后处理,方便 X 射线影像的长期保存和高效检索。

CR 系统是在现有 X 射线摄影装置的基础上发展而来的,与传统的 X 射线照片不同,采用专用的影像板取代暗盒胶片进行成像,然后对曝光后的影像板进行激光扫描处理,获取数字化的 X 光图像,从而将模拟图像转换成数字图像,其影像记录和显示不在同一媒介上完成。

1. 光激励发光

某些物质在第一次受到照射光(一次激发光)照射时,能将一次激发光所携带的信息记录下来,当再次受到照射光(二次激发光)照射时,能发出与一次激发光所携带信息相关的荧光,这种现象被称作光激励发光(photo stimulated luminescence,PSL),该物质被称作光激励发光物质。CR 系统的影像就是通过一种涂在 IP 成像板(imaging plate,IP 板)上的光激励发光物质来完成影像信息的采集。IP 成像板中光激励发光物质经携带人体信息的 X 射线照射后,将 X 射线的能量以潜影的方式储存下来,完成影像信息的采集。此后,再用特定波长的可见光照射,将储存的 X 射线能量释放出来,产生光激励发光现象。产生的荧光强度与第一次激发时 X 射线的能量成正比,然后经光电倍增管将其放大并经 A/D 转换变成数字信号,从而完成影像信息的读取与数字化,形成可以方便储存与传输的 CR 数字影像。

作为采集影像信息的载体,涂有 PSL 物质的 IP 成像板是 CR 成像技术的关键,其特点是可以重复使用,但没有显示影像的功能,其结构如图 3-21 所示。表面保护层,常用聚酯树脂类纤维制造,其作用是防止 PSL 物质层在使用过程中受到损伤。这种保护层在非常薄的条件下能弯曲、耐磨损、透光率高;PSL 物质混入多聚体溶液中,涂在基板上,干燥而成。多聚体材料一般为硝化纤维素、聚酯树脂、丙烯及聚氯酸酯等,其作用是使 PSL 物质均匀分布,在基板上形成均匀的膜,并具有适度的柔软性和机械强度,不因湿度、温度、放射线、激光的影响而发生性质变化;基板材料是聚酯树脂纤维胶膜,其作用是保护 PSL 物质层免受外力的损伤。具有很好的平面性、适度的柔软性及机械强度。为了避免激光在 PSL 物质层和基板之间发生界面反射,提高影像清晰度,所以将基板制成黑色;背面保护层材料与表面保护层相同,其作用是减少使用过程中成像板之间的磨损。

由于 PSL 物质存在消退现象,例如成像板在读取信息前储存 8 h,PSL 强度可减少约 25%。因此为了防止丢失信息,临床上一般要求在摄片后 8 h 内进行读取处理。由于 PSL 物质对紫外线、α 射线、γ 射线、β 射线的敏感度远高于普通 X 射线胶片,因此在 IP 成像板使用前,都应当用光照射,消除任何可能存在的潜影;摄影后的 IP 成像板上的潜影会因光的照射而消退,所以必须避光。

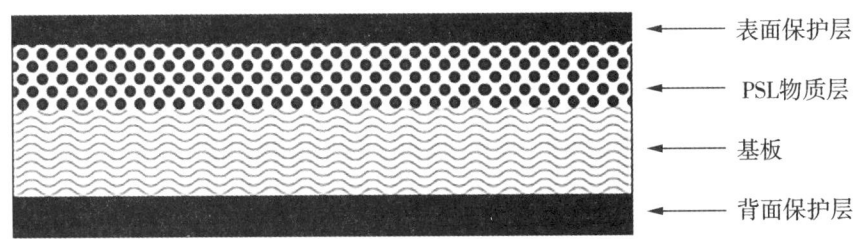

图 3-21　IP 成像板结构示意

2. 激光扫描

储存在 PSL 物质中的影像信息是以模拟信号的形式记录下来的,要将其读出并转换成数字信号,需使用激光扫描仪(PSL 扫描仪)在与 IP 成像板垂直的方向上进行扫描。与此同时,随着激光束的扫描,IP 成像板上释放出与储存在 PSL 物质中的影像信息相应的荧光,经光电倍增管转换成电信号,并被进一步放大,再由 A/D 转换器转换成数字影像。这一过程反复进行,扫描完一张 IP 成像板,便可得到一幅完整的数字图像。

3. 影像重建

CR 影像信息是数字图像,因此可以根据不同的诊断要求对图像进行处理,在较大的范围内自由改变影像特性,具有很强的图像处理功能。经计算机处理后的图像还需要转换成人眼能看见的影像,常用的方法有 3 种:荧光屏显示、用多幅相机将荧光屏显示的影像拍摄到胶片上或者用激光照相机直接将影像信号记录下来。

(四)直接数字化 X 射线摄影

CR 系统能实现 X 射线摄影的数字化,但 IP 成像板上的潜影仍是模拟信号,数字化过程是在读出过程中完成转化的,所以也称为间接数字化 X 射线摄影系统。直接数字化 X 射线摄影(direct digitized radiography,DDR)是指在具有图像处理功能的计算机控制下,采用一维或二维的 X 射线探测器直接把 X 射线信息转化为数字图像的技术,区别于先获得模拟图像,再对模拟图像进行数字化的方法。DR 系统的结构主要包括 X 射线机系统、数字图像探测器和计算机工作站等。

1. X 射线机系统

X 射线机系统主要包括 X 射线高压控制器、X 射线管及其辅助设备。由于 X 射线曝光过程和图像采集过程必须协调一致,故 X 射线控制器必须由系统控制器进行控制。

2. 平板探测器

直接将 X 射线信息影像转化为数字图像信息的 X 射线平板型探测器(flat panel detector,FPD)是直接数字化 X 射线摄影技术的核心部件,它可将 X 射线影像信息采用一维或二维探测器技术直接转化为数字图像信息。

目前,平板探测器主要有 4 种类型:非晶态硒型 FPD、非晶态硅型 FPD、多丝正比室探测器(multi-wire proportional chamber,MWPC)和(charge-coupled device,CCD)摄像机型探测器。其中 FPD 为主流探测器。

(1)非晶态硒型平板探测器　非晶态硒型平板探测器封装在一种类似于 X 射线胶片

暗盒的电子暗盒内,结构如图3-22所示,主要由集电矩阵层、硒层、电介层、顶层电极和保护层等构成,集电矩阵由按特定方式排列的薄膜晶体管(thin film transistor,TFT)阵列组成,晶态硒层涂覆在集电矩阵上,它对X射线敏感并具有很高的解像能力。

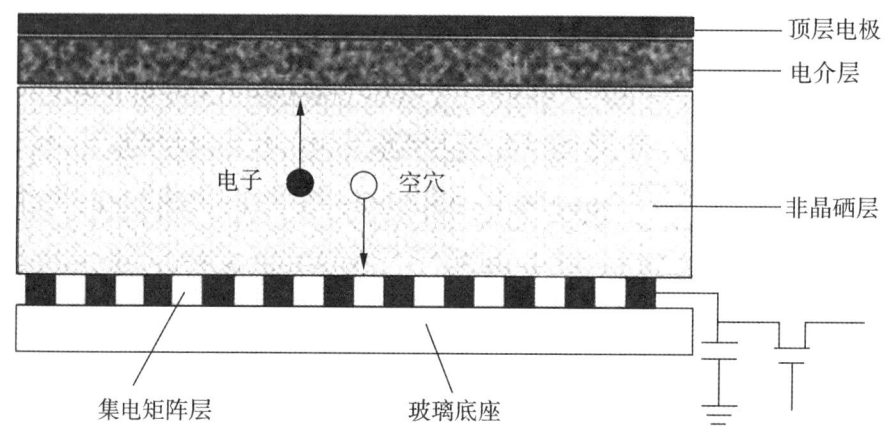

图3-22 非晶态硒型平板探测器结构示意

入射的X射线光子在硒层中产生电子-空穴对,在外加强电场的作用下,电子与空穴朝相反的方向移动形成电流,电流在TFT中的电容积分成为储存电荷。每一个TFT的储存电荷量与入射的X射线光子的能量与数量相对应,这样每个TFT就成了一个采集影像信息的最小单元,即像素。

每个像素内还有一个起"开关"作用的场效应管,在扫描控制电路的触发下把每个像素的储存电荷按顺序逐一传送到外电路中去,这就是像素中影像信号的读出过程。像素信号经读出放大器放大后被同步地转换成数字信号,然后被传送到系统控制台,在那里完成数字图像信息的储存与处理,并在影像监视器上显示出来。信号读出后,扫描电路自动清除硒层中的潜影和电容存储的电荷,以保证探测器能够反复使用。

(2)非晶态硅型平板探测器 非晶态硅型平板探测器是一种半导体探测器,外形也类似于X射线胶片暗盒,基本结构由闪烁发光体、集电矩阵、外围电路、基板等构成,如图3-23所示。在X射线摄影时,探测器能接收X射线并直接输出数字化的影像信号。

把掺铊的碘化铯闪烁发光晶体层覆盖在光电二极管矩阵上,每个光电管构成一个像素,当X射线入射到闪烁晶体层时被转换为可见光,再由光电二极管矩阵转换成电信号,在光电二极管自身的电容上形成存储电荷,每个像素的存储电荷量与入射X射线强度成正比。

通过外围电路检出电信号,并经A/D转换,获得数字图像输出。由于其经历了"X射线—可见光—电信号—数字图像"的成像过程,比非晶态硒平板探测器多出现一个"可见光"的环节,所以通常称非晶态硅平板探测器为间接转换型平板探测器。

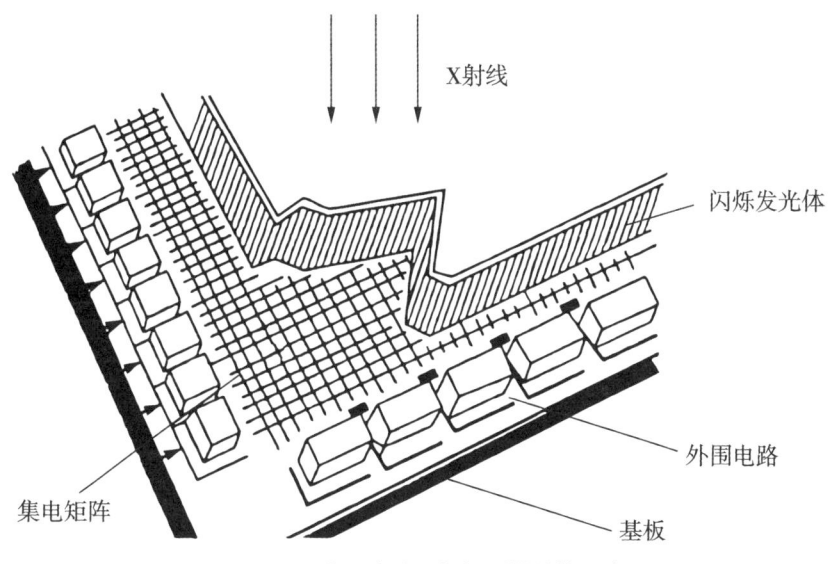

图 3-23 非晶态硅平板探测器结构示意

3. 计算机工作站

计算机工作站包括数字图像采集器、数字图像处理器、图像显示器、图像存储器和系统控制器等。图像采集器在系统控制器的控制下,将曝光以后的 X 射线影像从数字平板探测器中快速读出。数字图像处理器主要完成数字图像的后处理加工,以满足临床诊断对数字图像的需求。

第三节　X-CT

X 射线计算机断层成像(X-ray computed tomography)简称为 X-CT。X-CT 机的诞生是 X 射线影像技术发展史上的一个里程碑,开辟了医学影像诊断领域的新时代,使医学影像技术发生了重大的变革,被公认为 20 世纪 70 年代的重大科技突破。

一、X 射线计算机断层成像技术

X 射线计算机断层成像(X-CT)是一种医学影像成像技术,它通过测量从不同角度入射体层的 X 射线,利用计算机处理生成特定扫描区域的横截面(断层)图像,使人们无须切割即可以观察到人体或物体内部结构。

普通的 X 射线摄图像与 X-CT 图像相比具有很大的区别,普通 X 射线摄影图像是多器官的重叠图像,如图 3-24(a)所示;而 X-CT 图像是清晰的数字断层图像,如图 3-24(b)所示。

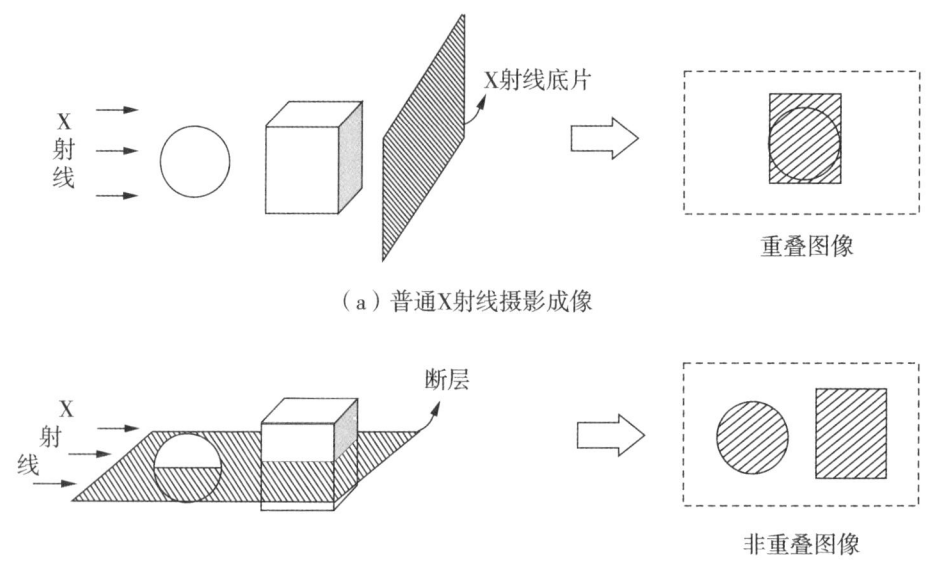

图 3-24 普通 X 射线摄影成像和 X-CT 断层摄影成像示意

X-CT 与常规 X 射线投影成像存在着本质的不同,它利用 CT 机所产生的 X 射线束围绕病人的某一部位做横断层扫描,用灵敏的探测器接收从各个方向透过的 X 射线,并将它们转换成电信号,由于不同的组织对 X 射线的吸收能力不同,可以用电子计算机的三维成像技术重建出人体横断面上 X 射线吸收系数的真实分布图像,它排除了影像的重叠问题,并且能将组织 0.5% 的密度差异区分开来(而普通 X 射线摄影仅能测出 5%~7% 的密度差异),为诊断与形态变化和密度变化有关的病变提供了有力的依据,因此在临床上得到了广泛的应用。现代的 X-CT 已成为放射诊断中的重要检查手段,各种现代医学 CT 成像技术也都与 X-CT 的图像重建有类似之处,如 MRI 和 ECT 等,所以掌握这一技术的原理和方法很重要。

知识拓展

X-CT 的发明与诺贝尔奖

1917 年,数学家 J. H. Radon 用数学原理证明,可通过物体的投影集合来重建图像。1963 年,美国物理学家阿兰·科马克(Allan M. Cormack)探索出了用 X 射线投影数据重建图像的数学方法。1971 年,英国 EMI 公司的电子工程师高弗雷·豪斯菲尔德(Godfrey N. Hounsfield)在科马克数据图像重建算法的基础上设计出第一个 X 射线计算机断层成像系统,并扫描出第一幅具有诊断价值的头部 X-CT 图像,从而宣告世界上第一台 X-CT 扫描机的研制成功。与此同时,科马克独立研发了类似的处理程序,X-CT 技术的发展宣告医学影像领域进入了新时代。因此,科马克和豪斯菲尔德一起获得了1979年诺贝尔生理学或医学奖。

二、X-CT 装置

CT 装置主要包括数据采集(data acquisition system,DAS)、图像重建和图像显示与保存三大系统,加上中央系统控制器,便构成一台完整的CT,其基本结构如图3-25所示。典型的 CT 系统主要由以下部分组成:①扫描机架;②检查床;③X 射线系统;④数据采集系统;⑤计算机系统;⑥操作台;⑦图像显示与记录系统。

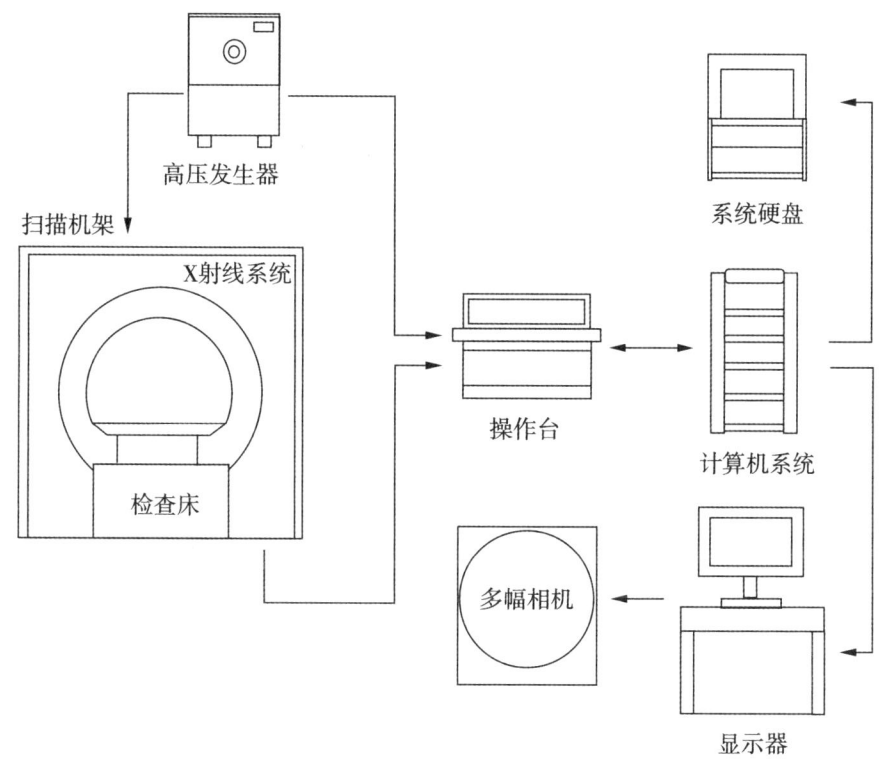

图 3-25 CT 机装置示意

1. 扫描机架

扫描机架由 X 射线管及其冷却系统、准直器及其控制器、X 射线过滤器、X 射线探测器、数据采集处理装置、滑环部分、高压发生器等旋转机械和旋转机架、旋转控制电机、机架前后倾斜的传动部件及其相应的控制电路组成。

扫描时,旋转电机带动旋转架旋转,旋转方向为顺时针(SCT),其中包括启动过程、采样过程和减速刹车过程。采样过程中,球管旋转并连续辐射 X 射线,X 射线穿过被检者后被探测器接收,完成360°采样。一次扫描结束后,所获得的扫描数据信号经过前置放大器放大和 A/D 转换,传送至图像处理系统。CT 的扫描孔径一般为65~75 mm,借助于安装在扫描孔中的激光装置对病人进行扫描定位。CT 的扫描架还可做偏离垂直平面的前后倾斜,以满足病人不同部位检查的需要,倾斜角度一般在±20°~±30°。

2. 检查床

检查床又称病床,可做上下运动,床面可做前后运动,前后运动除操作员用按钮能控制外,在扫描过程中由计算机控制。它的运动一般由两个电机控制:一个是床身升降电机;另一个是床面水平移动电机。为了保证扫描位置的精确,无论是垂直方向床身的升降,还是水平方向床面的移动都应平稳。其位置的精度和重复性决定了扫描层面位置的准确度,精度和重复性是检查床运动的重要指标。在连续旋转式扫描的 CT 中,检查床运动速度的准确性和稳定性直接影响图像质量。

3. X 射线系统

X 射线发生装置是数据采集系统的重要组成部分,X 射线系统主要由高压发生器、X 射线管、X 射线管冷却器、准直器和滤过器等组成。高压发生器一般均采用高频逆变式,其体积较小,由阴极高压和阳极高压两部分组成,分别装于机架旋转部分的左右两边,使旋转部分较为平衡。目前广泛采用高频高压逆变技术,提供稳定的 X 射线管高压。准直器的作用是让 X 射线管辐射出来的 X 射线穿过病人后仅能照射到与之相对应的探测器上,而其他部分的 X 射线则被屏蔽。CT 上有两种准直器:一种靠近 X 射线管,称为前准直器。其作用是控制扇形束在人体长轴方向上的厚度从而控制扫描层厚。另一种靠近探测器,称为后准直器。其狭缝分别对准各个探测器单元,使探测器只接收垂直入射探测器的射线,尽量减少来自其他方向的散射线的干扰。滤过器也称为补偿器(compensator),其作用是:①吸收软 X 射线,软 X 射线对 CT 图像的形成无益;②使通过滤过器后的 X 射线束变成能量分布均匀的硬 X 射线束;③减小信号强度差。

4. 数据采集系统

数据采集系统由探测器、前置放大器、对数放大器、积分器、多路转换器、A/D 转换器(A/D converter)、接口电路等构成。探测器检测输出的微弱电信号,在计算机控制下,经积分放大和模数转换后变为计算机能够识别的数字信号,数字信号经接口电路最终送到计算机进行图像重建,重建后的图像存储于系统硬盘中以备作其他图像处理之用,CT 数据处理系统框图如图 3-26 所示。

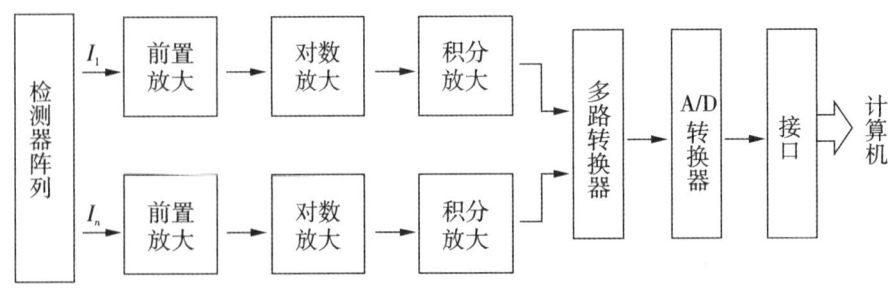

图 3-26 CT 数据处理系统框图

探测器是数据采集部分的一个重要组件,它是一种将 X 射线能量转换为电信号的装置。多层 CT 一般采用稀土陶瓷探测器制成的多排探测器(multi-row detector)。多排探测器可分为对称型与非对称型两类,目前已有的多排探测器的排数因生产厂家的不同而有很大的区别,可分别进行两层、四层、八层、十六层、三十二层及六十四层成像等。图像的层数与检测器的排数并不一一对应,排数通常比层数多,例如像 Siemens, Philips, GE16 层 CT 是 24 排,而 Toshiba 的 16 层 CT 是 40 排。采用先进的 X 射线发生技术也可能获得排数比层数少的图像,例如,飞焦点技术可用 32 排探测器,采用特殊的采集技术,能够获得 64 层图像。

5. 计算机和图像重建系统

计算机和图像重建系统由图像重建单元、磁盘机、D/A 转换器(D/A converter)等结构组成,负责控制整个系统的运行和图像重建,包括扫描机架、检查床的运动、X 射线的产生、数据采集以及各部件之间的信息交换。CT 用计算机具有如下功能。

(1) 控制 CT 的运行 当操作者选用适当的扫描参数及启动扫描之后,CT 机就在计算机的控制下运行。计算机协调并安排扫描期间各种事件的发生顺序和时间,其中包括 X 射线管和探测器在适当时刻的开和关、传递数据以及系统操作的监控,接收初始参数,执行扫描床及机架的操作并监视这些操作。

(2) 图像重建 一幅 CT 图像的重建需要数百万次的数学运算,这些数学运算由计算机完成。完成图像重建功能的单元称为快速重建单元(fast reconstruction unit, FRU)。

(3) 图像处理 每一幅图像大约由十几万个像素组成,每个像素具有一个数值,这些数值将转换为灰度编码。计算机必须能操纵、分析、修改这些数值以提供更有用的可见信息,包括放大倍数、测量区域或距离、标识轮廓以及两个图像的比较,从 CT 图像中建立直方图、剖面图等。

(4) 故障诊断及分析 目前,许多 CT 已实现简单故障的自动诊断,并给出诊断结果;还有些能够实现与维修中心的远程网络故障诊断,维修中心可通过网络直接对故障进行诊断。

6. 操作台

操作台(OC 台)是操作员与 CT 机联系的工具。扫描条件的设定、扫描过程的控制、观察、分析和病人资料的处理均在操作台上进行。操作台显示屏一方面用来显示病人的扫描图像,另一方面通过输入设备实现人机对话,新设计的 CT 机操作更为简化,进一步提高了操作的可靠性和工作效率。

7. 图像显示与记录系统

CT 用图像显示装置常用黑白监视器或彩色大屏幕高分辨力监视器,图像显示系统的作用是将二维数字矩阵(数字图像)中的各像素 CT 值转换为相应的二维模拟矩阵(模拟图像)中的灰阶分布并显示出来,它由图像存储显示矩阵硬件、窗宽、窗位控制器及其相应的电路组成。

图像记录系统由系统硬盘、外部存储器(例如磁盘、光盘等)和照相机组成。系统硬盘是用来存储患者的原始数据和显示数据以及支持计算机运行的操作系统和 CT 系统的工作软件。外部存储器用于对患者资料的长期保存、建档。图像存储分为软存储和硬存储两种。软存储是将数字图像拷贝到磁盘、数字录像带或光盘上。其优点是可方便地进行图像处理和图像转换,减少图像丢失的可能性,缩小图像归档所占的空间。硬存储是将数字图像拷贝到胶片上的装置。因这些图像将作为诊断的依据,故要求密度分辨力好、空间分辨力高,以便观察组织密度的细微差异,清楚显示组织间的分界线。能满足这些要求的硬存储(胶片记录)装置有多幅照相机和激光相机两种。多幅照相机是以模拟信号方式在高清晰 CRT 上显像,通过光学照相系统(镜头)或 CRT 系统的相应运动,在一张胶片上实现多幅照相。激光相机是以数据信号的方式,将 CT 的显示数据存储起来,再根据不同的数据产生不同强度的激光来对前进中的激光胶片扫描感光成像。

三、X-CT 成像的物理基础

X-CT 是运用扫描并采集投影的物理技术,以测定 X 射线在人体内的衰减系数分布,采用一定算法,经计算机运算处理,求解出人体组织的衰减系数值在某解剖断面上的二维分布矩阵,再转为图像上的灰度分布,从而实现建立断层解剖图像的现代医学成像技术。由此可知,X-CT 图像的本质是衰减系数成像。建立 X-CT 像的指导思想是,围绕如何确定衰减系数值在人体内的分布选择恰当的理论、方法和技术。

(一) X-CT 基础知识

1. 断层与解剖断面

(1) 断层 指的是受检体中接受检查并欲建立图像的薄层,也称之为体层,此断层的两个表面可粗略视为是平行的平面。后面将提及的要建立传统 CT 像的过程中受检体接受 X 射线扫描的部分就是此断层。

(2) 解剖断面 解剖断面是指断层标本的表面。从形态结构去看解剖断面和断层,则解剖断面的剖面结构就是解剖断面的形态,而断层具有一定的厚度,一般情况下它的两个表面的形态结构是不一样的。但断层越薄,它的两个表面的形态结构越接近于相同,当断层极薄即厚度接近于零时,它的两个表面则接近于重合,这时,断层的两个表面均接近于同一个表面的形态结构,即接近于解剖断面的剖面形态结构。X-CT 图像是对断层成像,而断层的厚度不可能为零,因此,可认为某一断层的 X-CT 图像是该断层形态结构的某种平均,并以此平均来代表解剖断面的形态结构,即代替解剖断面的形态图像。

2. 体素与像素

(1) 体素 所谓体素,是指在受检体内想要成像的断层表面上,按一定大小和坐标人为地划分的很小的体积元。对划分好的体素要进行空间位置编码(或坐标排序),这就形成了具有坐标排序的体素阵列。图 3-27(a) 表示脑断层表面上某坐标处的一个体素。对于传统 CT 而言,体素一般都很小:长或宽为 1~2 mm,高为 3~15 mm。实际中划分体素是对扫描野(即受检体接受扫描的空间)进行划分。划分的方案有多种,如 160×160(=25 600 个体素)、320×320(=102 400 个体素)、256×256(=65 536 个体素)、512×512(=262 144 个体素)等。

引入体素概念后,按前述介绍的 CT 像本质是衰减系数成像,重建 CT 像的任务就是要求出每个体素的衰减系数值,从而获取衰减系数值在欲成像断层上的分布矩阵。

(2) 像素 像素(pixel)是指构成图像的最小点,即构成图像的基本单元。对于二维图像来说,这些像素就是图像平面的面积元,这些面积元明暗、色彩各不相同,即其携带的生物信息不同,如图 3-27(b)所示。同样面积大小的图像,像素划分得越多,单个像素尺寸越小,可观察到的图像细节就越多,图像的细节可见度高,画面就越细腻。如果构成图像的像素数量越少,单个像素的尺寸就越大,可观察到的原始图像细节较少,图像的空间分辨力就越低。

描述一幅图像需要的像素量是由每个像素的大小和整个图像的尺寸决定的。在细节可见度一定的条件下,图像大比图像小需要的像素多,每个单独像素的大小决定图像的细节可见度。像素数量与像素大小的乘积决定视野。若图像矩阵大小固定,视野增加时,图像细节可见度降低。

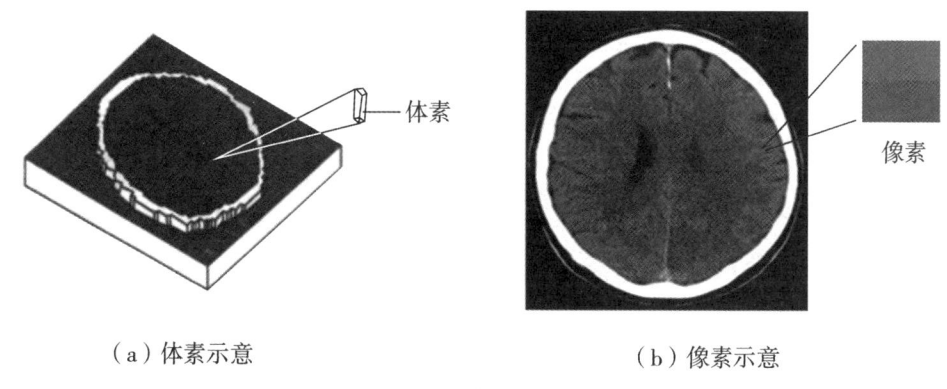

（a）体素示意　　　　　　　　（b）像素示意

图 3-27　体素和像素示意

与体素的划分一样,像素也是按一定大小和坐标人为划分的。如同划分好的体素要进行空间编码一样,对划分好的像素也要进行坐标排序和位置编号,以形成像素阵列。需要注意的是,各体素的坐标排序一定要与各像素的坐标排序相同,亦即体素与像素在坐标上要一一对应。

重建 CT 像的核心思想就是要使体素的坐标信息和特征参数 μ(线性衰减系数或吸收系数)的信息被对应的像素去体现,因此划分体素和像素非常重要。

3. 扫描与投影

扫描(scanning)是为获取投影(projection,p)值而采用的物理技术。在重建 X-CT 图像过程中,首先要进行的就是对受检体的扫描。所谓扫描,是用 X 射线束以不同的方式、按一定的顺序、沿不同的方向对划分好体素编号的受检体断层进行投照,并用高灵敏度的检测器接收透射体素阵后的出射 X 射线束强度。这就是 X-CT 重建图像中采用的获取投影数值的物理技术,也即通常说的采集数据的扫描技术。

投照受检体后出射 X 射线束的强度 I 称为投影,投影的数值称为投影值,投影值的分布,称为投影函数。扫描的方式有平移扫描、旋转扫描、平移加旋转扫描等。扫描方式的选择着眼于加快建立图像的速度,同时,扫描方式的采用也受图像重建算法的制约。

4. CT 扫描用 X 射线束

CT 扫描用 X 射线束是有一定能谱宽度的连续 X 射线。一般情况下,可用有效能量来表示 CT 扫描能量。

对于 CT 机每个很小的检测器而言,接收的都是窄束 X 射线。使 X 射线束成为窄束的办法是配准直器。可把准直器理解为允许 X 射线通过的狭窄通道,通过准直器之后的 X 射线称为窄束 X 射线,图 3-28 是获取窄束 X 射线的准直器示意图。

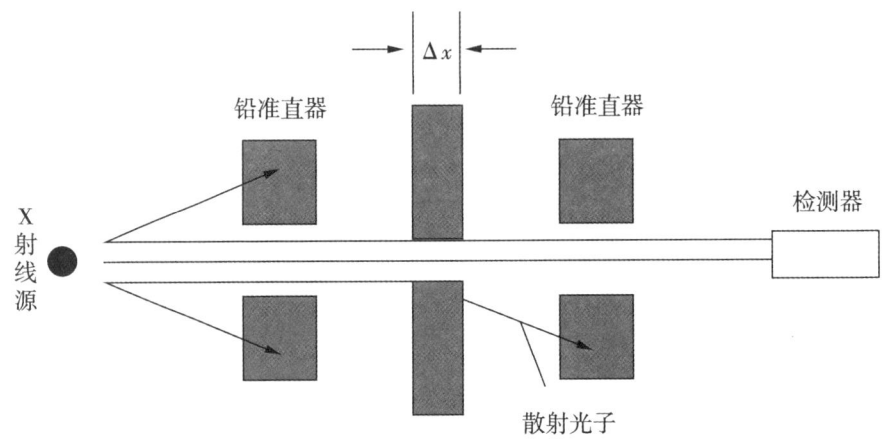

图 3-28 获取窄束 X 射线的准直器示意

准直器用一定厚度的且对 X 射线有较强吸收的铅制成,其准直孔径很小,通过准直通道后的 X 射线束也很细。准直器能吸收散射线,只要是偏离准直通道的光子,都将被准直器吸收。因此,通过准直器射出来的 X 射线可视为窄束。

X 射线通过准直器孔后被准直成扁形的窄束状线束,束宽取决于准直器孔径的宽度,一般为 1~2 mm,束高取决于准直孔径的高度,一般为 3~15 mm。窄 X 射线束透射受检体断层后,使其再通过一个后准直器而投照在探测 X 射线的检测器上,检测器固定在后准直器的后边(底部)。技术上要求两个准直器和检测器三者严格准直在同一条直线上。由于配置了准直器,使散射线对成像的干扰大大减少。散射线进入准直器后被吸收,不能到达检测器,从而极大地避免了因散射线而导致的图像质量的下降。

传统 CT 扫描机使用薄扇形 X 射线束进行扫描,如图 3-29 所示;多层螺旋 CT 则用立体的厚扇形(也称为锥形束)X 射线束进行扫描。对每个检测器来说,无论是薄扇束还是厚扇束扫描,它们只能接收 X 射线束中的一窄束射线。

由获取的窄束 X 射线可知,进行传统扫描时,X 射线束通过的是受检体的一个薄层,即前述的断层,断层厚度与束高相对应,它也基本上决定了体素的高度。

国家标准对层厚的定义是在扫描野的中心处 X 射线扫描层面的有效宽度。层厚通常以在人体长轴方向上 X 射线能量分布曲线(也称为层面灵敏度曲线)的半高宽表示。在断层内外沿人体长轴方向的 X 射线能量分布情况将影响层厚的有效厚度,从而将影响图像的质量。

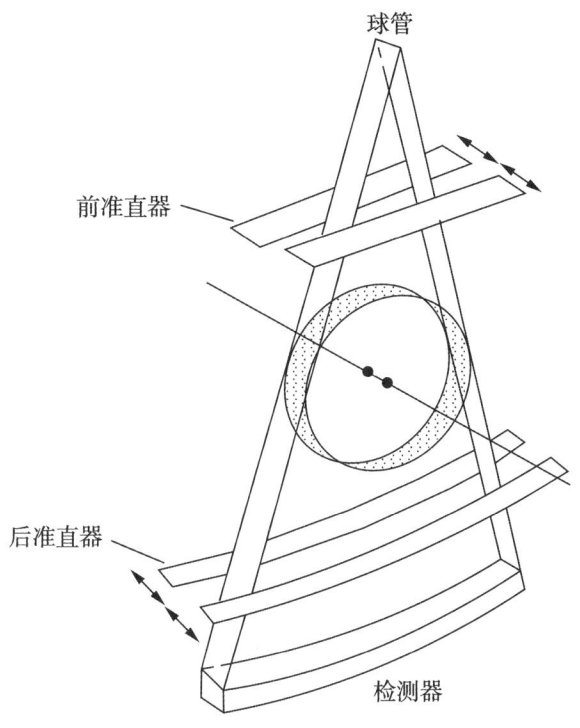

图 3-29 薄扇形 X 射线束扫描示意

(二)CT 图像重建的数理基础

CT 图像重建的原理源于 X 射线通过媒质时衰减的物理规律。根据扫描所获取的投影值来求解成像剖面(实为断层)上衰减系数的分布,是选择 CT 图像重建数学方法的基本思路。

1. X 射线在均匀媒质中的衰减规律

通过前面的学习可知,理想单能窄束 X 射线透射各向同性均匀连续媒质时,X 射线强度衰减的物理规律符合朗伯-比尔定律:

$$I = I_0 \, e^{-\mu x} \tag{3-35}$$

式(3-35)中,I_0 是入射 X 射线的强度;x 是各向同性均匀连续媒质的厚度;I 是 X 射线穿过媒质后的出射强度;μ 是均匀媒质的线性衰减系数或线性吸收系数。如果 I_0、I 和 x 为已知量,对公式两边同时取对数,可以求出线性吸收系数 μ 值的大小,即:

$$\mu = \frac{1}{x} \ln \frac{I_0}{I} \tag{3-36}$$

式(3-36)是测定物质衰减系数的基本关系和依据,CT 图像重建的关键环节就是根据这一基本关系,通过对受检体多方向、多角度的扫描,测出足够多的投影值,再运用一定算法对投影值进行加工处理,确定各体素衰减系数 μ 的数值,从而计算出扫描体层线性衰减系数 μ 值的二维分布矩阵(μ 值的数字图像)。

物质的衰减系数 μ 与 X 射线的能量、物质的原子序数及密度有关，x 与 μ 越大，则 I 越小，即 X 射线的衰减越大。因此，μ 值既是穿透物质种类的函数，又是 X 射线能量（X 光子能量）的函数。也就是说，不同的物体对 X 射线而言 μ 值的大小不同；对同一物体而言，不同能量的 X 射线对应衰减系数的大小也互不相同。但是，CT 扫描所使用的是具有一定能谱宽度的连续 X 射线，而不同能量的 X 射线对应的衰减系数值大小不同，所以，在 CT 图像重建过程中每一体素的衰减系数值计算，应该包含连续 X 射线谱中各种能量成分所对应的各种大小不同的衰减系数的成分。因此，每一体素的衰减系数值，应是连续谱中各种成分所占比率为权重的各种衰减系数值的加权平均，对于连续谱来说，此加权平均值可用积分表示。可见，对每个体素的衰减系数而言，μ 是一个平均衰减系数。在后文的讨论中，为了表述方便，仍把体素的这一平均衰减系数简称为衰减系数或体素的衰减系数。

2. X 射线通过非均匀媒质的衰减规律

人体是由多种物质组成的，在实际的 CT 扫描中，沿着不同路径传播的 X 射线会穿过不同的物质，如骨骼、软组织、空气等，这些物质的衰减系数是不同的。

如果在窄束 X 射线扫描通过的路径 l 上媒质不均匀，可将沿路径 l 分布的媒质分成若干小块，每一小块为一个体素，厚度为 d。如图 3-30 所示，当 d 足够小时，可认为每一体素都是同一种均匀媒质，密度均匀，线性衰减系数相同。$\mu_1, \mu_2, \mu_3 \cdots \mu_n$ 为各体素的衰减系数。

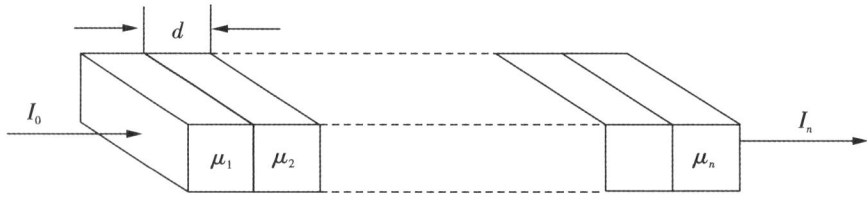

图 3-30 X 射线通过非均匀媒质的衰减示意

X 射线进入长度为 l 的第一体素前的强度为 I_0，从第一体素穿出的 X 射线强度为 I_1，则有如下关系：

X 射线通过第一个体素的衰减为 $I_1 = I_0 \, e^{-\mu_1 d}$

通过第二个体素的衰减为 $I_2 = I_1 \, e^{-\mu_2 d}$

通过第三个体素的衰减为 $I_3 = I_2 \, e^{-\mu_3 d}$

……

通过第 n 个体素的衰减为 $I_n = I_{n-1} \, e^{-\mu_n d}$

对于上述各式，依次把上式代入下式，消掉中间项 I_1、I_2、I_3 等，得

$$I_n = I_0 \, e^{-(\mu_1 + \mu_2 + \mu_3 + \cdots + \mu_n)d} \tag{3-37}$$

取上式的正值对数，则有：

$$(\mu_1 + \mu_2 + \mu_3 + \cdots + \mu_n)d = \ln \frac{I_0}{I_n} = p \tag{3-38}$$

表示为求和的形式,则有:

$$\sum \mu_i d = \ln \frac{I_0}{I_n} = p \qquad (3-39)$$

式(3-38)和式(3-39)中的 X 射线出射强度 I_n,即为前述 X 射线的投影,该式把各体素的衰减系数与射线的投影值 I_n 联系在一起。由于 I_0 是入射 X 射线强度, d 是划分好的体素的线度(即体素的长或宽),所以,如果测出了 X 射线的衰减值 I_n,则式(3-38)和式(3-39)中的 p 为已知,于是就得到一个以线性衰减系数 μ 为未知数的线性方程。实际中也把由 I_n 确定的 p 称为投影,投影值就是 X-CT 成像过程中通过扫描采集到的数据。

在 X 射线束扫描通过的路径 l 上如果媒质不均匀,则衰减系数值连续变化,即衰减系数是路径 l 的函数,于是,式(3-39)可表示为连续变化的求和,即积分形式:

$$p = \int_{-\infty}^{\infty} \mu(l) \mathrm{d}l \qquad (3-40)$$

式(3-40)中,衰减系数 $\mu(l)$ 是随路径 l 连续变化的函数, p 仍为投影或投影函数。式(3-39)和式(3-40)所示的关系就是寻求衰减系数 μ 分布思路的基本出发点。

按式(3-47)考虑,若令 X 射线按不同路径对受检体进行投照,即对受检体进行扫描,就会得到一系列的投影值,从而获得若干个以衰减系数 μ_i 为未知数的线性方程。只要独立方程的数目足够多(等于体素的个数,即所有体素所对应的衰减系数的个数),则从方程的联立中可求出所有体素的衰减系数 μ_i 的数值,由此得到 μ_i 值的二维分布矩阵,由此就可重建图像,这种图像重建的数学方法称为方程法。一般的二维图像,至少也得划分成 160×160(=25 600)个体素。若按此方案划分体素,则需有 25 600 个独立方程联立求解才行,故此种运算费时较多,所以在实际中并不采用方程法。

3. 图像重建的反投影法

目前,CT 机普遍采用的算法是滤波反投影法。下面首先介绍反投影法(back projection)。反投影法又称总和法,此法是利用投影数值近似地复制出 μ 值的二维分布。图 3-31 定性地说明了反投影法的原理:沿扫描路径的反方向,把所得投影的数值反投回各体素中去,并用计算机进行运算,求出各体素 μ 值而实现图像的重建。

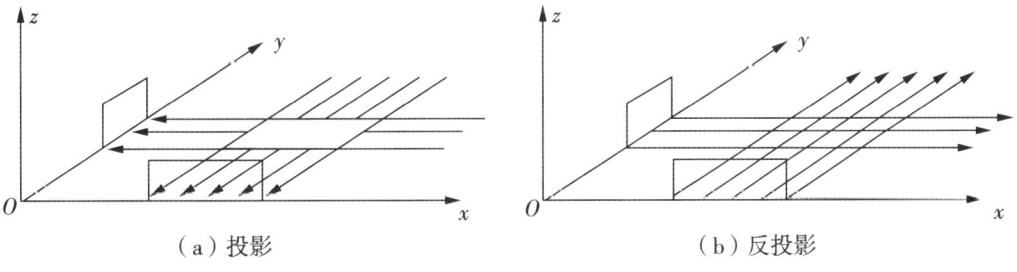

图 3-31 反投影法示意

下面用四体素(设 $\mu_1=1, \mu_2=2, \mu_3=3, \mu_4=4$)矩阵的重建对反投影法作定性说明。对四体素矩阵作 0°、45°、90°、135°投影(即扫描),再将投影值反投回原矩阵的对应位置(即扫描通过的各个体素点)上,即可将原矩阵中的四体素的特征参数 μ 值解出,其过程如图3-32所示。

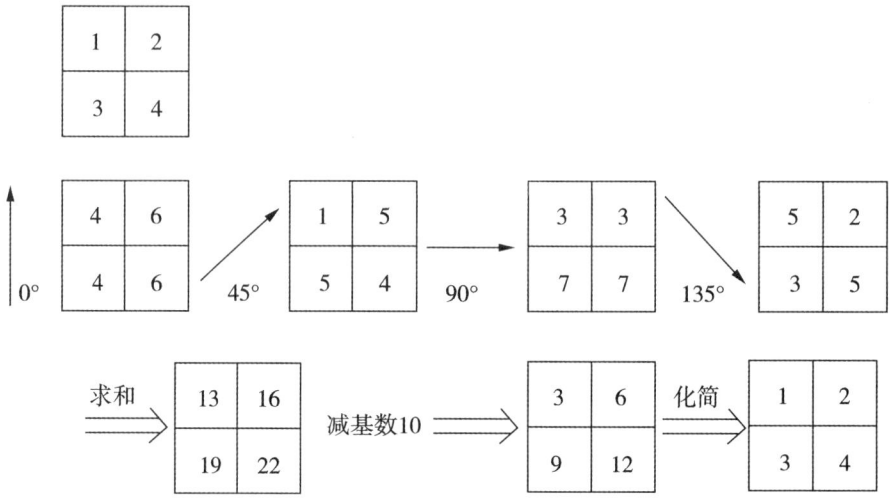

图3-32 四体素矩阵的反投影图像重建

运算中的基数（cardinal number）等于所有体素的特征参数的总和，这个总和也等于任一方向上投影值的总和，此算法由计算机执行。

反投影重建的缺点是会出现图像的边缘失锐（即一种伪像）现象。图3-33定性地说明了边缘失锐的现象及其产生的原因。假设强吸收体为一小圆形，(a)(b)(c)(d)分别是沿0°、45°、90°、135°投影的X射线获得投影数值后加回矩阵的情况。投影值叠加的数据说明由图(e)表示，而图(f)则是直观地给出了图像边缘失锐的情况说明。重建的物体图像不再是圆形，而是变成了"星"状物，中心处衰减系数μ值最大，离中心越远μ值越低，这就是图像的边缘失锐。

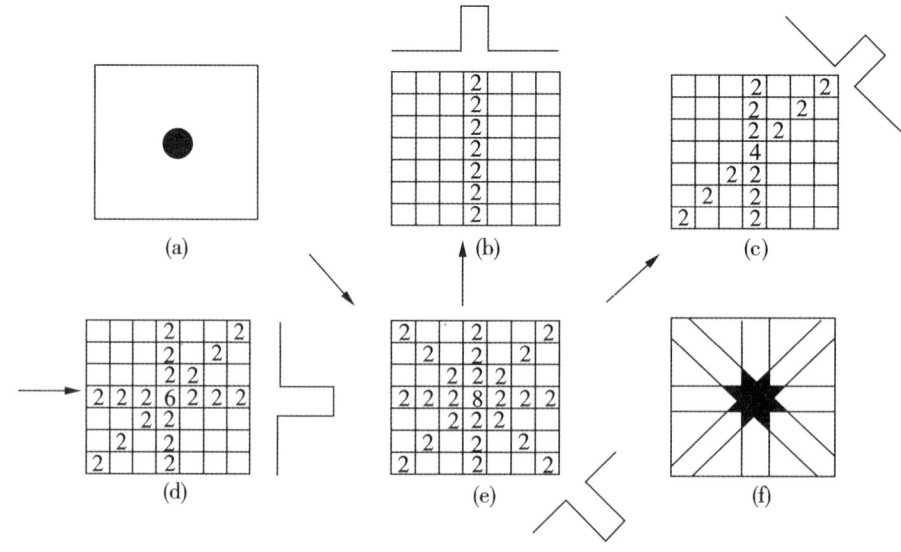

图3-33 反投影法图像的边缘失锐示意

为了消除反投影法产生的图像的边缘失锐,在实际中采用的算法是滤波反投影法(filtered back projection)。这种方法是把获得的投影函数作卷积处理,即人为设计一种滤波函数,用它对投影函数进行改造(卷积),之后把这些改造过的投影函数进行反投等处理,就可以达到消除星状伪影的目的。如图3-34所示,将投影1改造为1′,投影2改造为2′,投影3改造为3′,之后再用1′、2′和3′进行反投。

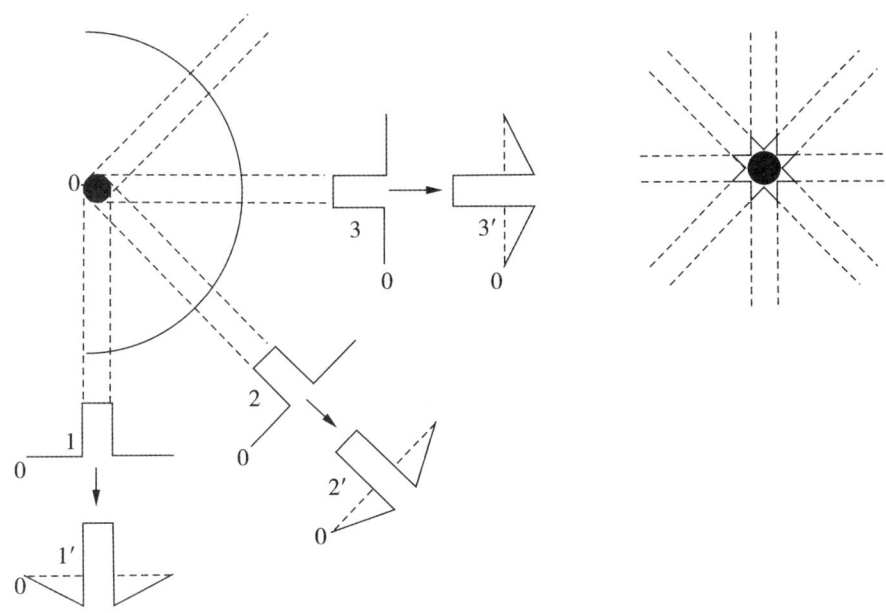

图 3-34 滤波反投影法示意

用一个滤波函数 $h(x)$ 对投影函数 p 进行卷积计算就是一种滤波方法。滤波效果的好坏取决于滤波函数形式的选择。滤波反投影法的另一优点是每一次投照结束,就可以通过计算机对投影函数作数学处理,待扫描结束后,数据的处理求解随之很快完成,所以图像重建的速度很快。

4. CT 值与灰度显示

(1) CT 值　如前所述,CT 图像的本质是衰减系数 $\mu(x,y)$ 的分布。但由前边的介绍可知 μ 并不具有很强的可描述性,体素的 μ 值在很大程度上取决于 X 射线能谱,定量描述体素的 μ 值大小及分布非常困难。而且 CT 机中的 X 射线强度测量是相对测量,也就是说测得的 μ 值是相对值,因此,我们把按相对于水的衰减计算出来的衰减系数的相对值称为 CT 值。国标对 CT 值的定义为:CT 值是 CT 影像中每个像素所对应的物质对 X 射线线性平均衰减量大小的表示。实际中,均以水的衰减系数 μ_w 作为基准,若某种物质的平均衰减系数为 μ,则其对应的 CT 值为:

$$\mathrm{CT} = k\frac{\mu - \mu_w}{\mu_w} \tag{3-41}$$

CT 值的标尺由空气的 CT 值 = −1 000 HU 和水的 CT 值 = 0 HU 作为两个固定值标定,这样标定的依据是空气和水的 CT 值几乎不受 X 射线能量影响。CT 值的单位为亨氏单位(Hounsfield unit,HU),规定 μ_w 为能量是 73 keV 的 X 射线在水中的衰减系数,μ_w = 19.5 m^{-1}。式中 k 称为分度因子,按 CT 值标尺,取 $k=1\,000$,故实用的定义式应表示为

$$CT = \frac{\mu - \mu_w}{\mu_w} \times 1\,000 \text{ HU} \tag{3-42}$$

人体各组织(包括空气)CT 值为 -1 000 ~ 1 000 HU,即约有 2 000 个 CT 值。按 CT 值的定义,则水的 CT 值为 0 HU,空气的 CT 值为 -1 000 HU,人体中密度最高的骨皮质吸收系数最高,CT 值大约为 +1 000 HU,人体常见组织的 CT 值如表 3-4 所示。此外,需要注意的是,同一组织的 CT 值因扫描条件及邻近组织密度等因素的影响会有差异,例如,CT 扫描设备、扫描参数的差异都会对相同组织 CT 值的大小造成影响,因此,在根据病变组织不同阶段 CT 值判定疾病性质时,每阶段 CT 扫描时应采用同一型号 CT 设备在相同参数下进行扫描。

表 3-4 人体常见组织的 CT 值

组织	CT 值/HU	组织	CT 值/HU
密质骨	>250	肝脏	45 ~ 75
松质骨	30 ~ 230	脾脏	35 ~ 55
钙质	80 ~ 300	肾脏	20 ~ 40
循环血	12 ~ 45	脂肪	-20 ~ -100
凝固血	56 ~ 76	脑白质	20 ~ 34
肌肉	40 ~ 75	脑灰质	28 ~ 44

如果划分的体素内包含有几种不同的组织成分,则该体素的衰减系数 μ 应取所含各种组织成分的加权平均值(可表述成一个积分),因此,该体素的 CT 值应是衰减系数 μ 的加权平均值所对应的 CT 值。在这种情况下,此平均 CT 值不能准确地与各种组织成分的密度相对应,于是将可能产生部分容积现象(partial volume phenomenon)或部分容积伪像。

(2)灰度显示　所谓灰度是指黑白或明暗的程度,它是在图像画面上表现各像素黑白或明暗程度的量。从完全黑到完全白有无数多个不同的灰度。在图像画面上,是以灰度分布的形式显示 CT 影像。

如前所述,CT 图像的本质是衰减系数 μ 成像。通过计算机,对获取的投影数值进行一定的算法处理,可求解出各个体素的衰减系数值,从而获取衰减系数值的二维分布(即衰减系数矩阵)。再按 CT 值的定义把各个体素的衰减系数值转换为对应的 CT 值,于是就得到 CT 值的二维分布(即 CT 值矩阵)。此后,再把各体素(或说像素)的 CT 值转换图像画面上对应像素的灰度,就得到图像画面上的灰度分布。此灰度分布就是 X-CT 图像。可见,一个 CT 值对应一个灰度。在医学领域内 CT 机通常选用的 CT 值若按 2 000 个计算,则从理论上讲,相应的灰度值也应有 2 000 个,即从完全黑(对应 CT 值为 -1 000 HU)到完全白(对应 CT 值为 +1 000 HU)有 2 000 个不同的黑白或明暗分级。由

于这2 000个CT值可转变为图像画面上的2 000个灰度,所以CT图像是一个灰度不同且变化不连续的灰度分布图像。

5. X-CT图像后处理技术

经扫描而获取的像素CT值数字矩阵直接转换成的图像,往往不能直接被临床利用,还需对数字矩阵做再处理,才能转变为可利用的图像。图像的后处理技术就是应这样的实际需要而产生的。CT图像的后处理技术是根据一定的数学模型,应用计算机技术对已获取的像素CT值数字矩阵进行有的放矢地再加工处理,使图像能被方便识别辨认,以利快速地获取准确诊断信息的技术。对图像处理的好坏,也直接影响到对CT图像的评价。

(1) 图像后处理技术的种类　当成像系统获取图像的CT值后,把这些数据作为一个数据文件存储在存储器内,以备根据各种实际需要而对这些数据进行再加工和再处理,从而得到合适的图像,以利有效地读片。根据实际需求,图像后处理是利用编制的并固定在计算机内的各种后处理软件(即应用程序)来实现的,运行这些软件并计算出结果,就是完成了图像后处理的任务。所以,在实际使用中,只要学会各种图像后处理命令、参数设置及命令的执行,就可进行图像后处理。图像后处理技术包含如下一些种类:测量距离、角度,计算面积和体积;图像位移、旋转;窗口技术;图像的放大和缩小,多幅图像画面显示;测量或显示图像的任何位置的CT值;选择感兴趣区域;在感兴趣区域内进行统计学评价;图像画面中以某一基线做出镜面像;图像相加和相减;图像过滤;图像重建;等等。图像后处理技术的种类无论多少,其实质都是对检测出的CT值进行相应的数学变换和计算。

(2) 常见的图像处理技术

1) 窗口技术　如前所述,CT像是灰度分布图像,一个CT值对应图像平面上某一级灰度。如果使用的CT值按2 000个计算,则图像上从全黑到全白应能显示2 000个不同的黑白程度,即显示2 000个灰度等级。事实上不仅人眼的灵敏度分辨不出这么多的灰度分级,而且就显示器件来说也不能显示这么多的灰度。一般人眼在全灰度标(从完全黑到完全白)范围内,当两个像素的灰度对应的CT值相差60 HU时,才能分辨出它们具有不同的黑白程度,这相当于人眼在全灰度标内把从全黑到全白只能分成大约33个不同的黑白分级。可见,由于人眼对黑白程度的低分辨能力,将识别不出CT像已表现出来的许多生物信息。为弥补人眼的低灵敏度,并充分利用CT数字图像能表现出来的生物信息,CT机采用窗口技术解决这一问题。

所谓窗口技术(window technology)系指CT机放大或增强某段范围内灰度的技术,即把人体中与被观测组织的CT值范围相对应的灰度范围确定为放大或增强的灰度范围,把确定灰度范围的上限以上增强为完全白,把确定灰度范围的下限以下压缩为完全黑,这样就放大或增强了确定灰度范围内不同灰度之间黑白对比的程度。这个被确定为放大或增强的灰度范围叫窗口,放大的灰度范围上下限之差叫窗宽(window width,WW),放大灰度范围的中心灰度值叫窗位(window level,WL)。如果用CT值表示灰度,则放大灰度范围的上限CT_{max}和下限CT_{min}之差为窗宽:

$$窗宽 = CT_{max} - CT_{min} \tag{3-43}$$

上下限的算术平均值(中心 CT 值)则为窗位:

$$窗位 = \frac{CT_{max} + CT_{min}}{2} \quad (3-44)$$

例如,在观察脑部的血液(CT 值为 12 HU)及凝血(CT 值为 56~76 HU)时,把上限灰度定为 80 HU,下限灰度定为 0 HU,则在该案例中

$$窗宽 = CT_{max} - CT_{min} = 80 - 0 = 80 \text{ HU}$$

$$窗位 = \frac{CT_{max} + CT_{min}}{2} = \frac{80 + 0}{2} = 40 \text{ HU}$$

人体不同的病变组织需放大的窗口范围不同,为了加速窗宽和窗位的搜索和确定,CT 机设置了多种方法,如双窗法,可用两种窗宽窗位观察不同 CT 值范围的组织,如图 3-35 所示;也可设窗中窗以迅速捕捉到 CT 值范围不同的病变组织;还可在窗宽范围内重点强调某一范围内的 CT 值并给出明显的标记等。

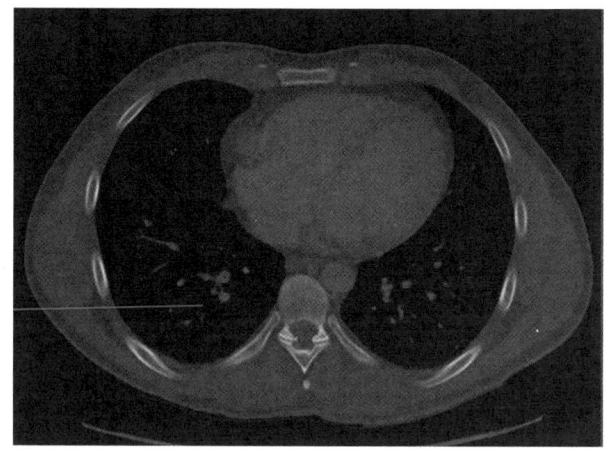

(a) 骨窗 $W = 2\,000, L = 500$

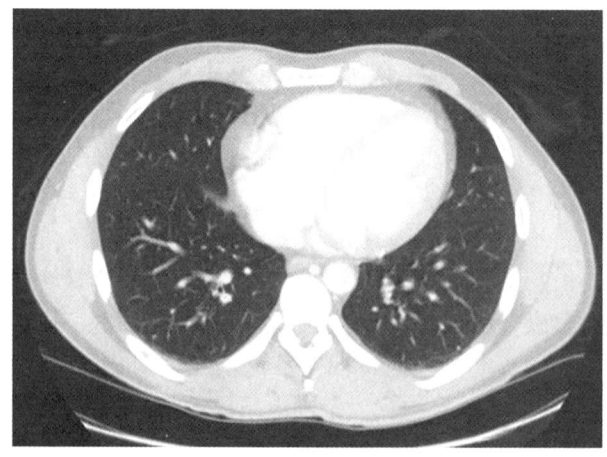

(b) 肺窗 $W = 1\,500, L = 500$

图 3-35 双窗法示意

如前所述,CT 机的显示器件(如荧光屏或胶片)不能显示非常多的灰度,只能显示有限的黑白分级。我们把 CT 机根据显示人体不同组织的 CT 值范围,在显示器上设置与之相应的灰度分级称为显示灰阶。于是,在全灰度标内按此划分的灰阶显示图像的黑白对比度。例如,当采用了 16 级显示灰阶时,这表示把图像从完全黑到完全白的黑白对比按平均分成 16 级不同的黑白进行显示。此时,若某被测人体组织的 CT 值范围选定为 320 HU 或 160 HU 时,则可得出在上述的 CT 值范围内每一显示灰阶所代表的 CT 值跨度分别为 20 HU 和 10 HU。本例实际上是选择了两种不同的窗宽。显然,后者的每一级显示灰阶所代表的 CT 值跨度同前者相比要小,这说明后者窄窗宽的 CT 值的分级细,可分辨的 CT 值差为 10 HU,即两种组织的 CT 值之差在 10 HU 及 10 HU 以上时可分辨出来(前者则需 20 HU 及 20 HU 以上)。窄窗宽显示的 CT 值范围小,意味着每级灰阶代表的 CT 值跨度小,对组织或结构在密度差异之间显示的黑白对比度大,这有利于对低密度组织或结构(如脑组织)的显示;反之,宽窗宽的每级灰阶代表的 CT 值跨度大,对组织或结构在密度差异之间显示的黑白对比度小,适用于密度差别大的组织或结构(如肺、骨质等)的显示。

对于窗位的选择,应根据观察组织 CT 值的数值范围,并兼顾其他结构而选用适当的窗位。可见,临床实践中合适地选择窗宽和窗位很重要,窗宽和窗位的选择将影响 CT 图像的质量,图 3-36 表示了某一选定的窗宽、窗位及显示灰阶。

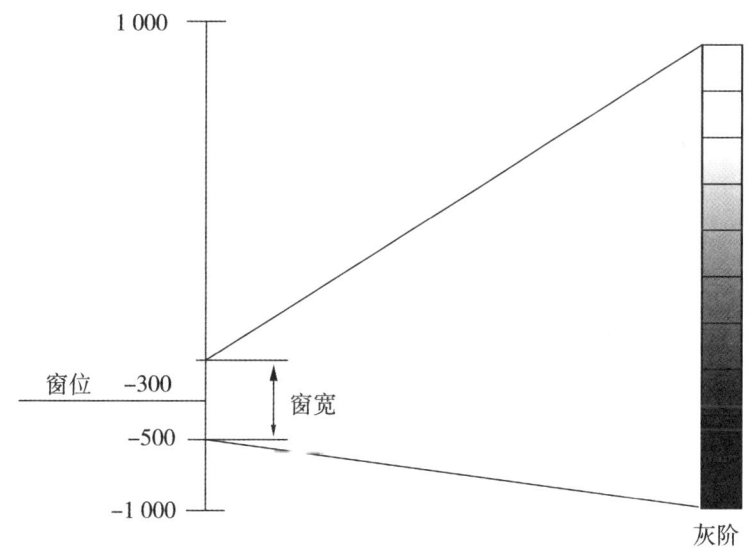

图 3-36 窗宽、窗位与灰阶

此外,还应明确一个问题,即窗口技术纯属一种显示技术。合理地使用窗口技术,目的是获取组织或结构上差异的最佳显示效果且不丢失有用信息,但并不改变人体组织或各部分结构上的真实差异。

2)图像的再加工处理 图像的再加工处理包括图像的加、减、过滤、局部放大或缩小、直方图处理等多种形式。对图像进行的再加工处理的本质,是根据需要采用一定的数学模型对图像进行变换。实际中对图像作再加工处理的变换往往是为了能更好地读片。下面就几个图像再加工处理的基本原理做一简单介绍。

①图像的过滤　图像的过滤是在图像的数字矩阵获取以后，根据需要采用不同的数学模型对图像进一步处理的一类方法。图像过滤的基本原理是在处理图像矩阵中的每一像素值时，都要考虑该像素和与之邻近的像素的关系，并通过不同数学计算得出该像素的新数值。例如对一典型的 3×3 图像矩阵像素值的平滑处理等。设 E 为某点处要处理的像素值，E' 为经处理后的像素值，如图 3-37 所示。

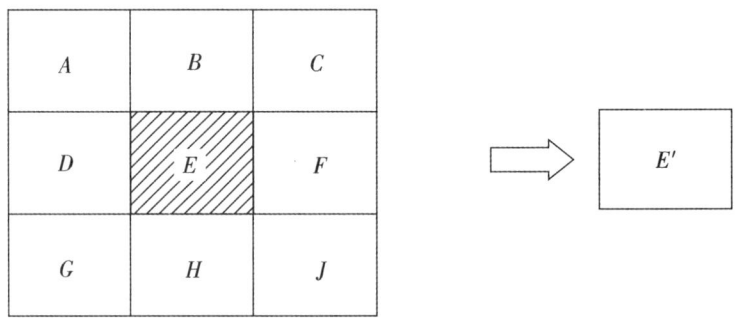

图 3-37　图像矩阵滤波处理

选用不同的滤波公式可完成不同的相应滤波计算。

平滑滤波：
$$E' = \frac{1}{16}(A + 2B + C + 2D + 4E + 2F + G + 2H + J) \quad (3\text{-}45\text{a})$$

平均平滑滤波：
$$E' = \frac{1}{8}(A + B + C + D + E + F + G + H + J) \quad (3\text{-}45\text{b})$$

轮廓滤波：
$$E' = 2\sqrt{[(A + B + C) - (G + H + J)]^2 + [(A + D + G) - (C + F + J)]^2} \quad (3\text{-}45\text{c})$$

边缘增强滤波：
$$E' = \frac{1}{2}(-2A + B - 2C + D + 6E + F - 2G + H - 2J) \quad (3\text{-}45\text{d})$$

阴影滤波：
$$E' = -A - B - C + D + 3E - F + G + H + J \quad (3\text{-}45\text{e})$$

按上述滤波公式计算图像矩阵中每一点的像素值，则可以达到图像过滤的效果。若把上述滤波公式中某些像素点的参数设计成变化参数时，并按需要来改变这些参数，则可进一步增加图像过滤的灵活性。

②图像的放大和缩小　图像放大和缩小的目的是要扩展或缩小显示视野。图像的放大和缩小可采用简单的数学计算方法进行。如果将图像数字矩阵设为与显示图像矩阵一一对应时，图像显示既没放大也没缩小；如果从图像矩阵选出一部分图像数据，并扩

展到与原来的显示图像矩阵一一对应时,就达到了放大显示图像的目的。

将小的图像数据矩阵扩展成大的显示图像矩阵时会造成数据与图像矩阵不对应,即缺少一些数据,这将产生数据的间断,在图像上表现为不连续变化的图像线段,出现图像粗糙现象。为解决上述问题,可采用图像处理的数据插值方法,将小的数据矩阵进行插值来增多数据矩阵的数据,使数据矩阵的数据量能与显示图像矩阵相对应,这就会使显示图像变得平滑。插值的最简单方法是两点平均插值,如图3-38所示,在 a 和 b 两点中间插 a 与 b 的平均值 c,即:

$$c = a + \frac{b-a}{2} \tag{3-46}$$

同样道理,若把图像缩小时将产生图像数据多于显示 x 图像矩阵的数据,于是可采用数据压缩的办法,如将图3-38中图像数据中的 a、c、b 三点数据压缩为两点数据 a 和 b,使原来的数据图像矩阵在显示图像上不产生大的失真。

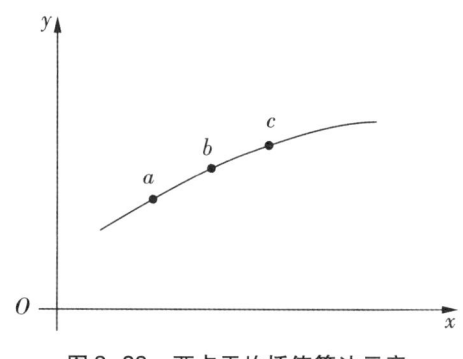

图3-38 两点平均插值算法示意

以上的数据插值和数据压缩是图像处理中最常用的一种方法,对于比较复杂的图像则采用比较复杂的数据插值和数据压缩方法。无论采用什么数学手段进行数学变换,都应以不产生图像明显失真为原则。

除了上述提到的一些图像后处理技术外,还可以在CT图像上任意确定医生感兴趣的区域,为了解决CT图像对不同诊断的要求,还有许多其他的处理功能,这里暂不赘述。

(三)螺旋CT

螺旋CT(spiral CT,SCT)是CT技术的新进展,和常规的轴向扫描CT不同,螺旋扫描是病人的匀速直线运动和X射线管的匀速旋转运动的合成运动扫描方式。螺旋扫描的路径为一条螺旋线,扫描采集到的数据称为螺旋数据。SCT的优点是单次屏住呼吸就可完成整个检查部位的扫描,且可以在任意想要的位置上重建图像。

螺旋CT技术发展很快,从单源螺旋CT(single-slice,SSCT)迅速发展到了双螺旋、4层、8层、16层、32层、64层、128层甚至256层螺旋CT。

从某种意义上讲,螺旋CT是对第三代CT的发展,它利用滑环技术将第三代CT的往复旋转扫描方式变成了单方向连续旋转扫描方式,并利用检查床的同步匀速直线运动,获得螺旋状的扫描轨迹,再采用特殊的重建方法获得横断面、投影及三维图像。

SCT 的扫描速度比传统第三代 CT 快得多,目前已实现了单层面亚秒扫描,最快的单层扫描时间可小于 0.35 s。由于扫描速度的提高,使 SCT 的时间分辨力越来越高。图 3-39 给出了螺旋 CT 扫描的基本结构和扫描轨迹。

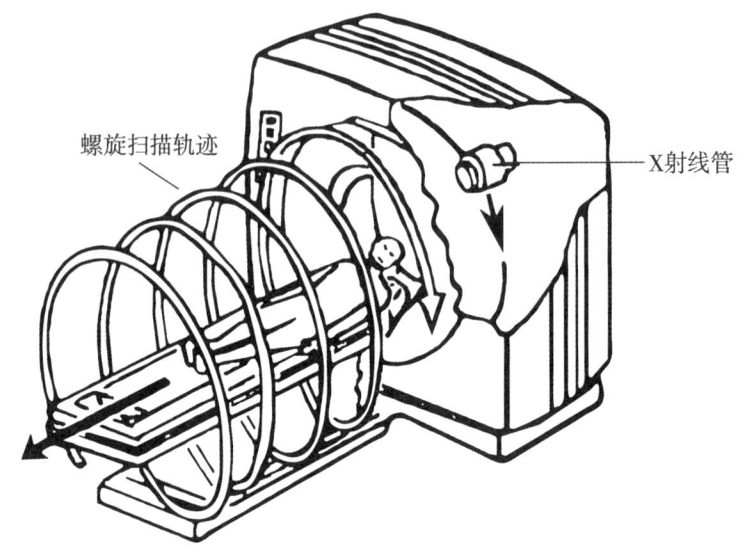

图 3-39 螺旋 CT 装置示意

1. 单源螺旋 CT

(1) 单层螺旋 CT 螺旋 CT 扫描是在滑环扫描技术基础上发展起来的新型扫描技术,实现了由二维解剖结构图像进入三维解剖结构图像的飞跃。螺旋 CT 的重要突破在于使用了滑环技术,去掉了常规 CT 旋转扫描过程中的电缆,如图 3-40 所示。

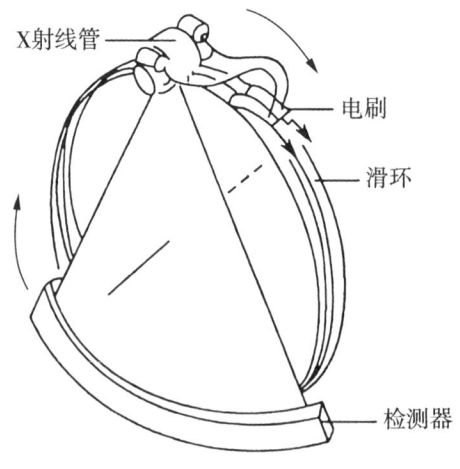

图 3-40 滑环结构示意

因此,螺旋 CT 采集数据的扫描方式变为 X 射线管向一个方向连续曝光,同时检查床同步匀速移动进行扫描,连续采集人体的容积数据,进行各个扫描层面图像的重建。它是一种容积扫描,如图 3-41 所示,其扫描轨迹是螺旋线。采集的数据是一个连续的螺旋形空间内的容积数据,获得的是三维信息,因而也称为容积 CT(volumetric CT)扫描。

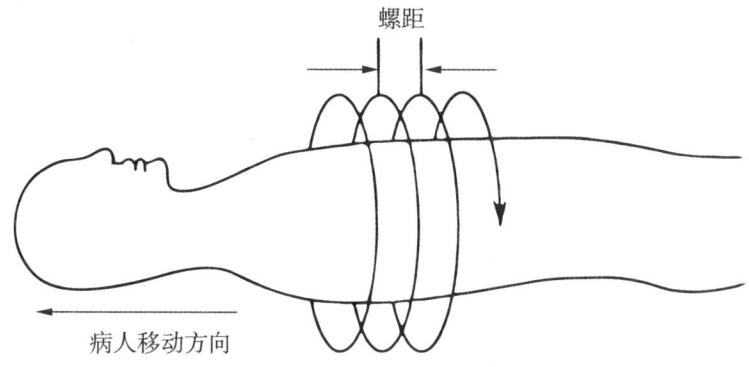

图 3-41 螺旋扫描轨迹示意

螺距(pitch)是一个描述螺旋扫描方式的新参数,它定义为扫描架旋转一周的进床距离与透过检测器的 X 射线束厚度的比值,是一个量纲为 1 的量。计算式为

$$\text{pitch} = \frac{d}{S} \tag{3-47}$$

式(3-47)中,d 为扫描架旋转一周的进床距离;S 为透过检测器的 X 射线厚度。在单层螺旋 CT 中,X 射线束厚度等于检测器准直宽度,即等于采集层厚。

螺距不但决定 CT 的容积覆盖速度,还影响图像质量。使用较小的螺距可以增加原始扫描数据量,提高重建断层图像的质量,但增加了扫描时间和受检体的辐射剂量。使用较大的螺距,可以在相同的时间内增加扫描范围,缩短曝光时间,但所获得的原始扫描数据量减少,重建图像质量下降。螺距选择通常介于 1 和 2 之间,以便获得较快的扫描速度并降低辐射剂量。螺距小于 1 时,类似于非螺旋方式的重叠扫描,一般在对图像质量要求较高时采用。

螺旋 CT 扫描与常规 CT 扫描相比,其主要优点:①提高了扫描速度,整个器官或一个部位一次屏气下完成,不会遗漏病灶,并减少运动伪影;②由于是容积扫描,即对人体的某一区域做连续的扫描,获得的是某一区域的连续数据(容积数据),在体层与体层之间没有采集数据上的遗漏,因而提高了二维和三维重建图像的质量;③根据需要任意回顾性重建图像,无层间隔大小的约束和重建次数的限制;④单位时间内的扫描速度提高,提高了增强 CT 检查时对比剂的利用率。

(2)多层螺旋 CT　传统 CT 机是 X 射线管和检测器绕人体旋转一周获得一幅人体断层图像,而多层螺旋 CT(multi-slice CT,MSCT)机则旋转一周可以获得 2 幅以上图像。MSCT 同单层螺旋 CT 相比,除了在 z 轴方向的检测器设置以及数据采集系统(data acquisition system,DAS)不同外,图像重建算法、计算机系统等多个方面都有较大改进。检测器在 z 轴方向的数目已经从一排增加到几排、几十排甚至上百排,又称多排检测器 CT(multirow detector CT)。目前检测器的排列方式有两种类型:一种是均等分配的等宽型(对称型排列),即在 z 轴方向的多排检测器的宽度是一致的;另一种是检测器的宽度不均等分配的非等宽型（非对称型排列）。多排检测器示意如图3-42所示，(a)为16排检测器，检测器宽度为1.25 mm；(b)为34排检测器，靠中央四排宽度为0.5 mm，其他30排宽度均为1 mm；(c)为8排检测器，从中央向两边宽度分别为1 mm、1.5 mm、2.5 mm、5 mm。

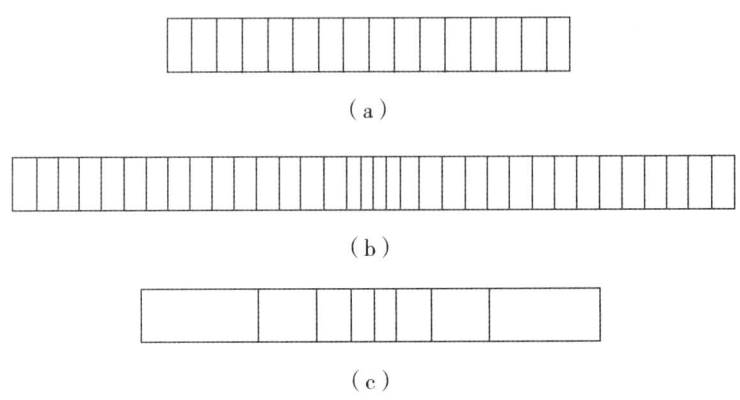

图3-42　多排检测器示意

等宽型和非等宽型检测器各有其特点：等宽型检测器组由于检测器宽度均等，检测器的组合比较灵活，层厚改变方便；而非等宽型检测器组则由于检测器数量少，相对应的检测器间隔少，对X射线的吸收就少些，提高了X射线利用率，可降低X射线的曝光剂量。

在单层螺旋CT中，通过准直器后的X射线束为薄扇形，因为在z轴方向仅有一排检测器接收信号，故X射线束的厚度等于层厚。在MSCT中，由于z轴方向有多排检测器接收信号，并有4组以上数据采集通道，故X射线的厚度等于多个层厚之和，覆盖检测器z轴的总宽度，可达20 cm或32 cm，使X射线的利用率大大提高。

单层螺旋CT由于z轴方向只有一排检测器，因此其层厚是通过前准直器改变X射线束的厚度完成的，使线束的厚度等于层厚。多层螺旋的层厚不仅取决于X射线束的厚度，而且取决于不同检测器阵列的组合，因此，其层厚是由X射线管端和检测器端的两个准直器共同完成的。由前准直器调节X射线束的厚度，将X射线调节成可利用的锥形束，再由后准直器调节覆盖范围与数据采集通道一起完成多层面CT要求的层厚。

多层面CT应用了多排检测器阵列，X射线束被多排检测器分为多束更细的X射线，因此，多层面CT的螺距为：

$$\text{pitch} = \frac{d}{M \cdot S} \tag{3-48}$$

式(3-48)中，d为扫描架旋转360°时的进床距离，S表示层厚，M表示扫描一周获得图像的层数，$M \cdot S$为透过检测器的X射线束厚度。当$M=1$时，则公式中pitch实际上就是单层螺旋CT的螺距。

MSCT的图像重建算法主要采用两种：优化采样扫描（optimized sampling scan）和滤过内插法（filter interpolation）。优化采样扫描是通过调整采样轨迹的方法来获得补偿信息、缩短采样间隔、增加 z 轴上的采样密度来获得图像质量的改善。滤过内插法基于多点加权非线性内插法，即通过改变滤过波形和宽度来自由调整切层轮廓外形的有效层厚及图像噪声，实现 z 轴方向的多层重建。

MSCT 可重建出高质量的三维图像，与单层螺旋 CT 相比有以下优点。

1）提高了 X 射线利用率　MSCT 的 X 射线管输出的 X 射线可多层同时利用，提高了效率，四层螺旋 CT 一次曝光可以获得 4 层图像，使得 X 射线利用率提高到单层扫描的 4 倍；扫描周期仅为单层螺旋 CT 的 1/4，曝光时间缩短；降低了 X 射线管的热量积累，减少了散热等待，延长了 X 射线管的使用寿命。

2）扫描速度更快　由于 MSCT 旋转一周可以产生 4 层或更多层的图像，其扫描速度可达单层螺旋 CT 的 4 倍以上；对相同的曝光时间、螺距和检测器宽度，四层螺旋 CT 可覆盖的扫描范围可达单层螺旋 CT 的 4 倍以上；扫描速度的提高，无疑减少了扫描时间，提高了检查的速度，单位时间内可以检查更多受检体。

3）提高了时间分辨力　单层螺旋 CT 扫描一周的时间通常是 1 s，而 MSCT 可提供旋转一周时间 0.5 s 甚至更快的转速，是单层螺旋 CT 的 2 倍以上，目前使用的 64 层螺旋 CT 的旋转一周时间最快可达 0.33 s；旋转时间的缩短明显提高了时间分辨力。

4）提高了 z 轴空间分辨力　MSCT 单个检测器的宽度从 0.5～5.0 mm 不等，最薄扫描层厚达到 0.5 mm，提高了 z 轴的空间分辨力，实现各向同性分辨力；达到各向同性分辨力的成像可以任意角度重建图像，也可以从一个容积扫描中选择不同的平面或方向成像而没有图像质量的下降，并且无需重新扫描增加放射剂量。

2. 双源螺旋 CT

目前，单源 CT 的时间分辨率未能突破 100 ms，对于心脏检查而言，只有心率较低、心率平稳的患者才适合做心脏的 CT 检查。因此必须提高 CT 的扫描速度才能满足临床实践需要，这样双源 CT（dual source computed tomography，DSCT）便应运而生。DSCT 在 64 层 CT 技术基础上，通过两个 X 射线源和两套检测器来采集数据，全面拓展了 CT 的临床应用。

DSCT 的两只 X 射线管在 xy 平面上间隔 90°，各有 40 排检测器的两个检测器组分别固定于对侧，其中一个弧度约为 60°、50 cm 扫描直径的主检测器组，另一个弧度约为 32°、26 cm 扫描直径的辅助检测器组。两个检测器组均采用不对称模式，即中间是准直为 0.6 mm 的 32 排宽度的检测器，而两边各有 4 排宽度为 1.2 mm 准直的检测器，如图 3-43 所示。机架旋转 90°，即可获得 180°的数据，使单扇区采集的时间分辨力达到 83 ms。即使在最快的扫描和进床速度下，也能确保极佳的图像质量。

DSCT 具备 80 cm 的大孔径和 200 cm 的扫描范围，即使进床速度高达 87 mm·s^{-1} 仍可获得小于 0.4 mm 的各向同性分辨力，重建出逼真的图像，并能清晰显示微小的解剖结构，心脏 CT 不再受心率的影响。DSCT 采用双能量技术，扫描时两个 X 射线管的管电压分别为 80 kV 和 140 kV，可同时采集高能和低能的数据。该新型探头由多层检测器和滤线层组成，能够同时探测低能和高能 X 射线，两种射线同时成像可极大提高对组织特征的分辨力，全自动减影算法还可以将血管与骨骼相分离。

尽管 DSCT 系统采用了两套 X 射线管和两套检测器，但在心脏 CT 扫描中的放射剂

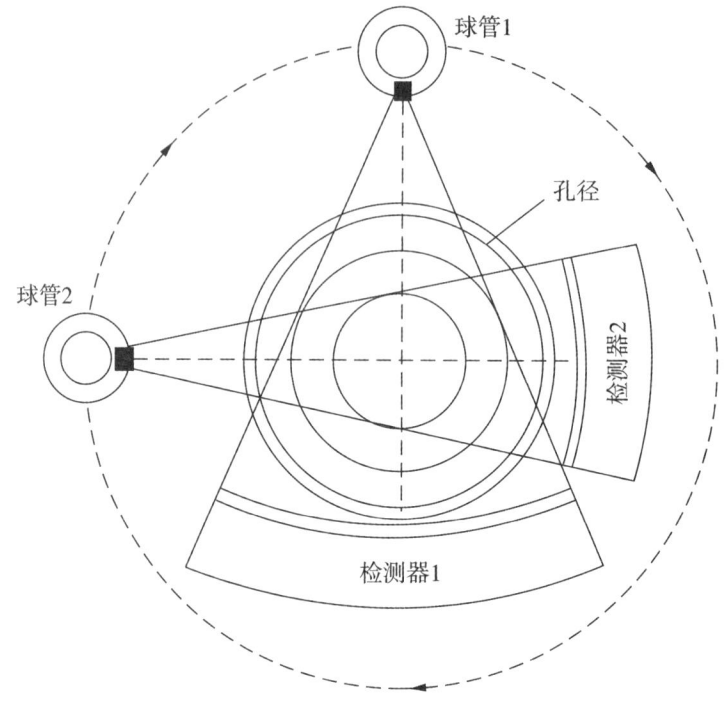

图 3-43 双源螺旋 CT 装置示意

量却只有常规 CT 的 50%。这是由于其具备很高的时间分辨力,能够在一次心跳过程中采集心脏图像,从而降低扫描过程的使用剂量。当然,DSCT 并不是必须同时使用两个射线源,在常规检查或非心脏冠状动脉检查时只需使用一个射线源,这时 DSCT 的作用与原有的 64 层 CT 作用相似。

四、CT 在临床的应用

CT 从 20 世纪 70 年代问世以来,近年来在机器设备、检查技术及临床应用等方面取得了巨大的进步,目前 CT 设备在我国已经相当普及。由于 CT 拥有远超传统 X 射线的成像能力,对临床诊疗工作有着非常重要的作用。

1971 年,英国伦敦阿特金森-莫利医院,工程技术专家豪斯菲尔德与神经放射学家阿姆勃劳斯合作,首次成功获得了第 1 张脑肿瘤 CT 照片,为 1 名英国女性诊断脑肿瘤,自此医学影像诊断步入了 CT 时代。该发明在当时受到了医学界的高度重视,其突破了 X 射线成像的局限性(即仅可分辨人体 4 种组织:气体、脂肪、软组织和骨质),解决了占位性病变(即肿瘤性病变)的诊断难题。临床医师可通过 CT 检出 X 射线检查无法发现的占位性病变。从第 1 代头颅 CT 到第 3 代全身 CT,从传统 CT(第 1 代至第 4 代)到多排螺旋 CT,CT 的每一步技术革新都推动了临床影像诊断的进展。尤其是螺旋 CT 的问世,这是 CT 发展过程中的又一个巨大革命,使连续血管造影检查成为可能。例如,螺旋 CT 可用于肺动脉栓塞诊断,连续体层扫描的图像结果经过后处理拼接技术可以直观地显示血管栓塞,CT 应用的最大进展应属可用于心脏冠状动脉的检查。1998 年,多层螺旋 CT(4 排、8 排、16 排、64 排、双源 CT、320 排等)的出现再次扩展了临床应用范围(特别是心血管病检查)和有效降低患者接受的 X 射线剂量。其临床应用包括动态增强扫描(如肝细胞癌等)、心脏检查、血管成像、组织灌注和图像后处理等。由于多层螺旋 CT 一周次可同时获得多个层面的图像,可清晰捕捉心脏运动时的冠状动脉图像。今后 10 年,CT 将能够更细微地看到冠脉斑块。在血管成像应用上,无创性血管成像(CTA、MRA)发展迅速,其已作为大部分血管病变的筛查方法,取代诊断性的有创血管造影。有研究报告指出,无创性血管成像可能成为血管病变的诊断金标准。

(一)CT 诊断的适应证

CT 诊断应用于各系统疾病有以下特点及优势。

1. 神经系统病变

CT 检查对中枢神经系统疾病的诊断价值较高,应用普遍。颅脑外伤、脑梗死、脑肿瘤、炎症、变性病、先天畸形等,为应用最早的人体系统,尤其是创伤性颅脑急症诊断中属于常规和首选检查方法,可清楚显示脑挫裂伤、急性脑内血肿、硬膜外及硬膜下血肿、颅面骨骨折、颅内金属异物等,而且比其他任何方法都要敏感。CT 诊断急性脑血管疾病如高血压脑出血、蛛网膜下腔出血、脑动脉瘤及动静脉畸形破裂出血、脑梗死等有很高价值,急性出血可考虑作为首选检查。

2. 心血管系统病变

心及大血管的 CT 检查,尤其是后者,具有重要意义。心脏方面主要是心包病变的诊断,心腔及心壁的显示,可用于心包肿瘤、心包积液等的诊断。由于扫描时间一般长于心动周期,影响图像的清晰度,诊断价值有限。但冠状动脉和心瓣膜的钙化、大血管壁的钙化及动脉瘤改变等,CT 检查可以很好地显示。

3. 胸部病变

随着高分辨力 CT 的应用,日益显示出 CT 检查对胸部疾病的诊断的优越性。通常采用造影增强扫描以明确纵隔和肺门有无肿块或淋巴结增大、支气管有无狭窄或阻塞,对原发和转移性纵隔肿瘤、淋巴结结核、中心型肺癌等的诊断很有帮助,可以显示肺内团块与纵隔关系,对显示肺部病变有非常满意的效果,对肺部创伤、感染性病变、肿瘤等均有很高的诊断价值。

4. 腹部器官病变

对于实质性器官肝脏、胆囊、脾脏、胰腺、肾脏、肾上腺等显示清晰,对于肿瘤、感染及创伤能清晰地显示解剖的准确部位、病变程度,对病变分期等有较高价值。有助于临床制订治疗方案,尤其对于手术科室的手术定位有重要意义,对腹内肿块的诊断与鉴别诊断价值较大。胃肠病变向腔外侵犯以及邻近和远处转移等,CT 检查也有很大价值。当然,胃肠管腔内病变情况主要仍依赖于钡剂造影和内镜检查及病理活检。

5. 盆腔脏器病变

盆腔器官之间有丰富的脂肪间隔,能准确地显示肿瘤对邻近组织的侵犯,因此 CT 已成为卵巢、宫颈和子宫、膀胱、精囊、前列腺和直肠肿瘤的诊断,临床分期和放射治疗设计的重要手段。

6. 骨与关节病变

骨、肌肉内细小病变，X射线平片常被骨皮质遮盖不能显示；结构复杂的骨、关节，如脊椎、胸锁关节等；X射线可疑病变，如关节面细小骨折、软组织脓肿、髓内骨肿瘤造成的骨皮质破坏，观察肿瘤向软组织浸润的情况等；对骨破坏区内部及周围结构的显示，如破坏区内的死骨、钙化、骨化以及破坏区周围骨质增生、软组织脓肿、肿物显示明显优于常规X射线平片。骨关节疾病，多数情况可通过简便、经济的常规X射线检查确诊，因此使用CT检查相对较少，对于关节软骨、韧带、半月板、滑膜等则以行MRI检查为宜。

7. 肝脏病变

CT检查对于肝内点位性病变、原发性肝癌或转移性肝癌的形态、轮廓以及坏死、出血、生长方式等都可以显示，还可以了解胆、胰、肾等脏器的情况，所以慢性肝炎、肝硬化并存在可疑病变或肝癌的病人，则有做CT检查的必要。例如，CT灌注成像可用于弥漫性肝病诊断，对肝硬化的病人测量肝动脉的灌注量和灌注指数，评价肝硬化的程度。

(二) 发展趋势

目前CT已发展成为医院必备的诊断仪器，并正向"分子影像学"和"功能影像学"迈进。从临床角度来看，目前普遍认为影像学的发展将从单纯显示形态的解剖图像逐渐走向功能学图像。

1. 三维图像重建

采用CT扫描并利用计算机处理可重建获得三维图像，这比二维图像具有更高的诊断价值，对复杂解剖部位如头颅、脊柱及膝关节等的病灶提供精确定位，有利于手术和放疗计划的进行。并且MSCT的三维图像重建更加方便快捷，且能够大幅度提高Z轴分辨力。

2. 血管成像

CTA（computed tomographic angiography）是一种血管造影技术与CT快速扫描相结合，应用计算机三维重建来显示血管结构的成像技术。CTA能在血管内对比剂高峰期获得大型薄层扫描图像，并采用特殊重建方法，显示血管的解剖细节。它是一种无创伤性的临床评价血管疾病的方法。目前SCT，特别是MSCT的CTA用于颅脑，可较好地评价颅内动脉瘤、估计颅内血管与肿瘤的关系；用于腹部可进行腹腔动脉、肾动脉狭窄的检查；用于冠脉则可较好地诊断冠心病。

3. CT引导介入治疗

由于CT成像快、图像清晰，可即时清楚地显示病灶与周围组织结构的关系，因此可在CT引导下进行介入诊断与治疗。例如在CT引导下的胸部穿刺活检，对确定病灶性质具有重要意义。

4. 仿真内镜

CT仿真内镜成像是利用计算机软件功能将SCT容积扫描获得的图像数据进行后处理，重建空腔内表面的立体图像，再通过回放获得仿真内镜效果。SCT内镜成像能获得喉、气管、支气管、结肠、鼻腔甚至主动脉腔内膜的仿真内镜图像，不仅能显示腔内病灶的形态，还能从梗阻远端观察情况，因此CT仿真内镜提供了一种无创伤性的诊断方法。

5. 放疗计划

CT 的另一个重要用途是放射治疗。通过 CT 可对肿瘤位置准确定位,确认肿瘤对放疗的敏感性,监视放疗的效果等。用于治疗的 CT 图像对空间分辨力和密度分辨力的要求比诊断用 CT 图像高,这是因为诊断往往只需确定肿瘤的有无,而治疗却要十分精确地确定肿瘤的位置、密度及其尺寸大小。肿瘤的密度通常与周围组织非常接近,这就要求 CT 的密度分辨力高,以便清晰地显示肿瘤边缘。CT 与 X 射线、MRI 设备的成像比较如表 3-5 所示。

表 3-5　X 射线、CT、MRI 设备成像比较

项目类别	X 射线机	CT 机	MRI
成像方式	直接成像,可简单分为透视和摄影两种成像方式	利用计算机重建技术计算体层中各体元的衰减系数,重建体层解剖图像	利用计算机重建技术计算体层中各体元的质子自旋变化信号,重建出解剖图像及一定程度上的生理生化信息
辐射特点	锥形束检查;X 射线质软,吸收多穿透少;辐射剂量较大	扇形束检查;X 射线质硬,吸收少穿透多;辐射剂量较大	利用射频脉冲激励,无辐射损伤
成像效果	重叠影像,对厚的或密度高的组织成像欠清晰	体层图像,图像清晰,解剖位置确定,空间分辨力较高	图像清晰,解剖位置确定,对比度分辨力高,可任意方向体层成像

五、CT 的发展

1971 年,在豪斯菲尔德博士与其同事们的不懈努力下,第一台 CT 在 EMI 公司诞生,并与英国的阿特金逊-莫利(Atkinson-Morley)医院的阿姆布劳斯(Ambrose)共同完成了临床试验。1972 年,豪斯菲尔德和阿姆布劳斯在英国放射学年会上发表正式论文,宣告了 CT 的诞生;同年 11 月,他在 RSNA 年会上向全世界宣布了他的研究成果。CT 的发明被认为是"自从伦琴 1895 年发现 X 射线以来,在放射医学、医学物理和相关学科领域里,没有能与之相比拟的发明"。

1974 年,美国乔治城大学(George Town University)医学中心工程师兰德利(Ledley)设计出了全身 CT。从第一台 X-CT 机出现以来的 20 多年的时间里,CT 技术经历了几代更新,先后出现了螺旋 CT、MSCT 和 UFCT 等,使扫描速度和成像质量获得明显提高。

1. 第一代 CT

第一代 CT 机由一个 X 射线源和一个闪烁晶体探测器组成,它多用于头部,采用的扫描方式为平移+旋转(translate+ rotate,T+R)。如图 3-44 所示,X 射线管与探测器组合成一体,X 射线管产生的 X 射线束穿过病人头部,经准直器对准另一端的探测器,并被探测器接收。X 射线对观察断面进行一次平移扫描,得到一组投影值;然后 X 射线源和探测器随机架旋转 1°,做第 2 次平移扫描,探测器输出另一组投影值;再转动 1°,做第 3 次平

移扫描,直到旋转180°。如果所观察的断面是由160×160=25 600个体素组成,每平移扫描一次可获得160个投影值。经过180°的旋转后,总共可获得了180×160=28 800个投影值,可以列出28 800个方程。显然用28 800个方程求解25 600个未知数是足够了,求解与测量数据数目相等的联立方程,即可从这些联立方程中,计算出各个点的CT值,然后以灰阶形式表现在对应的显示单元上。

在第一代CT中,病人的头部被放置在一个圆形橡胶帽中。这是为了确保X射线的路径穿过水或病人的头部区,避免X射线束穿过空气,使得在水袋中产生的病人头部影像干扰比较小。这种平移加旋转的扫描方式结构的缺点是采集数据的时间长,扫描一个断层需要3~5 min,重建一幅图像的时间为5 min。所以在做CT检查时,计算机重建上一幅图像的同时采集下一幅图像的投影数据,如果病人需要扫描6个层面,则需要约35 min的时间。因此很难用于全身扫描,但是对于相对稳定的头部扫描还是基本可用,但由于扫描时间较长,被检者不自主地移动将使图像产生运动伪影,目前已被淘汰。

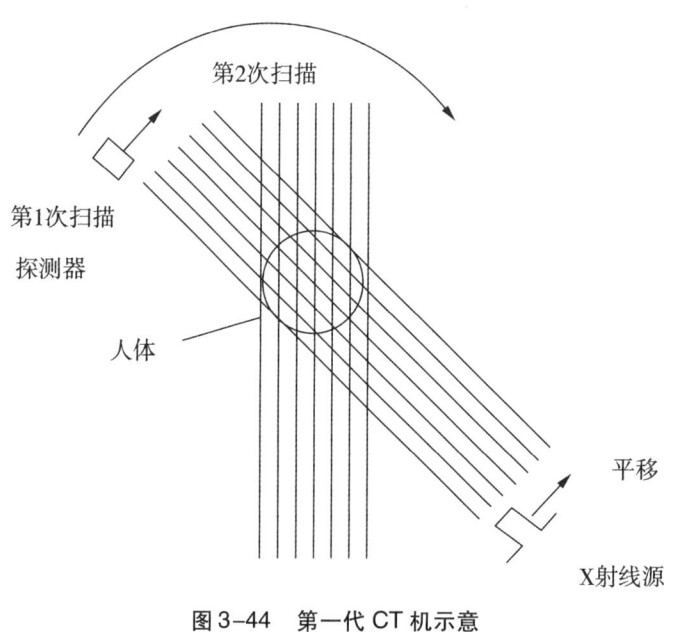

图3-44 第一代CT机示意

扫描是CT机为重建图像而进行数据采集所使用的物理技术。扫描是通过扫描装置来完成的。扫描装置主要包括X射线管、扫描床、检测器和扫描架等。X射线管和检测器固定在扫描架上组成扫描机构,它们围绕扫描床上的受检体进行同步扫描运动,这种运动形式称为扫描方式。

2. 第二代CT

第二代CT也是采用平移加旋转(T+R)的扫描方式,与第一代相比,所不同的是采用一个小角度(5°~11°)的窄扇形X射线束和多个探测器阵列(8~30个)来代替单一的探测器,如图3-45所示。由于使用了多个探测器,因此在每一个X射线发射位置上可以同时检测到多个投影值,每次平移扫描后的旋转角由1°提高至3°~30°,这样可以减少扫描运动的次数,当旋转180°时,扫描时间就缩短到20~90 s。但这个时间对于扫描腹部器官来说,仍然不可避免产生运动伪影,只能在被检者屏气时进行扫描。扇形 X 射线束虽然可以照射更大的体积范围,但同时也产生了更多的散射线,且部分 X 射线照射在探测器的间隔中没有得到有效利用。此外,第二代 CT 要求每个探测器的性能和灵敏度必须一致,以避免产生投影数据误差。

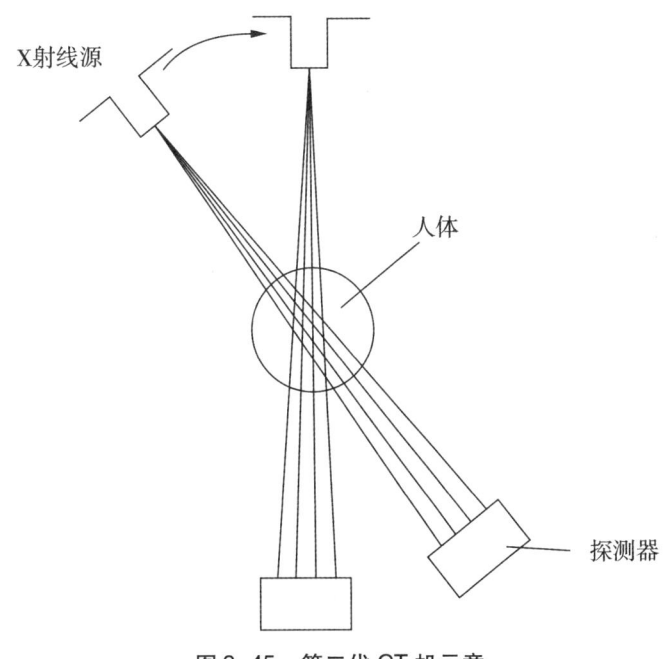

图 3-45　第二代 CT 机示意

3. 第三代 CT

T+R 扫描方式限制了扫描速度的进一步提高。为缩短扫描时间,第三代 CT 取消了平移运动,只使 X 射线管和探测器同时围绕病人中心做旋转运动,即采用旋转+旋转(R+R)的扫描方式,从而进一步缩短了扫描时间。第三代 CT 机中的扇形 X 射线束张角达到 30°~45°,可以覆盖整个被扫描体的截面,探测器的数目大幅增加,达到 300~600 个,X 射线源与探测器围绕一个公共轴旋转,因此不必再做平移扫描,如图 3-46 所示,所以扫描速度很快,可以缩短至 2~9 s。最新的第三代 CT 机,扫描一层所需的最短时间为 1.3~1.4 s,它主要用于全身扫描,是目前 X-CT 机采用的主要扫描方式。

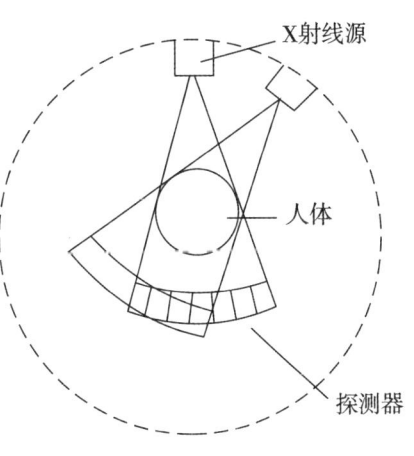

图 3-46　第三代 CT 机示意

4. 第四代 CT

第四代 CT 有更多的探测器(600~2 000 个),固定安装在 360°的圆周上,扫描时,探测器固定不动,而 X 射线管旋转,扫描方式是静止+旋转(S+R)。其扇形角较大,扫描速度更快,单幅图像的数据获取时间缩短至 1~5 s,如图 3-47 所示。其缺点是对散射线极其敏感,故在每只探测器旁加一小块翼片作准直器;但这却浪费了空间,降低了探测器的几何效率,从而增加了病人的辐射剂量。

第四代 CT 的探测器数量多,提高了设备成本,浪费大(在扫描过程中只利用了扇形束照射部分的探测器)。与第三代 CT 相比,第四代 CT 采用了反扇束采集技术,将探测器作为基点来对应能够覆盖扫描范围的 X 射线束,可以有效地避免环形伪影的产生,除此之外,其他没有明显的优势。只有极少数厂家生产第四代 CT,且装机数量也很少。

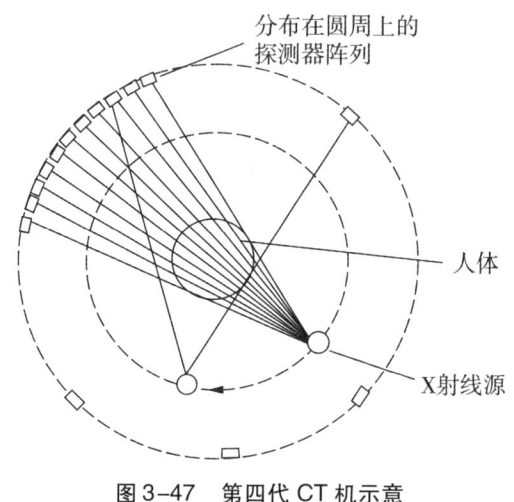

图 3-47　第四代 CT 机示意

5. 第五代 CT

第五代 CT 的扫描方式是 X 射线管和探测器都是静止的,即静止+静止(S/S)的扫描方式。它可分为超高速 CT(UltraFast CT,简称 UFCT)和动态空间重建机(dynamic spatial reconstructor,DSR)两类。

(1) 超高速 CT　超高速 CT 又称为电子束 CT(electronic beam tomography,EBT),其结构与前四代 CT 明显不同,如图 3-48 所示。它采用一个大型特制的扫描电子束 X 射线管,在扫描机的一端安装电子枪,所产生的电子束经加速、聚焦和磁偏转后轰击四个紧挨着的半环状钨靶(半径为 90 cm,圆心角为 210°)上。所产生的 X 射线经准直后成扇形束照射被检者(照射野为 47 cm)。相对钨靶环有两排探测器阵列,探测器固定在两个分开的半圆环(半径为 67.5 cm,圆心角为 210°)上。第 1 个环上有 864 个探测器,第 2 个环上有 432 个探测器。当电子束轰击一个靶环时,可以同时扫描 2 个层面;当电子束同时轰击四个钨靶环时,可以同时扫描 8 个层面。这对心血管疾病诊治具有重要意义。由于其时间分辨力高,所以具有减少运动伪影、提高对比剂利用率和进行动态研究等特点。超高速 CT 所用 X 射线管的参数为:①管电压 130 kV;②管电流 300~800 mA;③热容量 9 MHU;④靶基质量比传统 CT 的大 100 倍。

(2) 动态空间重建机　其工作原理与常规 CT 相似。整机由扫描、重建和数据分析 3 个部分组成。扫描部分由多只 X 射线管排列成半圆弧阵列;与 X 射线管相对应的是影像增强器和电视摄像系统组成的 X-TV 检测器。数据采集采用电子时序控制的方法控制 X 射线管顺序产生 X 射线,与 X 射线管相对应的 X-TV 检测器顺序地接收 X 射线投影数据,形成扫描过程。由于这种 CT 需要多只 X 射线管和相应的多套 X-TV,因此造价非常昂贵,装机数量极少。

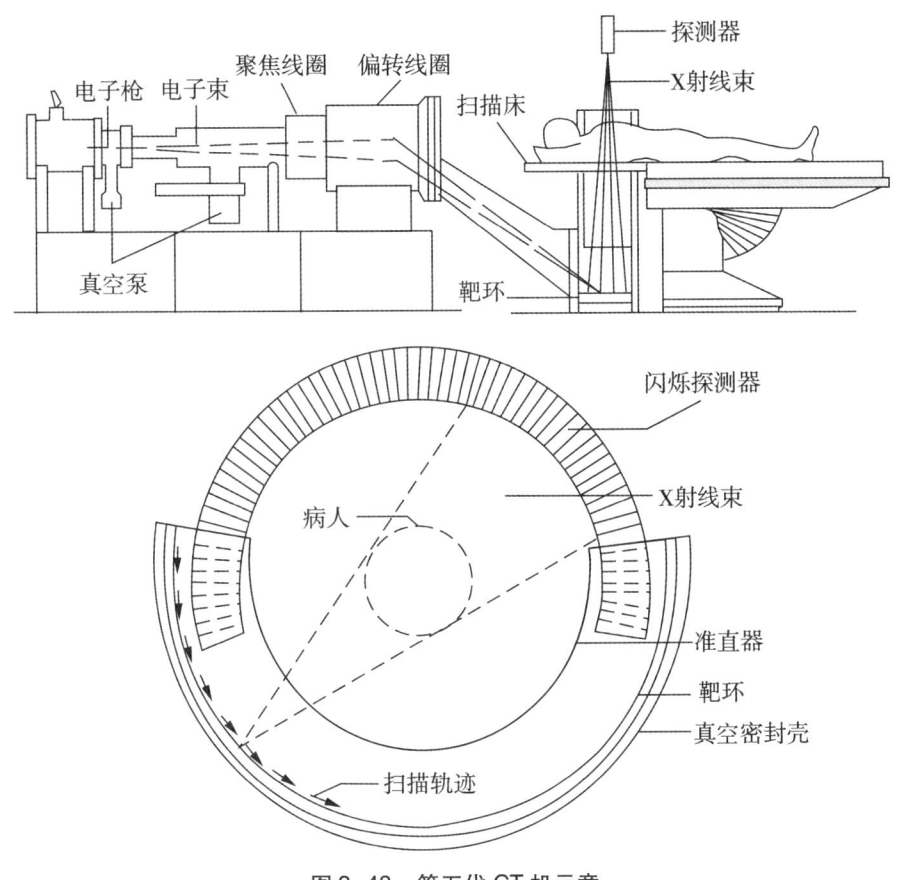

图 3-48　第五代 CT 机示意

近年来,CT 技术取得了广泛的应用和飞速的发展,不断提高扫描速度,以获得更好的成像质量,更高的工作效率,同时缩小体积,降低病人 X 射线的辐射剂量是 CT 设备的发展趋势和科技工作者不懈努力的方向。

习　题

一、选择题

1. X 射线是(　　)发现的。
   A. 科马克(Cormack)　　　　　　　　B. 伦琴(Röntgen)
   C. 豪斯菲尔德(Hounsfield)　　　　　D. 劳厄(Laue)
2. X 射线的本质是(　　)。

A. 波长极短的电磁波 B. 波长极长的电磁波
C. 机械波 D. 物质波

3. 不适于做阳极靶的材料是(　　)。
A. 钨 B. 钼
C. 铑 D. 铝

4. X射线的管电压一般为(　　)。
A. 几十伏到几百伏 B. 几百伏到几千伏
C. 几万伏到几十万伏 D. 几十万伏到几千万伏

5. X射线信息影像形成的阶段是(　　)。
A. X射线透过被照体之后 B. X射线照片冲洗之后
C. X射线到达被照体之前 D. 在大脑判断之后

6. 机场安检仪用到X射线的(　　)。
A. 穿透性 B. 波粒二象性
C. 荧光效应 D. 感光效应

7. 乳腺检查,应使用(　　)。
A. 体层摄影 B. 软X射线摄影
C. 普通X摄影 D. 高千伏X射线摄影

8. 关于X射线强度,描述错误的是(　　)。
A. X射线强是描述X射线辐射场强弱的物理量
B. X射线强度指单位时间垂直通过单位横截面的辐射能量
C. 医学应用上X射线的强度用X射线的质和X射线的量表示
D. 一束单能X射线的强度是$I=h\nu$

9. 造影检查的目的是(　　)。
A. 增加器官组织的密度 C. 增加器官组织的自然对比度
B. 降低器官组织的密度 D. 增加器官组织的人工对比度

10. 螺旋CT的重要突破在于使用了(　　)。
A. X射线 B. 滑环技术
C. 计算机 D. 软X射线

二、思考题

1. 产生X射线的基本条件是什么?
2. X射线发生装置主要由哪几部分组成?
3. 何谓X射线的强度与硬度?如何调节?
4. 诊断放射学中,光电效应和康普顿效应对影像质量和患者防护各有何利弊?
5. 数字减影血管造影技术的基本原理是什么?
6. 何谓CT值?它与衰减系数μ的数值有什么关系?
7. 请简述X-CT重建过程(以传统CT为例)。

(郑　燕　张海涛)

第四章 磁共振成像基础

> **学习目标**
>
> 1. 掌握磁共振成像的物理基础,磁共振信号的产生。
> 2. 熟悉磁共振图像的空间定位、磁共振图像重建及 k 空间的基本概念。
> 3. 了解磁共振成像序列及磁共振的血流信号特点。

案例导入

1946 年,美国哈佛大学的 Purcell 及斯坦福大学的 Bloch 领导的两个研究小组各自独立地发现了核磁共振现象(nuclear magnetic resonance,NMR),此二人于 1952 年获诺贝尔物理学奖。1946—1972 年,NMR 主要用于有机化合物的分子结构分析,即核磁共振波谱分析(magnetic resonance spectroscopy,MRS)。瑞士物理化学家 Ernst 因在发展高分辨核磁共振波谱学方面所作的杰出贡献,被授予 1991 年诺贝尔化学奖。美国纽约州立大学的 Damadian 应该算是最早把核磁共振用于生物医学研究的人之一。早在 1970 年他便把从人身上切除的肿瘤移植到老鼠身上,并观察到携带肿瘤的老鼠的核磁共振信号发生了变化,获得世界上第一张 MRI 图像。1973 年美国科学家 Lauterbur 和英国工程师 Mansfield 各自独立完成了磁共振成像(magnetic resonance imaging,MRI)的实验室研究工作,两人获 2003 年诺贝尔医学和生理学奖。1977 年 Damadian 研制了第一台 MRI 装置,1978 年第一台头部 MRI 设备在英国投入临床使用,1980 年全身的 MRI 研制成功。

磁共振检查最大的优点是没有辐射损伤,还有一个优点是软组织分辨率非常高,很多病变的细节包括边界、内部结构,磁共振看得很清楚,因此在中枢神经系统、腹部、盆腔等实质性器官疾病的检查方面,都具有 CT 不可比拟的优势。而它不足的地方则是检查时间相对较长,费用相对要高一些,另外一些体内有铁磁性装置如心脏起搏器、金属牙冠和金属血管支架等的病人不能进行磁共振检查。

请思考:

1. 磁共振成像的物理学基础是什么?
2. 磁共振是如何实现空间定位的?
3. 磁共振信号是如何实现图像重建的?

任何物质都是由分子组成的,分子是由原子组成的。人体内最多的分子是水,水约占人体重量的65%,氢原子是人体中含量最多的原子。原子又是由原子核和绕核运动的电子组成,原子核由带正电荷的质子和不带电荷的中子组成。质子和中子如不成对,将使质子在旋转中产生角动量,磁共振就是要利用这个角动量的物理特性来进行激发、信号采集和成像的,核磁共振研究的对象也就是具有磁性的原子核。

第一节　物质的磁性

一、原子核的磁矩

(一)角动量和旋进

刚体绕某一直线所做的圆周运动称为转动,而角速度 ω 用于描述转动的快慢,单位为 rad/s,转动惯量 J 用于描述转动惯性的量度,定义为刚体各质点与距转轴距离乘积的积分,其计算公式如下:

$$J = \iiint_V r^2 \mathrm{d}m = \iiint_V r^2 \rho \mathrm{d}V \tag{4-1}$$

其中,r 为刚体上质点距转轴的距离,ρ 为质点的密度,m 为表示刚体的某个质元的质量,V 为刚体的体素。刚体转动时转动惯量与角速度乘积称为刚体的角动量 L,对应刚体直线运动的动量,角动量是一个矢量,方向与角速度的方向相同,描述刚体绕某一轴线所做的圆周运动,计算公式如下:

$$L = J\omega = m(r \times v) \tag{4-2}$$

其中,v 为刚体上质点当前速度矢量。图4-1(a)为做圆轨道运动的角动量 L,图4-1(b)为绕对称轴做自转运动的角动量 L。

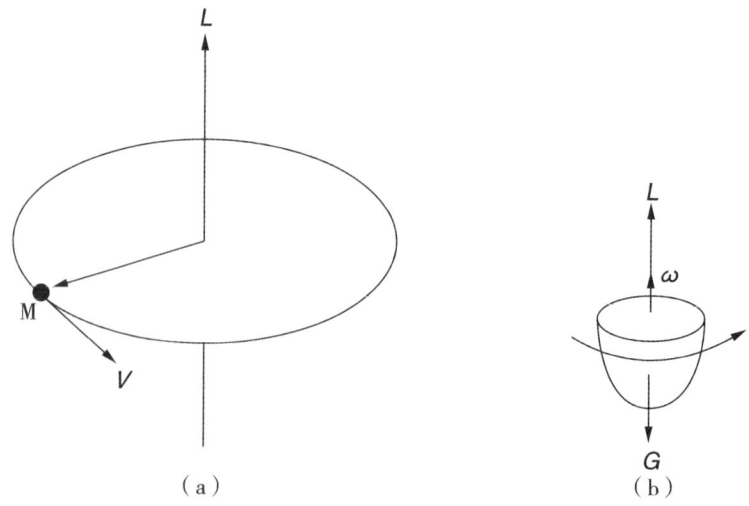

图 4-1　角动量

观察陀螺的转动会发现,当转动轴与重力方向一致时,它受到的重力矩为零,陀螺将不停地旋转下去,角动量保持不变。当转动轴与重力方向出现倾角时,陀螺在绕自身轴线转动的同时,其转轴还绕重力方向旋转,这种现象称为进动或旋进,如图4-2所示。

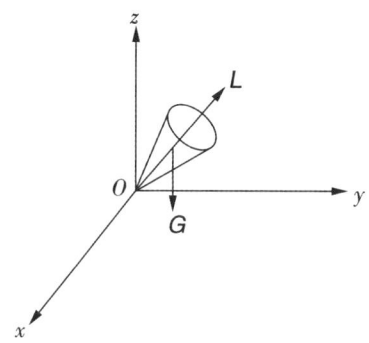

图4-2 陀螺旋进

(二)原子核的自旋

在微观世界中,构成原子的微观粒子,如电子、质子和中子,除了具备一定的直径、电荷、质量等属性外,还具有自旋特性,即自旋角动量,自旋特性是微观粒子的自转引起的。微观粒子时常除了做自旋运动外还绕着一定的轴线做轨道运动,具有轨道角动量。原子核由质子和中子组成,中子和质子都具有自旋角动量和轨道角动量。原子核的总角动量为各质子和各中子的自旋角动量与轨道角动量之和,称为"原子核自旋"。原子核自旋可以整体看成原子核绕自转轴旋转的角动量。

在宏观世界中,物理量如速度、动量和角动量的取值都是连续的,然而在微观世界中,物理量的取值是离散的、量子化的。原子核的自旋也是量子化的,如果用自旋量子数I来描述原子核的自旋状态,那么其取值只能取若干离散值。原子核的自旋角动量L_I也是如此,根据量子力学,它只能取不连续的值:

$$L_I = \sqrt{I(I+1)} \cdot \hbar \tag{4-3}$$

式中,I为原子核的自旋量子数,取整数和半整数;$\hbar=h/2\pi$,h为普朗克常数。原子核自旋量子数I的取值与原子核内质子数和中子数的奇偶性有关,取值如下:①质子数和中子数都为偶数的原子核,其自旋量子数I为0,即无自旋,如$^{12}_{6}C$、$^{16}_{8}O$、$^{32}_{16}S$;②质子数和中子数都为奇数的原子核,其自旋量子数I为正整数,有自旋,如$^{2}_{1}H$、$^{14}_{7}N$;③质子数和中子数一个是奇数另一个是偶数,其自旋量子数I为1/2、3/2、5/2等半整数,有自旋,如$^{1}_{1}H$、$^{13}_{6}C$。处于静磁场中的原子核,它的自旋在空间所取得方向也是离散的、不连续的,取向的数量取决于I值,为$2I+1$种。原子核的自旋在静磁场中$2I+1$种可能的取向也就使得L_I在静磁场方向(Z方向)的投影值L_z有$2I+1$个不同的值,即:

$$L_z = m_I\hbar, \quad m_I = I, I-1, I-2, \cdots, -I \tag{4-4}$$

式中,m_I为原子核自旋量子数。

(三)原子核的磁矩

磁场是物质存在的一种形式,它存在于磁体、运动的电荷及电流周围的空间,磁场强

度 B 是描述磁场中某点的磁场大小和方向的矢量,单位为高斯(G)和特斯拉(T),两者关系为 $1\text{ T}=10^4\text{ G}$。根据毕奥-萨伐尔定律,电流元 Idl 会在空间产生磁场:

$$d\boldsymbol{B} = \frac{\mu_0}{4\pi} \frac{Id\boldsymbol{l} \times \boldsymbol{r}}{r^3} \tag{4-5}$$

环形电流产生磁场为:

$$\boldsymbol{B} = \int_L \frac{\mu_0 I}{4\pi} \frac{d\boldsymbol{l} \times \boldsymbol{e}_r}{r^2} \tag{4-6}$$

其中,I 是电流,L 是积分路径,dl 是源电流的微小线素,$\boldsymbol{e}_r$ 为电流元指向待求场点的单位向量,$\boldsymbol{r}$ 是位置矢量,μ_0 为真空磁导率,其值为 $4\pi\times 10^{-7}\text{ T}\cdot\text{m/A}$。磁场会给予其中的电荷、载流导体及永磁体作用力。

在面积为 A、电流为 I 的电流环中,根据洛伦兹定理可知,磁场对运动的电荷存在洛伦兹力,因此环形电流每一部分 dl 所受的力为:

$$d\boldsymbol{F} = Id\boldsymbol{l} \times \boldsymbol{B} \tag{4-7}$$

叉积表明所受的力同时垂直于电流源和磁场方向,满足右手螺旋定则。均匀外磁场作用于圆形电流环的合力为零,即合外力为零。偏中心力可能产生转动,描述物体转动的矢量是力矩,定义为:

$$d\boldsymbol{N} = \boldsymbol{r} \times d\boldsymbol{F} \tag{4-8}$$

原子核可视为一定直径和质量的均匀带电球体,原子核的自旋运动可以看成该球体的旋转,即带电粒子的旋转,因而产生了一定直径的环形电流。环形电流会在周围空间产生磁场,且自旋量子数不为零的原子核就会具有磁性,另外具有磁性的原子核会在外磁场中会受到磁力和磁力矩的作用。

为了描述原子核的自旋在其周围空间产生的磁场特性,引入了磁矩 $\boldsymbol{\mu}_I$ 的概念,它是描述小磁体磁性的大小及其所激发磁场方向的物理量,矢量方向垂直于环形电流方向,与自旋角动量方向在同一直线上。它反映自旋核两个方面的特性:一是在空间产生微弱磁场;二是在外加磁场中受到力矩的作用。

自旋核的磁矩 $\boldsymbol{\mu}_I$ 和自旋 $\boldsymbol{L}_I$ 都是由原子核的自旋产生的,它们之间是成比例的,即

$$\boldsymbol{\mu}_I = \gamma \boldsymbol{L}_I \tag{4-9}$$

上式中 $\gamma = \dfrac{g_I e}{2 m_N c}$ 为比例系数,称为磁旋比,是原子核的特征常数;其中 g_I 是核子的郎德因子(量纲为1),取决于核子的种类,数值处于 -4.26 与 $+5.96$ 之间;e 为电子电量;m_N 为核子的质量;c 为光速。由式(4-3)和式(4-9)可得到核磁矩为:

$$\boldsymbol{\mu}_I = g_I \frac{e\hbar}{2 m_N c} \sqrt{I(I+1)} = g_I \mu_N \sqrt{I(I+1)} \tag{4-10}$$

式(4-10)中,$\mu_N = \dfrac{e\hbar}{2 m_N c}$ 称为核磁子,若以质子为基准,其 $\mu_N = \dfrac{e\hbar}{2 m_p c} = 5.050\,95\times 10^{-27}\text{ J/T}$。

原子核的磁矩 $\boldsymbol{\mu}_I$ 和自旋 $\boldsymbol{L}_I$ 方向处在同一直线上,但有的方向相同,有的方向相反,例如氢原子核的磁矩为 $2.793\,\mu_N$,方向和自旋方向相同;中子是电中性的,但它内部也有电荷,靠近中心为正电荷,靠外为负电荷,正、负电荷电量相等,所以中子仍然具有磁矩,为

$-1.913\mu_N$,符号表示中子的磁矩的方向和中子自旋方向相反。按照经典力学的观点,一个磁矩为μ的磁性核在静磁场B_0中,如果磁矩与静磁场的方向相同,磁性核将在静磁场的作用下产生力矩T:

$$T=\mu\times B_0 \quad (4-11)$$

(四)物质的磁性

原子核具有磁矩,电子也同样具有磁矩。当原子核和电子组成原子时,原子的磁矩就是它们的磁矩之和。对于多电子原子,当电子的总磁矩不为零时,原子的磁矩主要来自电子的总磁矩,核磁矩可忽略不计;当电子的总磁矩为零时,核磁矩就构成了原子的固有磁矩。

原子核的磁性非常微弱,日常生活中感觉不到它的存在。生活中遇到物质的铁磁性和顺磁性是由物质中原子的不成对电子产生的。由大量原子或分子构成的物质,从宏观上来看,有可能表现为顺磁性或逆磁性。顺磁性物质是电子总磁矩不为零的分子或原子构成的物质,不呈宏观磁性,但当处于外磁场中时,各分子或原子的磁矩会在外磁场作用下转向外磁场,形成一个与外磁场方向相同的附加磁场,在宏观上表现出磁性。另一类物质由具有电子闭合壳层结构的分子组成,分子的电子总磁矩为零,在外磁场的作用下,磁场从零增加的过程中,分子会感生出环形电流,由此产生的附加磁场方向与外磁场方向相反,因此,在宏观上呈现出逆磁性,这类物质称为逆磁物质,磁矩大约是顺磁性物质中磁矩的千分之一。还有一些物质如铁、镍和钴含有非成对电子,电子总磁矩不为零,由于这些电子在相邻的原子之间形成很强的磁耦合,它们的电子总磁矩都有序地排列着,各原子磁矩都有规则地取向一致,以致在无外磁场的条件下,这种作用导致很强的自发磁化,使其表现出宏观的磁性,这类物质称为铁磁性物质。

(五)用于核磁共振成像的磁性核

自旋不为零的原子核称为磁性核,只有磁性核才能与静磁场相互作用产生磁共振现象,在生物组织中有很多的磁性核,如^1_1H、$^{14}_7N$、$^{13}_6C$、$^{19}_9F$、$^{23}_{11}Na$、$^{31}_{15}P$、$^{39}_{19}K$等,各磁性核的特性参数如表4-1所示。

表4-1 部分原子核的磁性参数

原子核	自旋量子数I	磁矩μ /μ_N	天然丰度 /%	磁旋比γ/ (10^7 rad·T^{-1}·s^{-1})	在1 T磁场中共振频率/MHz
^1_1H	1/2	2.792 55	99.985	26.751 9	42.576
$^{13}_6C$	1/2	0.702 199	1.108	6.728 3	10.705 4
$^{14}_7N$	1	0.403 57	0.36	1.932 5	3.075 6
$^{19}_9F$	1/2	2.627 27	100	25.181	40.054 1
$^{23}_{11}Na$	3/2	2.217 11	100	7.076 1	11.262
$^{31}_{15}P$	1/2	1.130 5	100	10.841	17.235

磁性核在磁共振成像过程中所产生的信号强度对图像质量及成像时间起到重要作用,磁性核对磁共振信号强度的影响主要取决于两个因素:一是磁性核在组织中的浓度;二是磁性核产生磁共振信号的强度。

由于氢核占生物组织原子数的2/3,且磁化强度也是人体常见磁性核中最高的,所以选择氢核作为临床核磁共振成像常用的磁性核,而其他磁性核的核磁共振成像受多种条件限制还无法用于临床。人体内的多数氢核处于水分子之中,水分子由十个核外电子、两个氢核、一个氧核构成。理论上,水分子的分子磁矩是这些粒子的轨道磁矩、自旋磁矩的矢量和,但是十个核外电子正好构成一个满壳层,满壳层电子的总的轨道角动量为零,总的电子磁矩也就为零。这样从磁矩方面考察,水分子就相当是两个"裸露"的氢核。

二、静磁场中的磁性核

当人体被置入静磁场中,人体中的磁性核就会受到静磁场的作用,使其运动状态发生改变。

(一) 微观描述

在人体进入磁体之前,人体中的磁性核的磁矩$\boldsymbol{\mu}_I$的方向杂乱无章,沿空间各方向等概率分布,磁矩的矢量和为零,对外不表现磁性。而当磁性核处于静磁场中,受静磁场作用,不再随意分布,而只能沿空间的若干特定方向分布,即磁性核的空间量子化。

磁性核的取向取决于磁性核的自旋I,共有$2I+1$种,但取向不同的磁性核的能量状态是不同的。人体中最多的^1H的自旋$I=1/2$,它在磁场中只能沿两种方向取向,一种能量较低,顺着磁场方向,另一种能量较高,逆着磁场方向,两者之间的能量差为:

$$\Delta E = \gamma B_0 \hbar \tag{4-12}$$

在静磁场$\boldsymbol{B}_0$的作用下,核磁矩沿特定的空间取向,使得核磁矩$\boldsymbol{\mu}_I$与静磁场$\boldsymbol{B}_0$之间存在一定的夹角,这相当于陀螺的自转轴与重力之间有一定的夹角θ。另外,静磁场$\boldsymbol{B}_0$与$\boldsymbol{\mu}_I$间的相互作用还会产生一个加在$\boldsymbol{\mu}_I$上的力矩,导致磁性核除了绕自身$\boldsymbol{\mu}_I$旋转外还以θ角绕$\boldsymbol{B}_0$以恒定的角速度旋进,如图4-3所示。

原子核的这种旋进称为拉莫尔旋进,旋进的角速度ω_0为:

$$\omega_0 = 2\pi f_0 = \gamma B_0 \tag{4-13}$$

式中,f_0是拉莫尔旋进频率,γ是磁旋比,B_0是静磁场强度。氢核^1H的磁旋比$\gamma=2.67\times10^8$ rad/(T·S),因此在1 T的静磁场下旋进频率$f_0=42.58$ MHz。

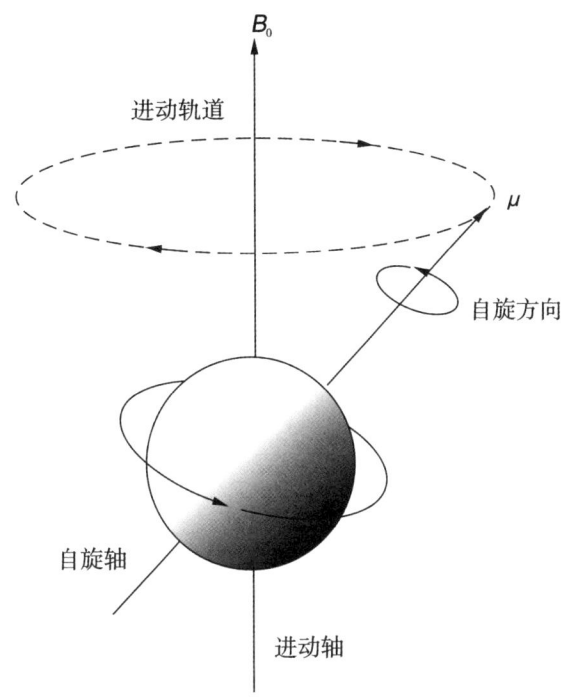

图 4-3 磁性核在静磁场中的旋进

(二)宏观描述

大量的磁性核存在人体中,单个磁性核的磁性是无法检测出的,但所有磁性核的集体行为是能检测到的。为研究磁性核在静磁场中的宏观表现,引入磁化强度矢量,以其在磁场中的运动规律来表征核的集体行为,一般用 M 表示,定义为样品中单位体积内所有磁性核的矢量和,即:

$$M = \sum_{i=0}^{N} u_i \tag{4-14}$$

由磁化强度矢量 M 的定义可知,M 可理解为若干个小磁矩合成一个大磁矩,它与样品中单位体积内自旋核的数目成正比,即自旋核密度。目前能用于临床核磁共振成像的自旋核为氢核,因此,自旋核密度即为质子密度。人体内不同组织的质子密度不同,如脂肪、脑组织及含大量水分子的囊腔器官的质子密度均较高,肌肉、肝脏、脾脏、肾脏等实体组织的质子密度为中等,骨骼、硬脑膜、纤维组织、含气组织的质子密度较低。

氢核 ^1H 在静磁场 B_0 中有两种取向,取向不同,氢核所具有的能级不同,如图 4-4。顺着磁场方向的磁性核所具有的能量要低一些,逆着磁场方向的磁性核所具有的能量要高一些。微观粒子在热平衡状态下服从玻尔兹曼分布:

$$N_i = N \, e^{-E_i/(kT)} \tag{4-15}$$

式中,N_i 表示第 i 个能级上的磁性核数目,E_i 为该能级上的能量,N 为系统的总磁性核数目,T 为绝对温度,$k = 1.281 \times 10^{-23}$ J·K^{-1},称为玻尔兹曼常量。从玻尔兹曼分布公式可

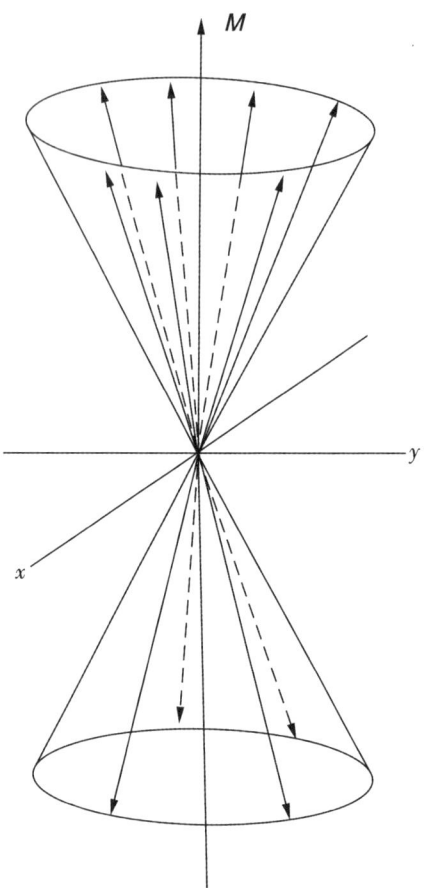

图 4-4 样品的磁化强度矢量

知,处于低能级上的自旋核数量要稍多于高能级上的自旋核数量,使得宏观上表现为一定磁矩。对于氢核来讲,高低能级 E_2、E_1 上的氢核数目之比为:

$$N_2/N_1 = e^{-\Delta E/(kT)} \approx 1 - \Delta E/(kT) = 1 - \gamma B_0 \hbar/(kT) \quad (4-16)$$

当温度为 300 K,静磁场强度为 1 T 时,处于高能态的氢核数量与处于低能态氢核的数量之比为 0.999 993,数目差异非常小,接近百万分之七,然而我们观察到的磁共振现象正是这微小的差异所引发的。

对于氢核来讲,磁化强度矢量 M 为单位体积的所有磁性核磁矩之和,氢核在静磁场中有两种取向,并且各取向的氢核数量均满足玻尔兹曼分布,因此磁化强度矢量 M 等于两能级氢核数量之差乘以单个氢核的磁矩

$$M = (N_1 - N_2)\boldsymbol{\mu} = \frac{1}{2}\gamma \hbar (N_1 - N_2) = \frac{N\gamma^2 B_0 \hbar^2}{2(2kT - \gamma B_0 \hbar)} \quad (4-17)$$

上式中 $N = N_1 + N_2$,为单位体积中氢核数目。从上式可知,宏观磁化向量与静磁场强度 B_0、环境温度 T、自旋核的密度 N 有关。静磁场越大,自旋核的密度越大,温度越低,宏观磁化向量越大。

> **知识拓展**

MRI 扫描仪

MRI 扫描仪也叫成像机,可分为两大类:一类是扫描人体的系统,可简称为人系统;另一类是扫描动物的,简称为动物系统。人系统又可分为两类:一类是临床 MRI 系统;另一类是基础研究用的 MRI 系统。临床 MRI 系统又可分为两门:一门是扫描人体全身的 MRI 系统,简称为全身系统;另一门是扫描局部人体的 MRI 系统,简称专用系统。目前市场流行的全身 MRI 系统按磁场强度高低又可分为如下三种:场强为 0.2~0.5 T 的永磁低场系统;场强为 1.5 T 和 3.0 T 的超导高场系统;场强为 7 T 和 7 T 以上的超导超高场系统。

第二节 磁共振

一、磁共振

(一)磁共振的基本原理

共振是自然界普遍存在的一种能量交换物理现象,需要满足一定的客观条件才能发生。当外部激励以一定的频率反复作用在某一物体上,若此频率恰好与物体自身的固有频率相同时,该物体则不断吸收激励的能量,转变为自身运动的能量,这个过程就是共振。例如打击某一音叉时,音叉会以特定的频率振动起来并产生特定的声波,该声波会使附近另一个具有相同固有频率的音叉也振动起来,能量通过声音从一个振动物体传递到另一个振动物体,此过程称之为共振。因此共振的发生条件是具有相同的频率,实质是能量的传递。音叉的共振是外来声波的激励下产生的,而磁共振是在外来电磁波的激励下产生的。

人体未进入磁场时,人体氢核的排列方向是杂乱无章的,磁化矢量相互抵消,没有宏观磁化矢量产生。然而人体进入磁场后,处于静磁场 $\boldsymbol{B}_0$ 中的氢核会有两种取向,不同取向所处的能级不同,它们之间的能量差为 $\Delta E = \gamma \cdot B_0 \cdot \hbar$。如果外界施加电磁波的量子能量正好等于该能量差 ΔE 时,则处于较低能级的氢核就会吸收电磁波的量子能量从而跃迁到高能级,这就是核磁共振。

假定外界施加的电磁波的频率为 ν,当电磁波光子的能量等于氢核不同取向时的能级差 ΔE 时,根据公式(4-18)可知:

$$\Delta E = h\nu = \gamma \cdot h \cdot B_0 / 2\pi \Rightarrow \nu = \gamma \cdot \frac{1}{2\pi} \cdot B_0 = \frac{\omega_0}{2\pi} \quad (4-18)$$

即施加的电磁波的频率 ν 正好等于氢核在静磁场 $\boldsymbol{B}_0$ 中的拉莫尔旋进频率 f_0。另外,磁共振除了对激励电磁波有频率要求外,还需满足电磁波的传播方向条件。电磁波中既有磁矢量又有电矢量,而磁共振中起作用的只有磁矢量,并且磁矢量必须垂直于静磁场的方向,才能产生磁共振。

磁共振中,所施加的电磁波又叫射频波,简称 RF 波,因为施加的电磁波的频率较低,处于无线电波频率范围内,而无线电波发射以后可以沿各个方向进行传播,故称为射频。在磁共振中,所施加的 RF 波只持续很短的一段时间(以毫秒计),因此 RF 波又常被称为射频脉冲,在磁共振成像中采用射频脉冲作为其激发源。

发生磁共振时,既存在处于低能态的氢核吸收电磁波能量跃迁到高能态的情况(受激吸收),也同时存在处于高能态的氢核释放能量回到低能态的情况(受激辐射)。受激吸收和受激辐射统称为受激跃迁,它们发生的概率相等,但在热平衡状态时,处于低能态的氢核数量(N_1)多于处于高能态的氢核数量(N_2),因此样品总的吸收大于总的辐射。

在外加射频波作用下产生的受激跃迁使得样品原有的热平衡状态被打破,样品因吸收了能量而处于激发态,与此同时,还存在一个热弛豫跃迁过程,即处于高、低能态上的氢核会与周围环境(晶格)作用分别跃迁到低、高能态上。对于热弛豫跃迁,由高能态跃迁到低能态的概率大于由低能态跃迁到高能态的概率。

当受激跃迁使高、低能态上的氢核数量之差趋向于零,而热弛豫跃迁则会使高、低能态上的氢核数之差趋向于玻尔兹曼热平衡分布,即处于低能级上的氢核略多于高能级。当高、低能态上的氢核数目之差随时间的变化为零时($dn/dt = 0, n = N_1 - N_2$),系统则达到了动态平衡,可持续观察稳定的磁共振现象,但随着磁共振吸收过程的进行,低能态的核子数越来越少,高能态的核子数越来越多,经过一定时间后,如高、低能态上的核子数量相等,即 $N_1 = N_2$ 时,自旋核群体既不吸收能量也不辐射能量,无法观测到磁共振信号,因此称 $N_1 = N_2$ 时的状态为饱和态。

(二)磁共振的宏观表现

处于静磁场 $\boldsymbol{B}_0$ 中的自旋核群体在热平衡状态时,所有核的总磁矩 $\boldsymbol{M}$ 等同于一个与 $\boldsymbol{B}_0$ 同向的纵向磁化强度矢量 $\boldsymbol{M}_z$,$\boldsymbol{M}_z$ 是 $\boldsymbol{M}$ 在 z 轴上的投影。原子核在 $\boldsymbol{B}_0$ 中的这种磁化矢量称为净磁化矢量,用 $\boldsymbol{M}_0$ 表示。由于静磁场强度 $\boldsymbol{B}_0$ 很大,而样品的净磁化矢量又很微弱,这就使得通过检测 $\boldsymbol{B}_0$ 方向磁场强度的变化来检测 $\boldsymbol{M}_0$ 变得非常困难,几乎不可能。然而,在与 $\boldsymbol{B}_0$ 垂直方向施加射频电磁波 RF 的作用下,样品会发生磁共振,使 $\boldsymbol{M}_0$ 偏离 z 轴一定角度,从而可以达到分离 $\boldsymbol{M}_0$ 和 $\boldsymbol{B}_0$ 的目的,使检测 $\boldsymbol{M}_0$ 成为可能。

假设 RF 电磁波的磁矢量施加在 x 轴,其强度 B_1' 的变化规律为:

$$B_1' = 2 B_1 \cos \omega_0 t \tag{4-19}$$

式中,$\omega_0 = \gamma \cdot B_0$,该射频波的频率与磁性核的拉莫尔旋进角频率相同。如图 4-5 所示,矢量 $\boldsymbol{B}_1'$ 可以等效为两个大小为 B_1、角频率为 ω_0 的旋转方向相反的旋转磁场 $\boldsymbol{B}_1^+$ 和 $\boldsymbol{B}_1^-$ 的叠加,这是因为旋转磁场 $\boldsymbol{B}_1^+$ 和 $\boldsymbol{B}_1^-$ 在 x 轴上分量数值相等,大小分别为 $B_1 \cos \omega_0 t$ 和 $B_1 \cos(-\omega_0 t)$,而它们在 y 轴上分量大小相等,方向相反,刚好相互抵消。上述两个旋转磁场中,$\boldsymbol{B}_1^+$ 为逆时针方向,与拉莫尔旋进方向相反,对宏观磁化强度矢量 $\boldsymbol{M}$ 的作用可以忽略;$\boldsymbol{B}_1^-$ 为顺时针方向,与拉莫尔旋进方向相同,对宏观磁化强度矢量 $\boldsymbol{M}$ 的运动产生影响。

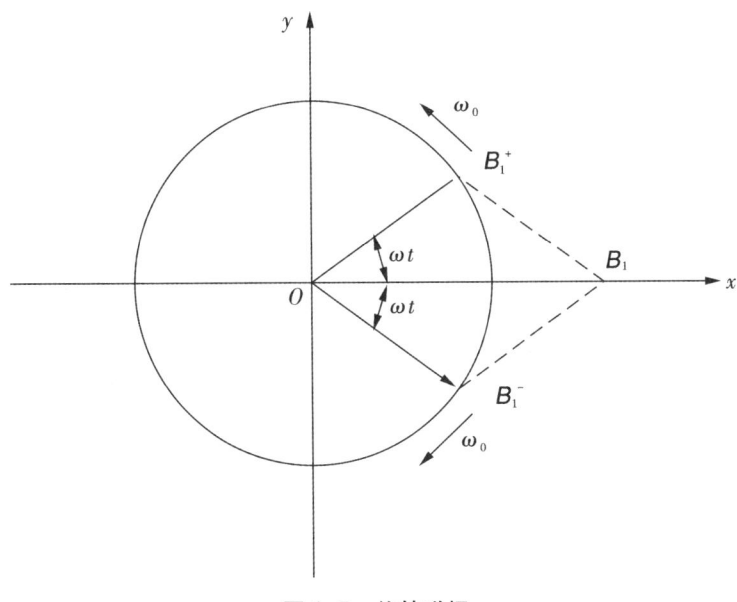

图 4-5 旋转磁场

在静磁场中,处于热平衡状态的样品,其磁化强度矢量 M 的大小为 M_0,方向与静磁场 B_0 相同,但 B_0 对 M 的作用力矩为零。在施加了射频波 RF 时,其磁矢量 B_1^- 与 M 相互垂直,于是 B_1^- 与 M 相互作用产生一力矩,此力矩会使得 M 以角速度 $\omega_1 = \gamma \cdot B_1$ 绕 B_1^- 旋进,旋进的结果使 M 偏离了 B_0 的方向。当 M 偏离了 B_0 方向时,M 又要在 B_0 的作用下以角速度 $\omega_0 = \gamma \cdot B_0$ 绕 B_0 旋进。由于 B_1^- 是旋转磁场,它也以角速度 ω_0 绕 B_0 旋转,因此在 M 看来 B_1^- 也相当于一个静磁场,这样就能够使 M 在绕 B_0 旋进的同时又能稳定地绕 B_1^- 旋进,两个稳定的旋进同时进行。

由于 B_0 远大于 B_1,因此 ω_0 远大于 ω_1,M 绕着 B_1 的旋进一般非常缓慢地进行,物理学称为进动。因此 M 在以角频率 ω_0 绕着 B_0 做高速旋转的同时,又会以角频率 ω_1 绕着 B_1 做缓慢的进动。如果将以上两种运动相叠加并在固定的坐标系中加以观察,磁化强度矢量 M 的运动其实就局限于以 M_0 为半径的球面上,其运动轨迹为一条从球面顶端开始逐渐展开的螺旋线,M 与 B_0 之间的夹角 $\theta = \gamma \cdot B_1 \cdot t$,其中 t 为 B_1 的作用时间,如图 4-6 所示。

M 与 B_0 之间的夹角 θ 随着 M 围绕 B_0 做旋进的同时不断增大,通常将夹角 θ 称为章动角或翻转角,其增大的速度取决于 B_1。由于 M 偏离了 B_0 方向,样品就出现了横向磁化矢量 $M_{xy} = M\sin\theta$,M_{xy} 出现可以看作是核磁矩的相位出现了不均匀分布,使得核磁矩在 xy 平面上投影的矢量和无法相互抵消而致。在 RF 脉冲的作用下,样品产生了磁共振,其宏观表现就是样品的磁化强度矢量 M 偏离静磁场 B_0 方向 θ 角度,θ 角的大小取决于 RF 脉冲的强度及作用时间,通常,我们以 RF 脉冲作用的效果,把它称为 θ 角 RF 脉冲。在磁共振成像中有两个基本的 RF 脉冲,即 90°RF 脉冲和 180°RF 脉冲。在固定坐标系 xyz 中,90°射频脉冲能使 M 偏离 B_0 方向 90°,从球面顶点开始逐渐展开的半球面螺旋线为其矢端的运动轨迹,最后到达 xy 平面,此时 $M_z = 0$,$M_{xy} = M_0$,如图所示;180°射频脉冲能使 M

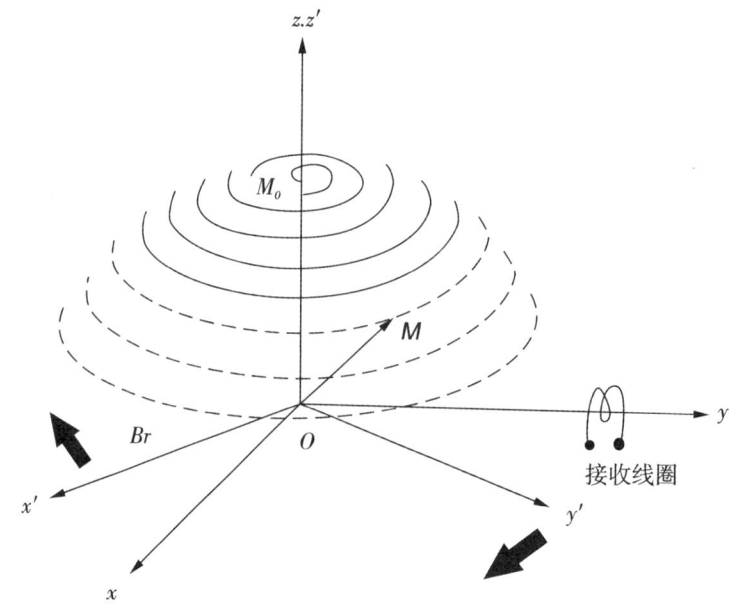

图 4-6　RF 作用下磁化强度矢量 M 的运动

偏离 B_0 方向 180°，从球面的顶点开始逐渐向下展开的球面螺旋线，最后到达球面的最低点，此时 $M_z=-M_0$，$M_{xy}=0$，如图 4-7 所示。

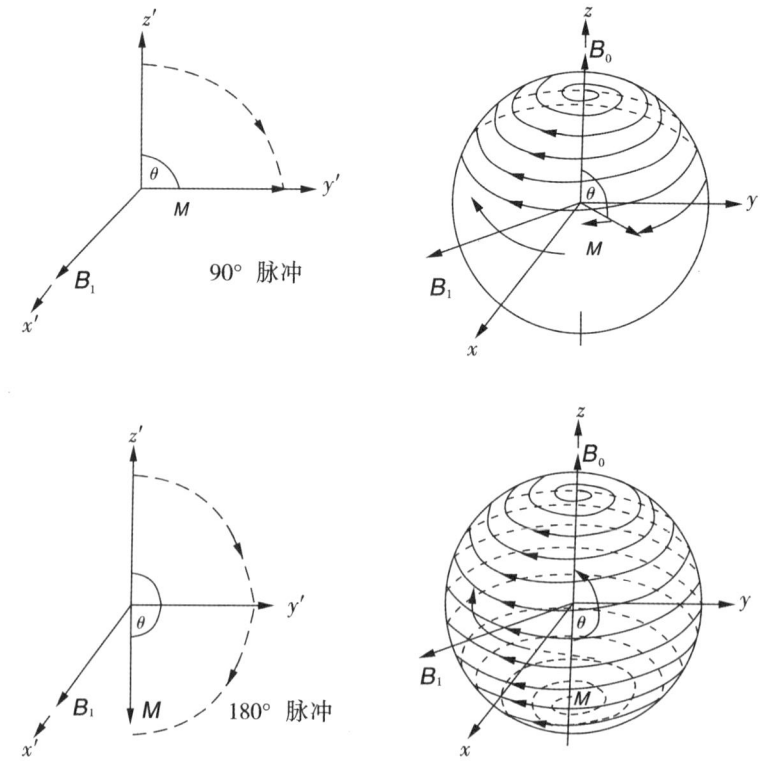

图 4-7　90°脉冲和 180°脉冲及其对宏观磁化强度向矢量 M 的作用

(三)稳态磁共振

发生磁共振时,样品的宏观磁化强度矢量 M 不仅会受到静磁场 B_0 和射频场 B_1 的作用,而且磁化强度矢量 M 同时还处于弛豫过程中。在特定的条件下($\omega_1^2 T_1 T_2 \ll 1$),磁化强度矢量 M 在静磁场 B_0 和外加射频场 B_1 和弛豫的作用下会达到平衡状态,即:

$$\frac{dM_{x'}}{dt} = \frac{dM_{y'}}{dt} = \frac{dM_{z'}}{dt} = 0 \tag{4-20}$$

此时的核磁共振被称为稳态核磁共振。利用布洛赫方程(Bloch equation)可以较容易求出样品的磁化强度矢量 M 在旋转坐标系(x',y',z')中为一常矢量,而这一常矢量也称之为稳态解。样品的磁化强度矢量 M 在旋转坐标系(x',y',z')中的稳态解可以表示为:

$$M_{x'} = \frac{\Delta\omega\, T_2^2\, \omega_1\, M_0}{1 + \Delta\omega^2 T_2^2 + \omega_1^2 T_1 T_2} \tag{4-21}$$

$$M_{y'} = \frac{T_2\, \omega_1\, M_0}{1 + \Delta\omega^2 T_2^2 + \omega_1^2 T_1 T_2} \tag{4-22}$$

$$M_{z'} = \frac{(1 + \Delta\omega^2 T_2^2)\, M_0}{1 + \Delta\omega^2 T_2^2 + \omega_1^2 T_1 T_2} \tag{4-23}$$

二、弛豫

(一)弛豫及其规律

弛豫是物理学中一个应用广泛的概念,如被拉紧了的弹簧一样,在外力撤离后会逐渐恢复到原先的平衡状态,类似这种向原有的平衡状态恢复的过程就是弛豫。在磁共振现象中,弛豫的概念可以简单地理解为:当射频脉冲停止后,被激发的氢核把所吸收的能量逐步释放出来,其相位和能级都逐渐恢复到被激发前的状态即平衡态的过程。在样品的弛豫过程中会出现完全独立的两种弛豫:一种是纵向弛豫,即自旋-晶格弛豫,是指纵向磁化 M_z 逐渐恢复为 M_0 的过程;另一种是横向弛豫,即自旋-自旋弛豫,是指横向磁化 M_{xy} 逐渐恢复为零的过程,如图 4-8 所示。在磁共振中,自旋核体系受到了射频脉冲的激励后会使 M_z 变小。当射频脉冲停止激励后,自旋核体系借助自旋-晶格弛豫恢复到玻尔兹曼平衡状态。

自旋核体系通过自旋-晶格弛豫从共振的激发状态恢复到平衡态的 63% 所需的时间称为自旋-晶格弛豫时间,通常用 T_1 表示。在射频脉冲的激励下,样品的宏观磁化向量偏离了 z 轴方向,从而使 M_{xy} 在 xy 平面达到最大值,当 RF 激励停止后,自旋核体系借助自旋-自旋弛豫恢复到相位均匀分布状态,从共振激发态衰减到平衡态 37% 所需的时间称为自旋-自旋弛豫时间,通常用 T_2 表示。在不同的静磁场强度下,即使同一组织,T_1 和 T_2 值也会不同,通常静磁场越大,T_1 和 T_2 也越大;在相同的静磁场强度下,人体不同组织的 T_1 和 T_2 时间会不同,产生信号强度上有区别,从而在 MR 图像上表现为灰阶的差异。T_1 通常远大于 T_2,生物组织 T_1 的大致范围在 300~2 000 ms,T_2 在 30~150 ms。

静磁场 B_0 中的样品处于热平衡态时,旋转坐标系(x',y',z')中,$M_{z'} = M_0$,$M_{x'y'} = 0$。磁共振中的弛豫就是磁化强度 M 由非平衡状态转向平衡状态的过程。布洛赫从实验发

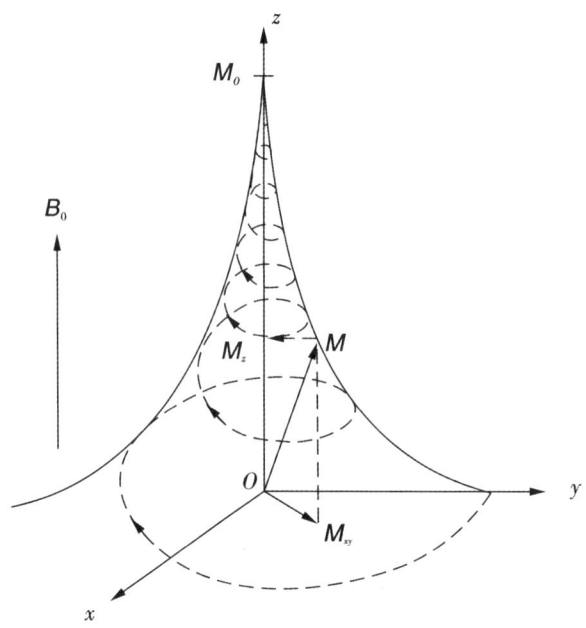

图 4-8 磁化强度矢量的弛豫过程

现,弛豫过程中磁化强度矢量 M 偏离平衡状态的程度越大,则其恢复的速度就越快。这一规律可在旋转坐标系 (x',y',z') 中表述成如下形式:

$$\frac{dM_{z'}}{dt} = (M_0 - M_{z'}) \cdot \frac{1}{T_1} \tag{4-24}$$

$$\frac{dM_{x'y'}}{dt} = M_{x'y'} \cdot \frac{1}{T_2} \tag{4-25}$$

考虑样品受到的是 90°RF 脉冲的作用,且把 90°RF 脉冲过后的时间点作为弛豫过程开始的起点,因此 $t=0$ 时,$M_{z'}=0$,$M_{x'y'}=M_0$,据此可以推出旋转坐标系 (x',y',z') 中的 $M_{z'}$ 和 $M_{x'y'}$ 随时间的变化规律:

$$M_{z'}(t) = M_0(1 - e^{-t/T_1}) \tag{4-26}$$

$$M_{x'y'}(t) = M_0 e^{-t/T_2} \tag{4-27}$$

式中,T_1、T_2 分别为纵向弛豫时间常数和横向弛豫时间常数,T_1 表示 $M_{z'}$ 恢复到 M_0 的快慢,T_2 表示 $M_{x'y'}$ 衰减到零的快慢。如图 4-9 所示,当 $t=T_1$ 时,$M_{z'}$ 由零恢复到 M_0 的 63%,不同组织的纵向弛豫时间 T_1 值不同;如图 4-10 所示,当 $t=T_2$ 时,$M_{x'y'}$ 衰减到 M_0 的 37%。

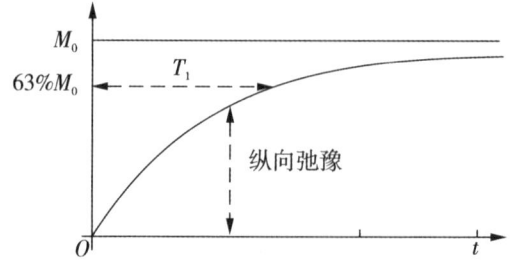

图 4-9 90°RF 脉冲的作用后的纵向弛豫过程

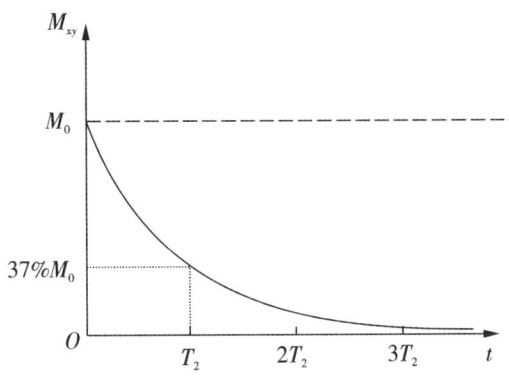

图4-10 90°RF脉冲的作用后的横向弛豫过程

需要指明的是,弛豫过程并不是在RF脉冲停止后才开始的,而是只要宏观磁化矢量 M 一偏离 B_0 就会有弛豫产生。由于磁共振成像中所使用的静磁场强度很大, M 翻转90°或180°所需的时间(3~5 ms)远小于弛豫所需要的时间,所以在RF脉冲作用期间的弛豫可忽略不计。

(二)弛豫的机制

纵向弛豫和横向弛豫是两个完全独立的过程,它们产生的机制也不尽相同。通常,同一种组织的 T_1 弛豫远比 T_2 弛豫长,也就说横向磁化在射频脉冲停止激励后很快完成弛豫而衰减为零,而纵向磁化的恢复却需要较长时间才能完成。

1. 纵向弛豫

当无外磁场时,样品在宏观上不表现出磁性,此时,自旋系统的总能量为零;若加上一个外磁场,小磁矩就会有空间取向,样品在宏观上表现出磁性,此时,自旋系统的总能量小于零,这就意味着样品在磁化过程中自旋系统要释放一部分能量,这部分能量转化为晶格的热运动能量。当晶格系统不再接受自旋系统释放能量时,自旋系统与晶格系统之间达到热平衡,样品的磁化也达到稳定状态。

纵向弛豫又称自旋-晶格弛豫,是自旋核与周围物质相互作用交换能量的过程。在纵向弛豫过程中,自旋核把能量交给周围的晶格,转变为晶格的热运动,同时自旋核就从高能态跃迁到低能态,使处于高能态的核的数量减少,低能态的核的数量增多,直到符合玻尔兹曼分布,恢复到热平衡状态为止。在 T_1 弛豫过程中,磁化强度矢量 M 的纵向分量 M_z 会不断地增加,最后达到平衡状态的数值 M_0。所以, T_1 的弛豫可以表述为是 M_z 从0、$-M_0$ 和 $M_0\cos\theta$ 恢复到 M_0 的过程,其对应的射频脉冲分别是90°脉冲、180°脉冲及 θ 角脉冲造成的翻转。

纵向弛豫时间 T_1 反映的是组织纵向磁化的恢复速度, T_1 的大小与氢核所处的分子结构、环境温度及静磁场强度等因素有关。液体由于布朗运动激烈, T_1 较短;而对于固体,由于分子热运动受到很大限制, T_1 很长。自旋核所处的环境是顺磁性,会增强自旋-晶格作用,使 T_1 缩短。另外,低温环境有利于自旋核能量的释放,从而使 T_1 缩短;当静磁场强度增大时, T_1 增加;人体组织中自由水的 T_1 长于结合水。

不同组织中的氢核由于处于不同的磁场强度下，它们 T_1 值也相应地表现出差异性，如表4-2。另外正常组织和异常组织 T_1 值也有较明显的差异。

表4-2　常见组织在1 T磁场中的 T_1 值

组织	1 T场强的 T_1 值/ms	组织	1 T场强的 T_1 值/ms
脂肪	220	肌肉	730
肝	420	脑白质	680
肾	587	脑灰质	809
脾	680	脑脊液	2 500

2. 横向弛豫

横向弛豫又称为自旋-自旋弛豫，是自旋核之间的相互作用产生的。90°射频脉冲后产生了横向磁化矢量 M_{xy}，即聚相位，当90°射频脉冲停止后，处于同相位的质子发生了相位的离散，即失相位，其横向磁化矢量 M_{xy} 逐渐被抵消，因此 M_{xy} 会逐渐衰减，直至为零。导致质子失相位的原因：首先，自旋核的旋进会受到相互之间磁场的作用。一般在弛豫的开始阶段，在射频脉冲的作用下，$M_{xy} \neq 0$，原因是核磁矩在圆锥面上的相位分布不均匀。当射频脉冲停止后，核磁矩旋进开始，此时自旋核受到的外部磁场不只是单纯的 B_0，而 $B_0+\Delta B$ 是由于各核磁矩自身所具有的磁场彼此之间相互影响，ΔB 正是由其他自旋核磁矩产生的。每个自旋核由于所处的"小环境"各不相同，所受到的局部 ΔB 也就彼此各不相同，因此各个自旋核旋进的角速度 $\omega = \gamma(B_0+\Delta B)$ 也就不可能一样了。失相位使原来在圆锥面上的相位分布不均匀的自旋核逐步散开，自旋核的不均匀相位分布逐步恢复到均匀分布，使横向磁化矢量 M_{xy} 从最大值逐渐恢复到零，达到了平衡状态。其次，主磁场的不均匀性。实际上磁共振的主磁场的某处始终轻微偏高，而在主磁场的另外一处却始终偏低。正是由于主磁场这种不均匀性表现，造成质子的失相位，从而引起宏观磁化矢量的衰减。

自旋核的旋进除了会受到彼此之间的磁场影响外，静磁场 B_0 的不均匀性及周围其他原子所具有的局部磁场也会影响自旋核的旋进，使 M_{xy} 衰减加快，相应的横向弛豫时间常数表示为 T_2^*，显然 $T_2^* < T_2$。由于 T_2^* 受与组织特性无关的磁场不均匀影响，所以在实际测量中应考虑去除磁场不均匀性影响。横向弛豫时间常数 T_2 反映的是组织横向磁化的衰减速度，其大小主要与氢核所处的分子结构、静磁场的均匀性有关，而与环境温度、黏度及静磁场强度关系不大。一般情况下 T_2 比 T_1 值小一个数量级，大致为几十毫秒到几百毫秒。如表4-3，不同组织的 T_2 时间是不同的，而正常组织与异常组织的 T_2 时间也有明显的差异。人体内含游离水分子较多的组织 T_2 值较长，如脑脊液、肾组织、脓肿、肿瘤等；人体内脂肪组织的 T_2 值中等；而人体的脾脏、肝脏、肌肉、含水较少或纤维化明显的肿瘤如肺癌等组织的 T_2 值较短。横向弛豫的时间常数 T_2 反映的是组织横向磁化的衰减速度，通常 T_2 值的大小比 T_1 值小很多，达到一个数量级，一般情况下为几十毫秒到几百毫秒。

表 4-3　常见组织的 T_2 值

组织	T_2值/ms	组织	T_2值/ms
脂肪	84	肌肉	47
肝	43	脑白质	92
肾	58	脑灰质	101
脾	62	脑脊液	1400

(三) 自由感应衰减信号

发生核磁共振后,样品就会出现横向磁化,横向磁化在 xy 平面的旋进就会使放置在 xy 平面上的接收线圈产生感应电压,这一感应电压就是 MR 信号。MR 信号可以是发生核磁共振时的共振吸收信号,也可以是核磁共振发生后自由旋进时的信号。MR 信号主要分为四大类:自由感应衰减(FID)信号、自旋回波(SE)信号、反转恢复信号(IR)信号和梯度回波(GRE)信号等。

自由感应衰减信号是指磁场中的氢核在 RF 脉冲的激励下,产生的横向磁化强度矢量 M_{xy} 在 RF 脉冲停止后,自由进动时在置于 xy 平面的接收线圈中感应的电流,如图 4-11 所示。自由进动是指 RF 脉冲停止后,在恒定静磁场 B_0 的作用下,磁化强度矢量 M 的运动。实质上无论什么样的脉冲序列采集到的信号都是自由感应衰减信号。

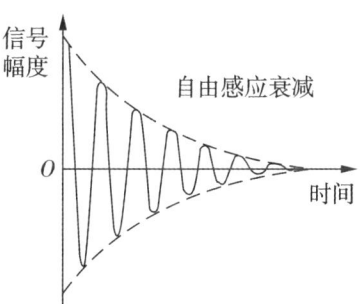

图 4-11　自由感应衰减信号

假设在 90°RF 脉冲的作用下,氢质子的宏观磁化矢量 M_0 偏离 B_0 方向 90° 到达 xy 平面上,即 90°RF 脉冲后,$M_{xy}=M_0$,$M_z=0$,M_{xy} 开始在 xy 平面上一边以角速度 $\omega=\gamma B_0$ 绕 z 轴旋进,一边以时间常数 T_2 做指数衰减,磁化矢量 M 慢慢地回到主磁场的方向,这就是自由感应衰减,这时接收线圈中感生的电流信号就叫自由感应衰减信号,简称 FID 信号。FID 信号是时域信号,可经过采样、数字化及傅里叶变换后得到频域信号。

由于磁化强度 M_{xy} 本身就是一个磁场,若在 xy 平面放置接收线圈,M_{xy} 在 xy 平面的旋进和衰减就会使穿过线圈的磁通量不断变化。根据法拉第电磁感应定律,通过闭合回路的磁通量发生变化时,闭合回路会产生感应电压,感应电压的大小与磁通量的变化率成正比,在接收线圈两端就感应出一个交变电信号,该信号的幅度以横向弛豫时间 T_2 做指数衰减。

在静磁场均匀情况下，FID信号的衰减速度反映了组织结构内部的自旋-自旋弛豫相互作用的时间常数T_2。但静磁场不可能绝对均匀，使组成磁化强度矢量的各个核磁矩的旋进频率不相同，从而产生散相，造成所有核磁矩的相位呈现随机分布，它们相互抵消，因此，FID信号不仅受自旋-自旋弛豫影响，还与静磁场B_0自身的非均匀性有关，是各个不同旋进频率的指数衰减信号的叠加，其时间常数为T_2^*。

由FID信号的产生原理可以看出，一是只有横向磁化才能产生MR信号，如果要测量纵向磁化，则必须将其翻转到xy平面上来；二是90°脉冲作用下FID信号的初始幅度正比于M_0，也即质子密度；三是质子密度相同T_2时间不同的组织，T_2时间较长的组织横向磁化衰减的较慢，所以在RF激发后以相同的时间测量横向磁化，T_2时间较长的组织，FID信号较高，反之则较低；四是质子密度相同T_1时间不同的组织，在纵向磁化的恢复过程中，T_1时间较短的组织恢复得快，所以在RF激发后以相同的时间测量纵向磁化（通过施加90°脉冲）使其翻转到xy平面，T_1时间较短的组织，FID信号较高，反之则较低；五是影响FID信号强度的因素不仅有质子密度，还有T_1和T_2，所以磁共振成像是多参数成像。

(四) 化学位移和核磁共振谱

1. 化学位移

根据磁共振条件$h\nu = \gamma \cdot \hbar \cdot B$可知，在均匀的静磁场中，由于分子中其他磁矩的影响，处于不同化学环境下的同一种自旋核会受到不同的磁场B的作用，因而会有不同的共振频率ν，这种共振频率的差异称为化学位移，即：

$$\Delta\nu = \nu - \nu_s \quad (4-28)$$

式中，ν为测试样品自旋核的共振频率，ν_s为标准样品自旋核的共振频率，标准样品根据具体情况可以选用水、乙醇和硫酸等。为消除化学位移$\Delta\nu$对磁场强度的依赖性，化学位移可定义为：

$$\delta = \frac{\nu - \nu_s}{\nu_s} \quad (4-29)$$

δ一般很小，约在10^{-6}数量级。化学位移的产生是由核外电子的屏蔽效应引起的。在有机化合物中，氢原子周围还有一些电子，电子运动产生环形电流进而产生感应磁场，而感应磁场的方向与外加磁场相反，所以作用于氢原子核的磁场强度比外加磁场略小一些，这就是所谓的屏蔽效应。

MRI所获得的MR信号基本上都是核磁共振发生后自由旋进信号，由于样品中有多种共振频率的核存在，因此xy平面线圈检测的MR信号是它们各自MR信号的叠加，称为干涉图。干涉图的变量是时间t，即时畴图。样品的核磁共振波谱很容易理解，横坐标以频率为变量，是频畴图，这是大家熟悉的。由于磁共振直接测出的时畴图有多种频率存在，但频率不能直接识别，因此需要进行傅里叶变换把时畴图转化为频畴图。为进行傅里叶变换，需要进行一定的运算，对于从时畴图转换为频畴图，运算为：

$$F(\omega) = \frac{1}{2\pi} \int_{-\infty}^{\infty} f(t)\, e^{-i\omega t} dt \quad (4-30)$$

2. MRS 分析

磁共振波谱成像技术（MRS）的出现，实现了医学影像从传统的形态学检查向生化代谢研究的飞跃，为评估脑的正常和异常病理改变提供了高时间分辨率、高空间分辨率和高对比分辨率的无创检查方法。MRS 实际上就是某种自旋核的共振频率及其 MR 吸收信号强度变化的曲线，其横坐标表示化学位移，纵坐标表示 MR 吸收信号强度，也即代表了某个共振频率下的自旋核的相对含量。依据公式（4-18），在静磁场 B_0 的作用下，同样化学环境下 ^1H 核磁共振谱应该是一条无限窄的线，但在实际情况中，核磁共振谱线总有一定的宽度。MRS 共振信号（对应于谱峰面积）与共振原子核丰度成正比，因此可对其主体化合物进行定量分析。如果化合物具有一个以上的共振原子核，则可在谱线上观察到一个以上的波峰。图 4-12 是乙基苯的 ^1H 化学位移谱线，该谱线以四甲基硅 $(CH_3)_4Si$（TMS）作为参考物质，因为 TMS 只有一个吸收峰。磁共振图谱中，以参考物质 TMS 的标准峰为原点（δ 为零），标准峰的左边为正值，右边为负值，由于固定磁场时样品自旋核的共振频率大多大于参考物质 TMS 的共振频率，所以一般化合物的峰大多出现在 TMS 的左边。一般环境相同的质子，不论它在哪一个分子中，都有大致相同的化学位移。乙基苯有 C_6H_6、CH_2、CH_3 3 个含氢基团，属于这 3 个基团的氢核，由于它们结合状态不同，其化学位移也不相同，结果产生了与这 3 种氢核相对应的 3 条共振吸收谱线。由于化学位移 δ 很小，约在 10^{-6} 数量级，所以磁共振波谱分析不仅要求静磁场场强高于 1.5 T，而且对磁场的均匀度要求更高。如果静磁场均匀性稍差，就会造成样品内同一化学物质的共振频率出现偏差，引起 MRS 共振吸收峰变宽，使得不同化学物质的谱线无法分开。

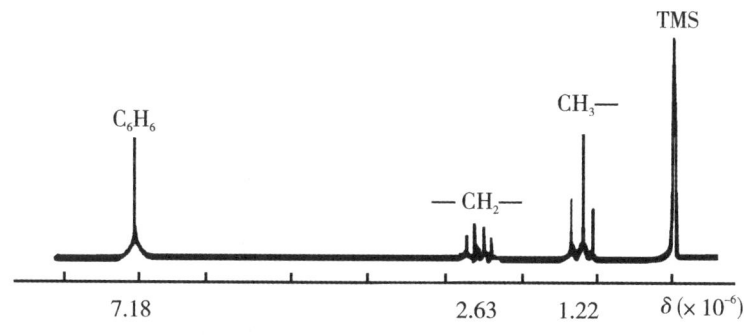

图 4-12　乙基苯的质子化学位移谱线

MRS 分析是近十几年来发展起来的新的医学诊断技术，它利用 MRI 设备来获得人体组织内某些生化物质如乳酸、N-乙酰天冬氨酸、肌酸、胆碱、肌醇、脂质、谷氨酸等所产生的 MR 信号的频率和强度，用于分析这些生化物质的含量及其所处的化学环境，并进一步推断人体组织中的代谢变化。这一技术的深入研究对疾病如神经退行性疾病、代谢性疾病、脑部异常、癫痫、颅内肿瘤和精神疾病等的早期诊断、鉴别性诊断、病理分析、判断预后及治疗效果将起重大作用。由于 MRS 的共振峰面积与所测的代谢产物的含量成正比，通过计算共振峰的面积就能知道相应的代谢产物的含量。原则上人体内自旋不为零的核均可进行 MRS 分析，如 ^1H、^{15}C、^{19}F、^{25}Na、^{31}P 等，但由于受到 MRS 的检测灵敏度的限制,目前临床应用较多的为^{1}H和^{31}P。活体MRS研究通常先用MRI取断层图像,从中选取欲作MRS分析的体素(单体素或多体素),再用特制小线圈对检测部位作不同频率RF激励(RF频率的变化范围称为扫频范围),以测定某一器官组织中某一特定感兴趣区域内所含代谢物的MR波谱,因此,精确的定位对MRS分析是重要的。在作MRS分析时,为避免别的原子团产生的信号干扰,一般要采用信号抑制技术,如^{1}H-MRS分析时要对H_2O峰作抑制,作^{31}P-MRS分析时,要对^{1}H峰抑制。近年来随着高场和超高场MRI使用的增多,MRS在转化神经和临床神经科学中越来越多地得到应用,在临床实践中也引起更多关注。

知识拓展

MRI扫描仪的结构

MRI扫描仪按功能可粗略分为三大部分:磁体部分、谱仪电子学部分和计算机部分。磁体部分提供静磁场B_0、空间编码梯度磁场G和产生无线电磁波的RF射频线圈。谱仪部分控制RF发射机和接收机电子学系统执行脉冲序列,产生MRI信号并采集图像数据。计算机部分一方面为RF谱仪产生所需要的脉冲包络信号,为梯度放大器提供梯度波形信号,并提供各种控制信号以控制扫描仪的运行;另一方面对采得的数字信号进行处理,重建出MRI图像并对图像进行显示和输出等处理。

第三节 磁共振成像

一、磁共振信号

磁场中的氢核受到RF脉冲激励后,宏观磁化矢量M_0偏离主磁场方向,产生横向磁化矢量M_{xy},一旦断开RF脉冲,就会产生弛豫过程释放能量,接收线圈中就会感应出电流,这就是磁共振信号。在实际应用中,我们经常采用脉冲序列对待检体的组织结构进行扫描,获得相应的磁共振信号,不同的RF脉冲序列可以产生不同的横向磁化形成方式,实质上无论什么样的脉冲序列采集到的信号都是自由感应衰减信号,所不同的是直接还是回波采集。

在MRI中,图像中各像素的明暗差异取决于各自所对应的MR信号强度,而MR信号强度则取决于成像物体的一些基本参数,如质子密度ρ、弛豫时间T_1和弛豫时间T_2等。为了对成像物体的基本参数进行测量,获得反映这些参数的图像,常常采用脉冲序列对成像物体进行扫描。所谓的脉冲序列就是把射频脉冲、梯度场和信号采集时刻等相关参数进行设置及在时序上进行排列。脉冲序列由五行时序图组成,从上往下依次是射频脉冲、层面选择梯度场、相位编码梯度场、频率编码梯度场和回波信号。

针对不同的成像要求,可以调整脉冲的高度和宽度、脉冲间的时间间隔和组成方式、梯度场的方向、数值和持续时间、信号采集时刻等扫描参数。改变这些扫描参数,便可改变 ρ、T_1 和 T_2 对图像灰度的影响程度。在 MRI 中,出于分析图像的方便,希望一帧 MRI 图像的灰度主要由一个特定的成像参数决定,这就是所谓的加权图像,例如图像灰度主要由 T_1 决定时就是 T_1 加权图像(T_1WI),主要由 T_2 决定时就是 T_2 加权图像(T_2WI),主要由质子密度 ρ 决定时就是质子密度 ρ 加权图像(PDWI)。

(一) 自由感应衰减信号与加权图像

如果在 90° 脉冲过后立即采集 FID 信号,FID 信号的初始幅度就正比于 M_0,而 M_0 又和单位体积内的质子的数量成正比,因此 FID 信号的初始幅度就反映了样品内质子的平均密度 ρ,所得的 MRI 图像就是质子密度图像;如果在 90° 脉冲过后不立即采集 FID 信号,而是等待一段时间,这样采集到的 FID 信号幅度就不仅和质子密度有关,还受到 T_2^* 的影响(磁场不均匀),于是所得的 MRI 就有了一定程度的 T_2 加权。

(二) 自旋回波信号与加权图像

自旋回波 SE 序列是目前临床 MRI 最基本、最常用的脉冲序列,包括单回波 SE 序列和多回波 SE 序列及其变种。常规 SE 序列的时序过程就是在 90° 激励脉冲激发后,利用 180° 重聚相位脉冲,采集回波信号,然后重复以上过程采集多个回波信号,如图 4-13 所示。

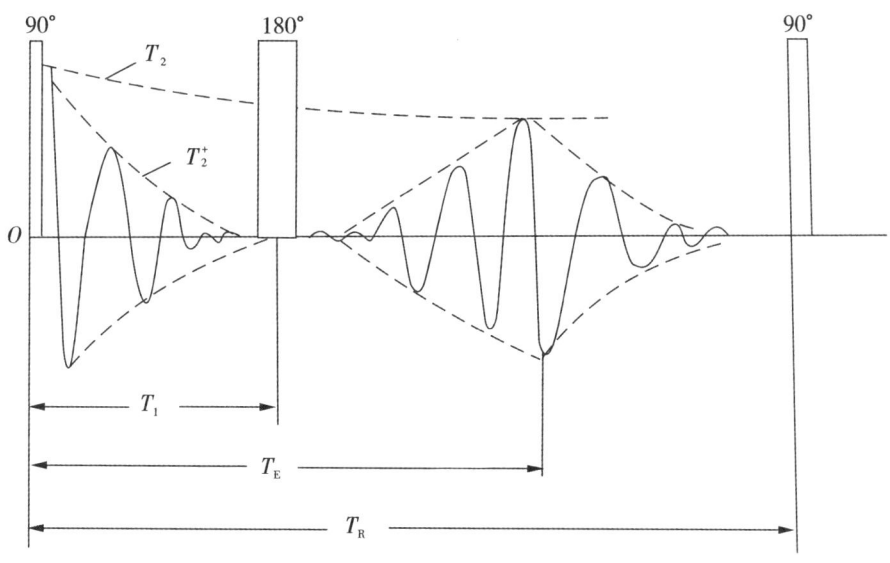

图 4-13　SE 序列与 SE 信号

序列中 90° 激励脉冲使处于静磁场中的人体组织质子群经射频脉冲激发后产生磁共振现象,纵向磁化矢量被翻转至横向平面(xy 平面),产生宏观横向磁化矢量,射频脉冲关闭后,随着质子发生弛豫现象并失去相位一致性,横向磁化矢量将开始逐渐衰减,纵向磁化矢量逐渐恢复。造成质子失相位的原因有两个:一个是真正的 T_2 弛豫,另一个为主磁场的不均匀。为了使 MR 图像反映的是真正的 T_2 弛豫对比,必须把主磁场不均匀造成的质子失相位效应剔除,所采用的办法就是利用 180°重聚相位脉冲。180°复相位脉冲纠正这种质子失相位的前提是主磁场的不均匀必须是恒定的,也就是说甲处的磁场强度略高于乙处,这种差别是保持不变的,这样引起甲处的质子进动频率略高于乙处,这种质子进动频率的差别也是保持不变的。

1. 自旋回波 SE 序列

单回波 SE 序列首先使用一个 90°脉冲,等待一段时间再施加一个 180°脉冲使质子相位重聚,产生自旋回波信号,如图 4-13 所示,T_1 为 90°脉冲和 180°脉冲的间隔时间,T_E 为回波时间,T_R 为序列重复时间,一般情况下 $T_E = 2T_1$。由于相位编码的需要,必须进行多次 1 个 90°脉冲、1 个 180°脉冲和一个自旋回波的重复,因此,SE 序列是由一连串 90°脉冲、180°脉冲构成的,如图 4-13 所示。

2. 自旋回波信号的幅值

SE 信号与 FID 信号相比较,SE 序列虽然多了一个 180°重聚脉冲,但是 180°重聚脉冲不会产生任何有意义的信号丢失,所以一个周期恢复的纵向磁化矢量与 FID 信号恢复有相同的形式:

$$M_z = M_0(1 - e^{-T_R/T_1}) \quad (4\text{-}31)$$

此 M_z 被 90°倾倒,产生横向磁化 $M_{x'y'} = M_z$,随后发生弛豫,经 180°脉冲重聚,消除了磁场不均匀性的影响,T_E 时刻的横向磁化矢量为:

$$M_{x'y'} = M_z e^{-T_E/T_2} = M_0(1 - e^{-T_R/T_1}) e^{-T_E/T_2} \quad (4\text{-}32)$$

由于 MR 信号的幅值正比于 $M_{x'y'}$,及 M_0 正比于 B_0 和自旋核密度 ρ,磁共振信号与磁化矢量大小成正比,考虑到回波信号的大小还与自旋核的运动状态 $f(v)$ 有关,所以回波信号的幅值为:

$$I = K B_0 \cdot \rho \cdot f(v) \cdot (1 - e^{-T_R/T_1}) e^{-T_E/T_2} \quad (4\text{-}33)$$

由此我们可以看出 SE 信号的幅值实际上由多个参数决定,假设自旋核静止不动,核的种类、主磁场 B_0 不变,则 SE 信号的幅值还与 T_1、T_2、T_R、T_E 和 ρ 有关。

3. SE 序列的加权图像

在 SE 脉冲序列中,图像的加权主要由扫描参数 T_R 和 T_E 决定,其中 T_R 的长度决定了纵向磁化的恢复程度;而 T_E 的长度决定了横向磁化的衰减程度。我们可以使用 T_R 和 T_E 的长短组合来实现静态组织[$f(v) = 1$] 的 T_1WI、T_2WI 和 PDWI。

(1) T_1 加权图像 选择 T_E(10~20 ms)和短 T_R(300~600 ms),由于 T_E 远小于 T_2,公式(4-33)中的因子 e^{-T_E/T_2} 就趋近于 1,公式(4-33)变成:

$$I = K B_0 \cdot \rho \cdot (1 - e^{-T_R/T_1}) \quad (4\text{-}34)$$

式中 K、B_0 均为不变常量,图像灰度主要由 ρ、T_1 决定,称为 T_1 加权图像。在 T_1 加权图像中,如不考虑 ρ,T_1 大的地方 I 值较小,即图像呈现弱信号;T_1 小的地方 I 值较大,即图像呈现强信号。从这点可以看出,在 MRI 中,密度相同的组织,只要 T_1 存在差异,就可以通过 T_1 加权成像将其分辨开来。

(2) T_2 加权图像 选择长的 T_E(80 ms)和长的 T_R(2 000 ms)。由于 T_R 远大于 T_1,公式(4-33)中的因子 $(1 - e^{-T_R/T_1})$ 就趋近于 1,公式(4-33)变成:

$$I = KB_0 \cdot \rho \cdot e^{-T_E/T_2} \tag{4-35}$$

由此可见，图像的灰度主要由 ρ、T_2 决定，称为 T_2 加权图像。在 T_2 加权图像中，如不考虑 ρ，T_2 大的地方 I 值较大，即图像呈现强信号；T_2 小的地方 I 值较小，即图像呈现弱信号，与 T_1 加权情况类似，在 MRI 中，密度相同的组织，只要 T_2 存在差异，就可以通过 T_2 加权成像将其分辨开来。

(3) 质子密度加权图像　选择短的 T_E(20 ms) 和长的 T_R(2 000 ms)。由于 T_R 远大于 T_1 加权图像，公式(4-33)中 $(1-e^{-T_R/T_1})$ 趋近于 1；又由于 T_E 远小于 T_2，公式(4-33)中的因子 e^{-T_E/T_2} 就也趋近于 1，因此公式(4-33)就变成：

$$I = KB_0 \cdot \rho \tag{4-36}$$

由此可见，图像灰度仅由 ρ 决定，与 T_1、T_2 关系不大，称为质子密度加权图像。

4. SE 回波序列的特点

SE 脉冲序列是最基本的磁共振成像序列，在临床上得到广泛应用，它的主要优点是序列结构比较简单，图像具有良好的信噪比与组织对比度，图像质量好。对磁场的不均匀敏感性低，因而磁化率伪影很轻微。但是，SE 序列的 90° 脉冲能量较大，纵向弛豫需要的时间较长，需采用较长的 T_R（特别是 T_2 加权），且一次激发仅采集一个回波，因而序列采集时间长，对于不配合的病人及在体部 MR 成像时容易产生伪影，同时不适合进行动态增强扫描。因此，SE 序列目前多用于获取 T_1 加权，是颅脑、骨关节、软组织、脊柱脊髓等部位的常规 T_1 加权序列，而很少应用于 T_2 加权和质子密度加权序列。

(三) 反转恢复序列

反转恢复序列 IR 也是一种常用的磁共振成像脉冲序列，是 SE 序列的延伸，可获得 T_1WI 和质子密度加权图像，能够测量组织的 T_1 值。

1. 反转恢复序列结构

IR 通常由 180°-90°-180° RF 脉冲和 3 个正交梯度脉冲组成，如图 4-14 所示。首先发射第一个 180° 脉冲及选层梯度 G_z，目的是把被选层中的 $M_z = M_0$ 反向，使 $M_z = -M_0$。之后 M_z 以 T_1 时间常数衰减，向 $+M_0$ 恢复，其绝对值逐渐缩短，经过一定时间，在 $t = \ln 2 T_1$ 时，$M_z = 0$，然后开始正向逐步增大，直至恢复到 $+M_0$。当 $t = T_I$（反向时间）时，发射 90° 脉冲，使磁化矢量偏转到 xy 平面，90° 脉冲后就和 SE 序列一样在 $T_E/2$ 施加一个 180° 复相脉冲，然后采集一个自旋回波信号。

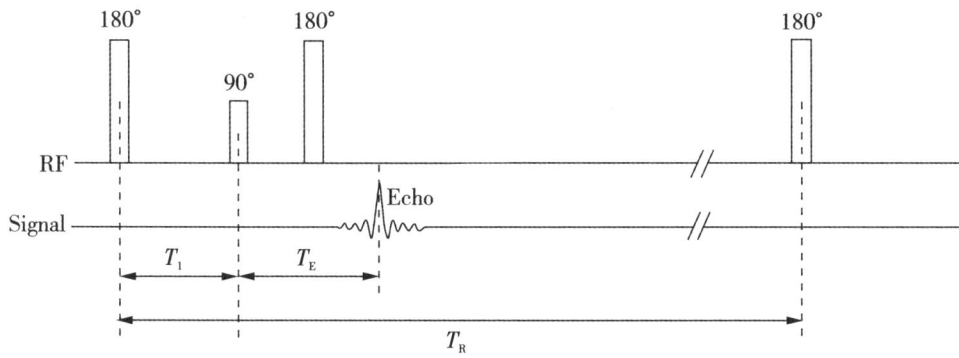

图 4-14　IR 序列与信号

180°反转脉冲中点到90°脉冲中点的时间间隔称为反转时间T_I,和SE序列一样,90°脉冲中点到回波中点的时间间隔称为T_E,相邻的两个180°反转预脉冲中点的时间间隔称为T_R。反转恢复序列中,T_I是图像对比的主要决定因素,尤其是T_1对比的决定因素。T_I的作用类似于SE序列的T_R,而IR序列中的T_R对T_1加权程度的作用相对要小。但T_R必须足够长,才能容许在下一个脉冲序列重复之前,使各组织的纵向磁化矢量都能基本回到平衡状态。

2. 反转恢复序列特点

IR序列选择很短的T_E,可以形成重T_1WI,在成像过程中基本去除T_2的作用,因此,IR序列由以下特点。

(1) T_1对比好　IR序列一般作为T_1WI序列,组织的T_1对比效果较好,且信噪比较高。

临床上主要用于增加脑灰白质之间的T_1对比,精细地显示解剖结构,如脑的灰白质,能用于儿童髓鞘发育的研究。

(2) 扫描时间较长　由于IR序列与SE序列相比,多了一个T_I,并且T_R较长,因而扫描时间较长,一般传统的IR序列临床应用较少。

(3) 选择性地抑制　IR序列可以选择性地抑制某一特定T_1的组织信号。在IR序列中选择特定的T_I值,使某种组织在180°的反转脉冲激励后,在纵向弛豫的过程中,纵向磁化矢量恰好为零时给予90°射频脉冲激发,使该组织由于没有纵向磁化矢量所以也没有横向磁化矢量而不产生磁共振信号,从而选择性地抑制该组织,如脂肪和水的抑制。

3. 常用反转恢复序列

反转恢复序列成像时可获得T_1加权成像T_1WI和质子密度加权成像PDWI,目前临床上常用反转恢复序列主要有短T_1反转恢复STIR序列和液体衰减反转恢复FLAIR序列。

STIR序列是短T_I的IR脉冲序列类型,主要用于抑制脂肪信号,包括抑制骨髓、眶前窝、腹部等部位的脂肪信号,更好地显示被脂肪信号覆盖的病变,同时可以鉴别脂肪和非脂肪的结构,还可以降低运动伪影。对人体中受到呼吸和心跳影响较大的器官,如腹部、胸部等病变的显示,可用STIR序列,采用更短的T_R和T_I以减少移动的伪影。

FLAIR序列是一种以IR序列为基础的水抑制反转恢复序列,该序列选用长T_I和长T_E,使TI较长的游离水达到选择性抑制。FLAIR序列主要应用于神经系统的成像,能够抑制组织结构中的脑脊液,当脑脊液信号为零时,异常组织特别是含水组织周围的病变信号在图像中就会变得突出,因此与常规序列相比,FLAIR序列增加了病灶与周围组织的对比度,从而提高了病变的识别能力。

(四) 其他常用序列

其他常用的扫描序列还有快速自旋回波(FSE)、梯度回波序列(GRE)、回波平面成像序列(EPI)等。

FSE与多回波SE序列一样,都是在一个T_R周期内先发射90°脉冲,再连续发射多个180°脉冲,从而形成多个有一定间隔的自旋回波,进行多次相位编码,并通过TE、TR控制图像信号加权,可以获得T_1WI、T_2WI和PDWI。FSE序列不仅采集速度快,而且与SE序列相比,减少了不运动伪影和磁敏感伪影,因此在很多MRI软件中FSE取代了SE序列。

FSE 序列影像的主要缺点是，T_2WI 的脂肪信号高于普通 SE 序列的 T_2WI，另外 FSE 提高了因使用多个 180°脉冲而引起的对人体射频能量的累积。

GRE 是临床应用广泛和成熟的快速扫描方法，在梯度回波 GRE 序列中，系统缩短了影响快速成像的主要因子 T_R，其方法是：去除了 SE 序列中的 180°脉冲；采用小角度 α(<90°)激发，缩短了 RF 工作时间；增加梯度幅度，缩小梯度作用时间。

EPI 是目前临床应用中速度最快的 MR 成像技术，它可以在极短时间内采集一幅完整的图像。EPI 序列由两部分组成，脉冲部分和采集部分，其中采集部分连续切换的读出梯度是 EPI 的序列的关键技术要点。传统脉冲序列都可以与 EPI 的采集部相结合，比如 90°、180°组合的 SE 脉冲，而 EPI 的特点是应用反转梯度替代 FSE 序列中的多个 180°脉冲。在读出梯度 G_x 方向上，EPI 通过连续施加变极性的梯度场产生回波。在相位梯度 G_y 上，EPI 采用 3 种不同的实施方式：恒定相位编码梯度场，间断脉冲式相位编码梯度场，连续脉冲式相位编码梯度。由于 EPI 速度极快，因此对运动目标的动态研究应用价值最大，如心血管运动、血流显示、脑功能成像等，目前已配备到很多商用 MRI 中。

二、磁共振图像重建

在 MR 成像中，利用磁共振现象，由计算机控制，将收集到的受检区内的磁共振复合信号经过一系列过程转换成图像矩阵中对应像素数据，这个过程称为磁共振图像重建。当人体进入磁共振系统的主磁体后，在静磁场 B_0 的作用下，所有的氢质子以相同的频率进行进动，如果射频脉冲以该进动频率进行激励，则主磁场中所有的氢质子都将被激发，接收线圈将获得相应的磁共振信号，但该信号并不包含成像组织的任何空间位置信息，也就是无法确定组织的解剖位置。根据拉莫尔方程，质子的共振频率 ω_0 与静磁场强度 B_0 成正比，可见改变 B_0 就可以改变 ω_0。这表明如果能使扫描区间上每一点具有不同的 B_0，人体不同部分受激发的质子将以不同的频率共振。

美国科学家 Lauterbur 于 1973 年发明在静磁场的基础上叠加线性变化梯度场进行空间位置编码，人为构建一个各点磁场方向一致而磁场强度大小随空间位置变化的磁场，可以使处在不同位置的体素中的氢核以不同的拉莫尔频率旋进，从而将空间位置信息编码到检测的 MR 信号中，再应用一定的算法从检测的 MR 信号中分离每个体素产生的信号，从而实现磁共振图像重建。

(一) 梯度和梯度磁场

在磁共振系统中，扫描空间范围内各处的磁场方向都一致设置为沿坐标系正 z 轴方向，但各处的磁场强度大小却可以沿 3 个坐标轴方向发生改变，MR 中把磁场大小沿特定方向的位置变化率称为沿此方向的磁场梯度，对应施加的叠加在静磁场的辅助磁场称为沿这个方向的梯度磁场，其结构由梯度线圈和梯度电源组成，梯度电源将一定的电流加在梯度线圈上产生梯度磁场。为了获得被检体的三维空间位置信息，需要在 MR 设备的 x、y、z 3 个基本坐标轴方向上都产生一个梯度磁场。它们分别称为 G_x 梯度、G_y 梯度和 G_z 梯度，分别由相互垂直的三组梯度线圈产生。MR 一般使用的是线性梯度场，即沿梯度方向各处的梯度大小相等($G_x = G_y = G_z$)。梯度磁场的主要性能指标有两个，分别是梯度场强度与梯度切换率。梯度场强度是指单位长度上的磁场强度能够达到的最大值,单位是 mT/m(毫特斯拉/米),梯度切换率是指最大梯度场强度与梯度上升时间的比值,反映了达到最大梯度场强度的速度快慢,单位是 mT/(m·ms)[毫特斯拉/(米·毫秒)],它们也是磁共振系统性能的重要指标。

目前 MR 系统的主磁场 B_0 大都采用的是超导磁体产生的均匀磁场,场强大小均一,磁场方向沿 z 轴方向。然而,叠加在主磁场的 3 个梯度磁场 ΔB 的大小是可变的。MR 扫描时,梯度场 ΔB 与 B_0 叠加后共同作用于相关体素,使得沿梯度方向各点的磁场大小呈线性变化,从而使该梯度方向上不同位置的氢核具有不同的进动频率。梯度磁场十分微弱,强度大小是主磁场 B_0 的 1% ~1‰。

(二)层面选择

磁共振可以在任意方向设置层面,如在 z 方向选层,沿静磁场 **B_0** 方向叠加一个线性梯度场 $B_{Gz} = zG_z$,则待检样品实际承受的磁场强度是:

$$B = B_0 + B_{Gz} \tag{4-37}$$

叠加后的总磁场强度随 z 值成线性变化,样品不同 z 位置的层面承受的磁场强度不同,因而有不同的旋进角频率:

$$\omega(z) = \gamma(B_0 + zG_z) = \omega_0 + \gamma z G_z = \omega_0 + \Delta\omega \tag{4-38}$$

可以用线性函数 $\omega(z)$ 来表示旋进角频率 ω 随层面位置 z 的变化。若射频系统施加的激励 RF 脉冲的角频率 $\omega = \omega(z_1)$,则待检样品只有 $z = z_1$ 这一层面内的氢核受到激发能产生 FID 信号,这样就筛选出了一层体素($z = z_1$)。由于激励脉冲 RF 的频谱实际有一定的脉宽 $\Delta\omega$,则选中的一层也将有一定的厚度 Δz。若梯度 G_z 一定,由式(4-38)得,RF 脉冲宽度 $\Delta\omega$ 越大层越厚。另外在相同的 RF 脉宽 $\Delta\omega$,梯度 G_z 越大选层越薄,如图 4-15 所示。

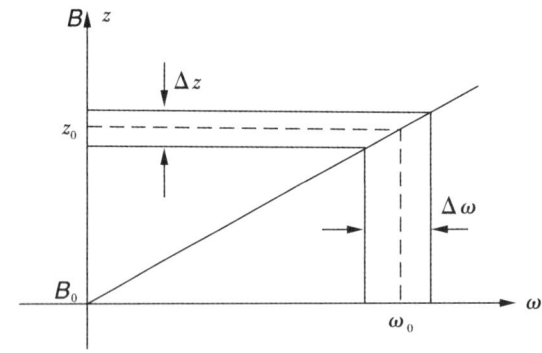

图 4-15 梯度场与层面厚度的关系

如果改变梯度场的方向,则可以获得任意方向的断层信号。医学上常用的切面有冠状面、矢状面和横断面。

(三)相位编码和频率编码

1. 相位编码

假设用梯度场在 z 方向选取 Δz 断层,取某一层面 z_1,该层面上所有自选核在激励脉冲结束后瞬间在旋进圆锥上都处于同一相位,见图4-16(a),不能区分各自核在层面上的位置,相位编码技术是确定各体素 y 坐标的过程。紧跟在 B_{G_z} 后沿层面的 y 方向施加一梯度场 B_{G_y},时间为 t_y。原来 z_1 层面内的核磁化矢量不再具有相同的旋进频率,此时:

$$\omega_y = \gamma(B_0 + yG_y) = \omega_0 + \Delta\omega_y \tag{4-39}$$

很显然,y 坐标相同的同一行体素具有相同的旋进角速度,y 坐标不同的体素具有不同的角速度,经过 t_y 时间后不同行体素磁化矢量在各自旋进圆锥上获得不同的相位:

$$\varphi = \omega_y t_y \tag{4-40}$$

不同 y 坐标处,磁化矢量旋过角度不同,与 y 成正比,也就是说自选核所处的空间位置 y 可通过梯度场引起的相位差来确定,见图4-16(b),引入的梯度场称为相位编码梯度场。

2. 频率编码

在相位编码过后,自旋核在 y 方向上的位置可由相位差 $\Delta\varphi$ 来确定,但是自旋核在 x 方向上的位置还无法确定。为确定自旋核在 x 方向上的位置,在采集 MR 信号时,沿 x 方向施加梯度为 G_x 的梯度磁场 B_{G_x},这样坐标 x 不同的自旋核旋进的频率将各不相同。$\omega_x = \gamma(B_0 + xG_x)$,即可以通过所采集到的 MR 信号的频率 ω_x 来确定该信号所产生的位置 x,于是自旋核的空间位置 x 用频率进行了编码,如图4-16(c)。

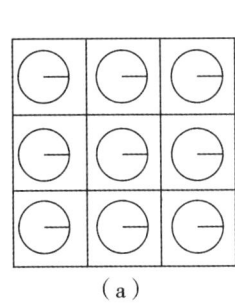 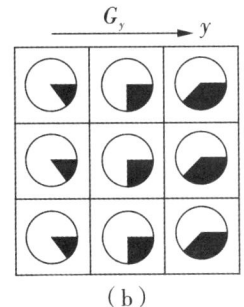 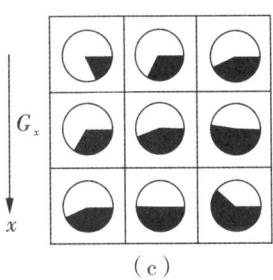

(a) (b) (c)

图4-16 相位编码与频率编码

综上所述,在梯度磁场 B_{G_z}、B_{G_y}、B_{G_x} 的作用下,一帧 $n\times n$ 个像素的断层上,各像素内自旋核的旋进频率和相位差形成定位梯度。但是所采集到的 MR 信号是断层内所有自选核所产生的信号的总和,所以有必要将这个 MR 信号按不同的相位差 $\Delta\varphi$ 和不同的频率 ω_x 进行分解,以便获得断层内任一位置 (x,y) 或 $(\omega_x,\Delta\varphi)$ 自旋核所产生的信号强度,而这正是二维傅里叶变换所承担的图像重建工作。

(四)二维傅里叶变换图像重建

设信号 $f(t)$ 为一个随时间变化的信号,其一维傅里叶变换为:

$$F(\omega) = \int_{-\infty}^{\infty} f(t)\,e^{-j\omega t}\,dt \tag{4-41}$$

其反变换为:

$$f(t) = \frac{1}{2\pi}\int_{-\infty}^{\infty} F(\omega)\,e^{j\omega t}\,d\omega \tag{4-42}$$

如果令 $k_x = \gamma G_x \cdot t$，其量纲为 Hz/cm，称作空间频率。它表示沿空间某一方向单位距离内波动的周期数，是一个矢量，以它为变量把时间 t 隐含到空间频率之中。研究发现把采集到的时域信号 $S(t)$ 变为用空间频率表示的函数 $S(k_x)$，此函数恰恰是自旋核密度的傅里叶变换式。由此，从傅里叶的逆变换则很容易得到自旋核的密度分布，重建图像：

$$\rho(x) = \int_{-\infty}^{\infty} S(k_x) \, e^{i2\pi k_x x} \, d k_x \tag{4-43}$$

可见傅里叶变换联系着图像位置空间和数据 k 空间。对于 MRI，每次采集到的是所有体素发出的信号之和。采集一次得到一个 $S(k)$，形成一个数据点存储到 MRI 系统计算机的一个区域内。对于一维的情况，若有 N_x 个体素需采集 N_x 次，才能解出每个体素对应的密度分布实现图像重建。采集的 N_x 个信号数据组成一行，形成一个一维的数据空间，由于用 k 作变量就称为 k 空间，相邻点间的频率差为：$\Delta\omega = \gamma G_x \Delta x$。显然以一定顺序存储数据 $S(k)$ 的空间就是 k 空间。在实际 MRI 设备制造实际中，直接把接收到的时域信号 $S(t)$ 通过傅里叶变换转化为频域函数：

$$S(k_x) = \int_{-\infty}^{\infty} S(t) \, e^{-i2\pi k_x x} dx \tag{4-44}$$

二维傅里叶变换是现代核磁共振系统中最常使用的图像重建方法，其图像重建的物理思想与一维傅里叶变换相同，通过两个方向加梯度场使信号带有平面位置信息。具体做法是在 y 方向施加相位编码梯度场，持续 t_1 时间，使 y 坐标不同的体素得到不同的相位，然后在 x 方向施加频率编码梯度场，持续 t_2 时间，在频率编码的同时采集信号。对于 $n \times n$ 体素空间，一次相位编码对应一次频率编码，但一次采集信号 n 个，每间隔时间 τ 采集一个信号，填充 k 空间的一行。相位编码要进行 n 次，得到 $n \times n$ 个 $S(k_x, k_y)$ 数据空间（k 空间）。由一维推广到二维得到信号 $S(k_x, k_y)$，其中：

$$k_y = \gamma G_x \cdot t_1, \quad k_x = \gamma G_x \cdot t_2 \tag{4-45}$$

与一维一样，$S(k_x, k_y)$ 相当于有效自旋密度分布函数的二维傅里叶变换，积分范围遍及自旋核所在的区域。对 $S(k_x, k_y)$ 式进行二维傅里叶逆变换得到有效自旋核密度分布函数，实现图像重建和再现切面的解剖形态，即：

$$\rho(x,y) = S(k_x, k_y) \, e^{i2\pi(k_x x + k_y y)} \, d k_x d k_y \tag{4-46}$$

见图 4-17。与一维情况一样，$S(k_x, k_y)$ 通过接收的时域函数 $S(t_1, t_2)$ 的二维傅里叶变换得到：

$$S(k_x, k_y) = S(t_1, t_2) \, e^{-i2\pi(k_x x + k_y y)} dxdy \tag{4-47}$$

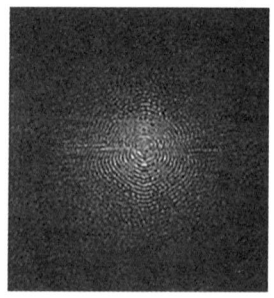
k空间

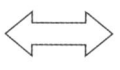
傅里叶变换

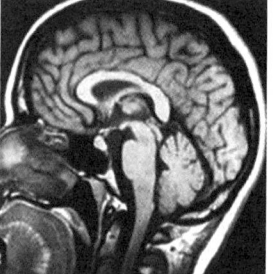
MRI图像

图 4-17 傅里叶变换实现图像重建

实现 k 空间的填充,接下来对 k 空间的图像进行傅里叶变换实现图像重建。这就是 MR 图像重建采用傅里叶变换图像重建的主要原因,如何得到更好的 $S(k_x,k_y)$ 是图像重建的关键。目前数据采集的模数转换技术(ADC)可以实现高速和高精度,实际操作中绝大多数是通过 ADC 技术直接将采集到的时域电信号 $S(t_1,t_2)$ 按要求转化成数字信息,一次采集对应一个图像上的一个点数据。利用离散的采样数据通过二维傅里叶逆变换重建图像,需要采集足够多的数据才能实现。对于 $N_x \times N_y$ 个体素构成的断层,需要采集 $N_x \times N_y$ 个离散数据,形成 $N_x \times N_y$ 个数据点的存储空间,即 k 空间,采集的信息按一定的顺序填入 k 空间。目前常用的 MRI 设备几乎都采用傅里叶变换法进行重建。为了便于快速傅里叶变换,要求 N_x 和 N_y 取 2 的整数次幂数据。

(五) k 空间的基本概念

k 空间是指一副图像的频率域,带有空间定位编码信息,并不直接代表成像对象的物理位置,二维图像与 k 空间之间可以利用二维傅里叶变换相互转换。每个磁共振图像都有其相对应的 k 空间数据,通过 k 空间的傅里叶逆变换把不同信号强度的磁共振信息分配到相应的像素空间位置上,即可重建出磁共振图像。k 空间本身与成像组织的位置并无直接的关系。k 空间中每一点包含有扫描层面的全层信息。二维 k 空间的两个坐标 K_x 和 K_y 分别代表 MR 信号的频率编码和相位编码方向。在二维图像的磁共振信号采集过程中,每个磁共振信号的频率编码梯度场的大小和方向保持不变,而相位编码梯度场的方向和场强则以一定的步级发生变化,每个磁共振信号的相位编码变化一次,采集到的磁共振信号填充 k 空间的一条线,因此把带有空间信息的磁共振信号称为相位编码线,也称为 k 空间线或傅里叶线。

所谓 k 空间的填充就是把采集自旋核在 RF 脉冲及梯度磁场的作用下产生的 MR 信号,并填充在 k 空间的适当位置,一般的 k 空间是循序对称填充的。填充 $k_y=-128$ 的磁共振信号的相位编码梯度场为左高右低,梯度场强最大。填充 $k_y=-127$ 的磁共振信号的相位编码梯度场仍为左高右低,但梯度场强有所降低。保持梯度场方向不变,但梯度场强逐渐降低。到填充 $k_y=0$ 的磁共振信号时,相位编码梯度场等于零。此后相位编码梯度场方向变为右高左低,梯度场强逐渐升高,到采集填充 $k_y=+128$ 的磁共振信号时,相位编码梯度场到达最高。k 空间相位编码方向上 $k_y=0$ 两侧的各磁共振信号是镜像对称的,即 $k_y=-128$ 与 $k_y=+128$ 的相位编码梯度场强一样,但方向相反,$k_y=-128$ 与 $k_y=+128$ 的相位编码梯度场强一样,但方向相反,$k_y=-127$ 与 $k_y=+127$ 的关系也是如此,以此类推。

从 k_y 方向看,填充在 k 空间中心的磁共振信号的相位编码梯度场为零,这时磁共振信号强度最大,主要决定图像的对比,而不能提供相位编码方向上的空间信息,我们把这一条 k 空间线称为零傅里叶线($k_y=0$)。而填充 k 空间最周边的磁共振信号的相位编码梯度场强度最大($k_y=-128$ 和 $k_y=+128$),得到的磁共振信号中各体素的相位差别最大,能提供相位编码方向的空间信息,而由于施加的梯度场强度大,磁共振信号的幅度很小,因而其磁共振信号主要反映图像的解剖细节,对图像的对比贡献较小。从 k 空间中心($k_y=0$)到 k 空间的最周边($k_y=-128$ 或 $k_y=+128$),其间各条 k 空间线的相位编码梯度场是逐渐递增的,越靠近 $k_y=0$ 的磁共振信号幅度越大,越决定图像的对比,但能提供的空间信息越少;越靠近 k 空间周边的磁共振信号所含的空间信息越多。越决定图像的解剖细节,但磁共振信号的幅度越小,能提供的对比信息越少。从 k_x 方向看,即在每一条相位编码线的频率编码方向上,其数据是从回波信号的采样得到的。因为回波信号在时序上是对称的,因此 k 空间的 k_x 方向也是对称的。k 空间的数据矩阵与图像的阵列易混淆,两者之间不是一一对应的,k 空间阵列中每一个点上的信息均含有全层磁共振信息,而图像阵列中的每个点(即像素)的信息仅对应层面内相应体素的信息。

k 空间的特性主要表现为:①空间中的点阵与图像的点阵不是一一对应的,k 空间中每一点包含有扫描层面的全层信息;②k 空间在 k_x 和 k_y 方向上都呈现镜像对称的特性;③填充 k 空间中央区域的磁共振信号(k 空间线)主要决定图像的对比,填充 k 空间周边区域的磁共振信号(k 空间线)主要决定图像的解剖细节。

常规磁共振成像序列中,k 空间最常采用的填充方式为循序对称填充,见图 4-18,即先填充 $k_y=-128$,然后是 $k_y=-127\cdots,k_y=0\cdots,k_y=+127$,最后为 $k_y=+128$。实际上,k 空间中相位编码线的填充顺序是可以改变的,可以采用 k 空间中央优先采集技术,即扫描一开始先编码和采集填充 $k_y=0$ 附近的一部分相位编码线,决定图像的对比,然后再采集决定图像解剖细节的 k 空间周边的相位编码线。除了循序对称填充的方式外,k 空间还可以采用迂回轨迹、放射状轨迹和螺旋状轨迹等其他多种填充方式。

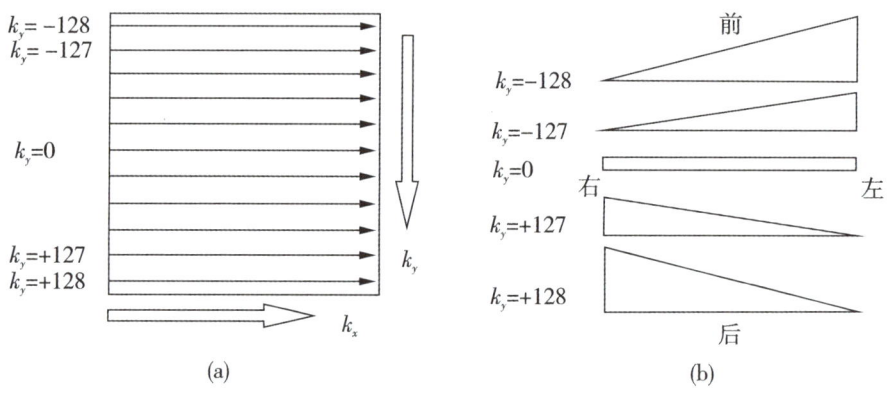

图 4-18 k 空间的数据采集与填充

三、磁共振血管成像

磁共振血管成像(MRA)通过抑制血管周围静止组织的 MR 信号,使血管结构的对比最大化,具有无创伤性、操作简便、成像时间短、无需对比剂、费用比 DSA 低等优点,因此成为 MR 检查的常用技术之一。与其他血管成像手段不同的是,MRA 不但提供血管的形态信息,而且提供血流的方向、流速和流量等定量信息。

人体内同时存在大量流动的液体,如血液、尿液、脑脊液等,在 MR 成像过程中,这些液体中的流动质子与周围静止的质子相比,位置不断发生变化,因此表现出不同的 MR 信号特征。人体动脉血管内的血液流动随心动周期发生周期性的变化,其中血流流速可以从收缩期的 $100 \sim 200 \text{ cm} \cdot \text{s}^{-1}$ 下降到舒张期的零。血管内的血流总会遇到阻力,血管半径越小则受到的阻力越大,阻力与半径的平方成反比。当血液从较大的血管流到较小的血管时,血流阻力就会增加。由于血液流动形式、方向和流速的变化,以及 MR 脉冲序列及其成像参数的不同,血流的 MR 信号比较复杂,可以表现为高信号、低信号和等信号。

(一) 常见的血流形式

人体中的血液为黏性液体,体内血流是复杂的,变化多端的,一般用简单的流动模型来表示栓流、层流、湍流及流动分离来表示。血流的基本运动状态。

1. 栓流

栓流是指血管中所有的粒子都以相同的速度平行地向前运动,流动的平均速度与峰速相等,如胸主动脉降段。

2. 层流

层流是指血流粒子都平行于血管的长轴的直线运动,且在垂直于血管长轴的径向上无脉动,但运动速度存在差别。在血管腔中心的血流速度最快,约为平均流速的 2 倍;越靠近血管壁的血流其流速越慢;与血管壁相接触形成无限薄的血流层,其流速为零。因此,从管壁到管腔中心的血流速度逐渐递增,整个血管内的流速表现为沿血流方向的抛物线状分布。当血流从较大的血管进入较小的血管时,会发生流入效应:即开始时,流动形式显示为栓流,经过一段距离后,栓流演变为层流,多数中小动脉内血流都是层流形式。

3. 湍流

湍流在物理学中是指混乱的流动模式,液体内剧烈的混乱,形成大小不一的漩涡,在宏观上显示出紊乱地向各个方向做不规则的流动,在 MRA 中通常与信号的丢失密切相关。

湍流的产生有以下两个因素。

(1) 雷诺数 代表惯性力和黏滞度的比率,即 $N_R = \rho D v / \eta$(N_R 为雷诺数,ρ 为血液密度,D 为血管直径,v 为血流平均速度,η 为血液黏滞度)。$N_R < 2\,000$,血流趋于层流;N_R 大于 $3\,000$,血流趋于湍流;N_R 介于 $2\,000 \sim 3\,000$,则血流的变化比较复杂。因此,从公式可见,大管径、快血流、低黏滞度容易导致湍流的产生。

(2) 血管因素 血管极其狭窄处、血管壁粗糙处、血管分叉处、血管转弯或迂曲等必将导致湍流的产生。在人体中,真正的湍流很少,在达到湍流前,非线性流动就会导致相位不一致,造成 MRA 中信号的丢失。

4. 流动分离

流动分离是指在血管分叉或者突然狭窄处,部分血流与主流血流分离,在局部发生再循环流动。在颈内动脉球、狭窄血管附近可看到这种现象。当血管形状不是长圆柱状时,局部的流动图发生变化,例如主动脉弓的"U"形导致了血液螺旋流动。流动分离会造成 MRA 上的伪影。

(二) 表现为低信号的血流

血流信号取决于血流形式、血流方向、血流速度、MR 脉冲序列及成像参数。在常规

MR成像时,特别是利用自旋回波序列(FSE),血流常表现为低信号,其原因如下。

1. 流空效应

如果与血流方向垂直或接近垂直于扫描层面,当施加90°脉冲时,层面内血管中的血流和周围静止组织同时被激发;当在施加180°复相脉冲($T_E/2$),层面内静止组织受到激发发生相位重聚产生回波;被90°脉冲激发过的血液在$T_E/2$时间内已经离开受激发层面,不能接收180°脉冲,不能产生回波;而此时层面内血管中为$T_E/2$时间内新流入的血液,没有经过90°脉冲的激发,仅接收180°脉冲的激发也不产生回波,因而血管管腔内没有MR信号产生而表现为"黑色",这就是流空效应。在一定范围内,$T_E/2$越长,血流流速越高,流空效应越明显。

2. 扫描层面内质子群位置移动造成的信号衰减

当扫描层面与血流方向平行时,180°的相位重聚脉冲可以剔除由于主磁场恒定不均匀而造成的质子失相位。尽管沿扫描层内的血流在$T_E/2$时间段内仍在扫描层面内,但与90°脉冲相比,质子群在层面的位置发生的改变使其所处主磁场环境也发生了变化,180°脉冲不能纠正因主磁场不均匀造成的质子群失相位,因此与静止组织相比,横向弛豫较快,流动质子群的信号发生衰减。

3. 层流流速差别造成的失相位

层面内的血流沿着频率编码梯度场的血流将经历磁场强度的变化,如果血管中的某个体素内所有质子群的流动速度一样,那么这些质子的进动频率将发生相同的变化,体素内的质子群并不失去相位;但由于层流的存在,一个体素内的质子因处于层流的不同位置而流速不同,经历梯度场强的变化就不同,进动频率将发生不同的变化,从而造成相位的不同,体素内的质子群将失相位,MR信号衰减。

4. 层流引起分子旋转造成的失相位

由于层流的存在,一个体素内的不同位置的质子将具有不同的流速,不同的流速将使水分子发生旋转,相应的质子相位也将发生变化,质子群失相位,MR信号强度发生衰减。

5. 预饱和技术

预饱和技术是在感兴趣区以外施加射频脉冲,在血液流入成像层面之前,已经过饱和,不能再接受新的激励,产生MR信号。使用预饱和脉冲使血液中的质子处于磁化饱和状态,在后续成像序列中不能出现回波信号,所以呈现低信号。预饱和脉冲可选择性去除静脉和动脉血液的信号,只突出一种血管影像,如饱和静脉血流在MR图像上保留动脉影像,饱和动脉血流在MR图像上保留静脉影像。

6. 湍流

湍流使血流出现方向和速度无规律改变,引起体素内的质子群将失相位,引发MR信号的强度明显衰减。湍流容易发生在血管狭窄处的远侧、血管分叉处、血管转弯处、动脉瘤等部位。

7. 血流的长T_1特性

在某些T_R和T_E很短的超快速T_1WI中,流动对血液的信号影响很小,决定血液信号的主要是其T_1值。血液的T_1值很长,在1.5 T场强下约为1 200 ms,因此呈现相对低信号。

(三) 表现为高信号的血流

血流在很多情况下也可表现为高信号,有时高信号特性可以用来成像,有时高信号特性可能成为图像伪影的来源。

1. 流入增强效应

如果血流与 MR 扫描层面垂直或基本垂直于扫描层面,同时所选用的 T_R 比较短,这样层面内静止组织的质子群因没有足够的时间发生充分的纵向弛豫,出现了饱和现象,不能接收新的脉冲产生足够大的宏观磁化矢量,因而信号发生衰减。而对于血流来说,总有未经激发的质子群流入扫描层面,经脉冲激发后产生宏观磁化矢量,产生较强的信号,与静止组织相比表现为高信号。流入增强效应多出现在梯度回波序列。在多层面扫描时,血流上游方向第一层内血流的流入效应最强,表现为高信号,而血流方向的其他层面内由于流入上一层血流中的饱和质子群逐渐增多,信号逐渐减弱。

2. 舒张期假门控现象

动脉血流的速度受心动周期的影响很大,收缩期速度最快,舒张期血流速度逐渐减慢,到舒张中末期血流速度最缓慢。如果利用心电门控技术在舒张中后期激发和采集 MR 信号,这时血液信号受流动影响很少,而主要受血液 T_1 值和 T_2 值的影响,可表现为信号增高甚至呈现高信号。另外如果当 T_R 与心动周期刚好吻合(如心率为 60 r/min,T_R = 1 000 ms)且激发和采集刚好落在舒张中后期,则血管内的血液可表现为较高信号,这种现象称为舒张期假门控现象。

3. 流速非常缓慢的血流

在椎旁静脉丛或盆腔静脉丛等血管内的血流非常缓慢,流动造成的失相位或流空效应表现得不明显,那么这些血管内血流的信号与流动本身关系不大,而主要取决于血流的 T_1 值和 T_2 值,在 T_2WI 像上则表现为高信号。

4. 偶回波效应

利用 SE 序列进行多回波成像时(如 T_E = 30 ms、60 ms、90 ms、120 ms),在偶数回波的图像上(T_E = 60 ms、120 ms)血流的信号表现为高信号,这种现象称为偶回波效应或偶回波相位重聚,在肝脏 SE 多回波序列上常可以看到。质子的进动频率及相位与磁场强度有关,在梯度场中质子的位置改变将引起进动频率和相位的变化。如果质子群沿着相位编码方向移动,则偶数次线性变化的梯度磁场可使相位已经离散的质子群又发生相位重聚,因而出现强度较高的血流信号。

5. 梯度回波序列表现为高信号

与 SE 序列不同,梯度回波序列(GRE)的回波是利用梯度场的切换产生的,而梯度场的切换是不需要进行层面选择的,因此受小角度激发产生宏观横向磁化矢量的血流尽管离开了扫描层面,但只要不超出有效梯度场和采集线圈的有效范围,还是可以感受梯度场的切换而产生回波,因而不表现为流空而呈现相对高的信号强度。

6. 利用超短 T_R 和 T_E 的稳态进动梯度回波序列

由于采用了超短 T_R(<5 ms)和超短 T_E(<2 ms),即便是较快的动脉血流,流动对图像的影响也很小。该序列图像上,组织的信号强度取决于 T_2^*/T_1,血液 T_2^* 较长的特点得以

表现出来,因此无论是动脉血流还是静脉血流都呈现高信号。

7. 利用对比剂和超短 T_R 和 T_E 的梯度回波 T_1WI 序列

如果利用一个超短 T_R 和超短 T_E 的梯度回波 T_1 加权像序列,血液的信号受流动影响很小,而主要取决于血液的 T_1 值。由于该序列的 T_R 很短,一般的组织因饱和而呈现较低信号。这时利用静脉团注对比剂的方法使血液的 T_1 值明显缩短(明显短于脂肪的 T_1 值),血液即呈现很高信号。

(四)MRA 成像方法

1. 时间飞跃法磁共振血管成像(TOF-MRA)

TOF-MRA 是最为常见的磁共振血管成像技术之一。该技术能够显示头颈部、胸部、腹部和四肢的动脉和静脉,无需注射造影剂,又无放射性。TOF 法血管成像采用"流动相关增强"机制,成像区或层面内的静止组织被反复激发而处于饱和状态,磁化矢量很小,从而抑制了静止的背景组织;然而成像区以外的血流没有被射频脉冲激发,保持完整的纵向磁化,产生很强的信号,表现为高信号,与静态组织形成强烈对比。当流动血液保持在同一层面的时间较长时,被多次射频激发也会产生饱和效应,应用 TOF 法产生的血管信号强度与层块厚度、血管流速及脉冲序列的 T_R 有关,血流速度越快,其信号越强;层块厚度越薄,穿越层块时的饱和越少,血管信号越强;脉冲序列的 T_R 越短,静止组织被抑制的越好。TOF-MRA 技术包括二维 TOF-MRA 和三维 TOF-MRA 两种:二维 TOF-MRA 利用时间飞跃法分层连续采集信号,先激发一层采集一层,再激发一层采集一层,然后用原始图像重建;三维 TOF-MRA 面对的是整体,整体激发、采集,同时采集整个容积,不仅在层面方向上提高了空间分辨力,而且采用小体素,有效地减轻了流动失相位,避免了湍流的影响;同时在图像信噪比方面明显优于二维 TOF-MRA;对容积内任何方向的血流均敏感,适用于迂曲多变的血管成像。TOF-MRA 在临床上主要应用于筛查脑动脉粥样硬化,诊断颅内动脉瘤和烟雾病。如图 4-19 所示。

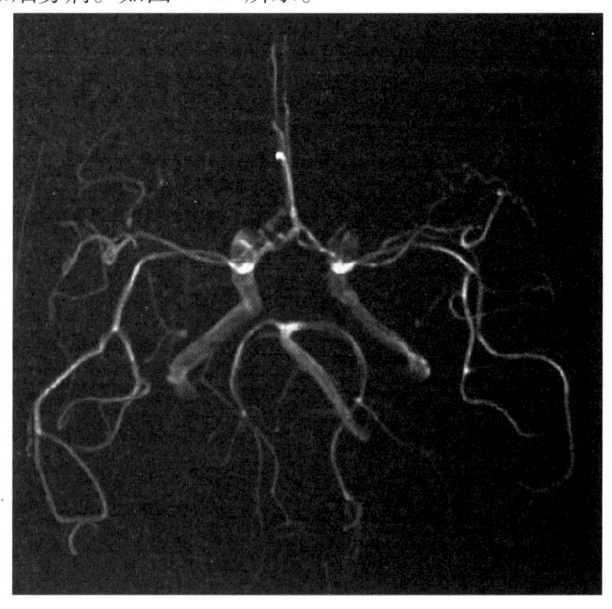

图 4-19　TOF-MRA 磁共振血管成像

2. 相位对比法磁共振血管成像(PC-MRA)

PC-MRA 是基于流体内质子相位变化这一原理进行成像,采用梯度回波序列,在流体的流动方向上施加一对双极的编码梯度,由一对幅度和间期相同,而方向相反的梯度脉冲组成。经过一次双极梯度脉冲激发后,静止的质子受到大小相等、方向相反的梯度脉冲作用,相位恢复到原位,相位变化为零,而运动的质子在梯度场中的位置发生变化,产生了相位变化。之后再施加一组双极梯度脉冲,与第一组的脉冲顺序呈镜像对称,通过这一脉冲序列,得到另一个相位变化,将两个相位进行相减,可以得到一个相位差。PC-MRA 是一种能显示血管解剖结构,而且能够提供血流方向、血流速率及流量等血流动力学信息的磁共振检查技术。近年来,PC-MRA 成为心血管 MRA 检查的重要扩展,此技术已成功应用于全身的许多动脉、静脉(如颅内大血管、颈动脉、冠状动脉、门静脉、肾动脉和四肢较大血管等)的血流流速和流量测定。

3. 对比增强法磁共振血管成像(CE-MRA)

CE-MRA 是利用静脉内注射顺磁性对比剂来显著缩短血液的 T_1 弛豫时间,同时采用快速梯度回波序列进行扫描,利用短 T_R、小翻转角,从而抑制血管周围组织的信号,使血管内信号明显增强,形成强烈的信号对比。此方法对于血流流动敏感性较小,而且图像空间分辨力高。相对 TOF-MRA 法、PC-MRA 法,CE-MRA 法不依赖于血管成像,所以不受血流速度及湍流的影响。成像时间短,且可大范围成像,广泛用于体部血管。此技术已在临床成功应用于动脉瘤的诊断、评价血管狭窄程度、评价肿瘤的血供情况,及用于分流术或肝移植前后门静脉的评估。

4. 磁敏感加权成像(SWI)

SWI 是近年来新开发的,与传统的 T_1、T_2、质子密度加权像不同,它是利用组织间磁敏感性差异产生图像对比度。SWI 是以 T_2 加权梯度回波序列作为基础序列,通常采用高分辨的 3D 梯度回波序列在所有的方向上进行流动补偿,同时获得磁矩图像和相位图像,并在此基础上进行数据后处理,将处理后的相位信息叠加到强度信息上,从而形成超高对比度的 SWI 图像。SWI 对血液成分、钙化、铁沉积等比较敏感,因此对脑出血(特别是微小出血)、脑创伤、小血管畸形(特别是小静脉)、退行性神经变性和脑肿瘤血管的评价等表现出独到的优越性。

> **知识拓展**
>
> ### 磁共振功能成像
>
> 磁共振功能成像(fMRI)检测病人/被试接受刺激(视觉、听觉、触觉等)后的脑部皮层信号变化,用于皮层中枢功能区的定位及其他脑功能的深入研究。其原理是基于与脑部神经活动相联系的局部血流的改变(氧合血红蛋白、脱氧血红蛋白含量的变化)可使 MR 信号产生变化这一现象。脑区激活使得相应部位氧合血红蛋白增多,脱氧血红蛋白相对减少。脱氧血红蛋白是顺磁性物质,其 T_2^* 值比氧合血红蛋白的短,其变化会影响 MR 信号,这样脱氧血红蛋白可作为内源性对比度增强剂,并作为 fMRI 的信号源。

目前磁共振功能成像进行的脑科学研究主要有以下几个方面:脑功能区定位(如感觉、运动、视觉、听觉等)、脑相关疾病的诊断及机制研究(如老年痴呆、癫痫、精神疾病)、脑高级功能的机制研究(如认知、情感、学习记忆等)。

习 题

一、选择题

1. 下列( )元素不能进行 MR 成像。
   A. ^{13}C B. ^{31}P
   C. ^{2}H D. ^{23}Na

2. 原子核磁矩 μ 与磁场 B 的夹角增加,是由于( )。
   A. 原子核从外界吸收能量 B. 原子核向外放出能量
   C. 系统能量保持不变 D. 以上说法都不对

3. 下列( )是正确的。
   A. 逆磁场方向排列的质子是高能不稳态质子
   B. 顺磁场方向排列的质子是高能稳态质子
   C. 顺磁场方向排列的质子是高能不稳态质子
   D. 逆磁场方向排列的质子是低能稳态质子

4. $I=3$ 的磁性核在外磁场中有( )种取向。
   A. 3 B. 5
   C. 6 D. 7

5. 在 0.3 T 的场强中,氢质子 ^{1}H 的共振频率约为( )。
   A. 12.9 MHz B. 21.3 MHz
   C. 42.6 MHz D. 63.9 MHz

6. 纵向弛豫是指( )。
   A. T_2 弛豫 B. 自旋-自旋弛豫
   C. 自旋-晶格弛豫 D. 氢质子顺磁场方向排列

7. 氢核在外磁场 B_0 中旋进时,其自旋角动量( )。
   A. 不发生变化 B. 大小不变,方向改变
   C. 大小改变,方向不变 D. 大小改变,方向也改变

8. SE 序列中,90°射频(RF)的目的是( )。
   A. 使磁化矢量由最大值衰减到 37% 的水平
   B. 使磁化矢量倒向负 z 轴
   C. 使磁化矢量倒向 xy 平面内进动
   D. 使失相的质子重聚

9. 在 SE 序列中,采用短 T_R、短 T_E 所成的图像是( )。
   A. T_1WI B. T_2WI

C. FLAIR　　　　　　　　　　　　D. 质子密度加权像

10. 采用二维傅里叶变换成像(2DFT)为获取 256×256 个像素的图像,至少要施加( )次幅度各不相同的相位编码梯度场。
    A. 1　　　　　　　　　　　　　B. 256
    C. 128　　　　　　　　　　　　D. 256×256

11. 用时间飞跃法(TOF)血管成像需利用和采用( )。
    A. 流入性增强效应　　　　　　B. 流空效应
    C. 相位偏移效应　　　　　　　D. 预饱和技术

12. 在 MR 成像过程中,三个梯度磁场启动的先后顺序是( )。
    A. 层面选择—相位编码—频率编码
    B. 层面选择—频率编码—相位编码
    C. 相位编码—频率编码—层面选择
    D. 频率编码—相位编码—层面选择

二、思考题

1. 简述磁共振成像的优点及局限性。
2. 产生磁共振信号的基本条件是什么?
3. 静磁场和射频磁场的作用有哪些?
4. 简述弛豫、纵向弛豫和横向弛豫的概念。T_1、T_2 的物理意义是什么?
5. 磁共振是如何实现图像的空间定位的?
6. 如何理解加权图像?
7. 简述 SE 序列时序核 180°脉冲的作用。
8. 试分析自旋回波 T_1 加权、T_2 加权的条件及图像对比度形成原理。

(李宏彬)

第五章 核医学影像基础

学习目标

1. 掌握放射性核素的衰变类型、衰变规律、半衰期及放射性活度。
2. 熟悉原子核的组成、质量亏损、结合能及稳定性。
3. 了解辐射防护、放射性核素在医学上的应用。

案例导入

放射性药物是指含有放射性核素,能直接用于人体进行临床诊断、治疗和科学研究的放射性核素及其标记化合物。放射性药物与普通药物的主要区别是含有放射性,通过药物放射的射线作用达到诊断、治疗以及示踪研究的目的,而不依赖药物本身的药理作用。放射性药物的生理、生化特性取决于被标记物的固有特性,药物在标记前后的生物学特性基本一致。与一般非放射性药物一样,在进入机体后,由于其本身的特点,会在某一器官或组织中参与代谢。根据放射性药物的放射线特性,借助放射性探测仪器在体表探测并显示出其在体内的分布定位,获得疾病的诊断信息,利用射线在定位病变处的电离辐射生物效应,可达到治疗疾病的作用。

理想的放射性药物要求有合适的物理半衰期、合适的放射线类型和能量,进入人体内的放射性核素及其衰变产物毒性效应尽可能小。某些放射性药物可以是放射性核素本身,如 ^{99m}Tc、^{201}Tl、^{131}I 等可直接用于临床诊断和治疗。大部分临床用放射性药物是利用特定的核素及其标记物同时发挥作用,它既具有普通药物的生物学行为,又具有标记核素的性质和作用。

请思考:
1. 放射性药物在医学上有哪些应用?
2. 放射性药物具有哪些特点?
3. 放射性药物的放射性遵循怎样的规律?

原子核物理学(nuclear physics)是研究原子核的结构、特性和相互转变等问题的物理学分支,随着核理论和核技术的蓬勃发展,它的研究成果被迅速应用到各个领域,尤其是在医学领域内,如核射线治疗肿瘤、医用粒子加速器、ECT 等。原子核物理学是核医学成像及治疗的理论基础,利用原子核的放射性对某些疾病进行诊断和治疗的技术已经逐渐普及,从而核医学为现代医学的发展开辟了一条新的路径。本章将介绍原子核的基本性质、放射性核素的衰变类型和规律、放射性核素的医学应用、ECT 等内容。

第一节 原子核的衰变类型

1896 年,法国物理学家贝克勒尔(Becquerel)发现了铀及含铀的矿物质能够发出一种看不见的射线,1898 年居里夫妇又发现了钋(Po)和镭(Ra)的放射性。这些不稳定的放射性核素自发地放出某种射线变成另一种核素的现象称为核衰变(nuclear decay)。目前发现了大约 2 000 多种包括天然的和人工制造的核素,其中绝大多数是不稳定的放射性核素。

核衰变过程中遵守能量守恒、动量守恒、质量守恒、电荷守恒和核子数守恒定律。一般地衰变前的原子核称为母核(用 X 表示),衰变后的原子核称为子核(用 Y 表示),核衰变过程中释放的能量称为衰变能(decay energy)。根据衰变时放出射线种类的不同,核衰变主要分为 3 种类型,即 α 衰变、β 衰变和 γ 衰变。

一、原子核的性质

1911 年,卢瑟福提出了原子的"核式结构"模型,原子由原子核和核外电子组成,原子核带正电,电子带负电。原子核又是由质子和中子组成,原子的质量几乎全部集中在直径很小的核心区域,叫原子核,电子在原子核外绕核做轨道运动。卢瑟福 α 粒子散射实验和查德威克实验研究表明,原子核包含两类基本粒子,质子和中子,质子和中子统称为核子(nucleon)。一个质子带有一个单位正电荷,中子不带电荷,电子带有负电荷,且原子核内的质子数等于核外电子数,因此原子对外呈电中性。无论是它们之间的引力还是质量与能量的变化,原子核都有其固有的性质。

1. 原子核的质量

原子的质量等于原子核的质量加上核外电子的质量,再减去相当电子全部结合能的数值,一般电子组成原子的结合能很小,可忽略不计,因此原子核的质量简单地等于原子质量与核外电子质量之差。

由于质子和中子的质量很小,用千克、克等质量单位来量度很不方便。因此在原子核物理中通常用原子质量单位 u 来量度原子核的质量,取自然界中碳的同位素 $^{12}_{6}C$ 的原子质量的 1/12 为一个原子质量单位 u,即:

$$1\ u = \frac{1}{12}m(^{12}_{6}C) = 1.660\ 540\ 2 \times 10^{-27}\ kg$$

用 u 来表示质子和中子的质量,分别是:

$$m_p = 1.007\ 276\ u$$
$$m_n = 1.008\ 665\ u$$

可见,质子和中子的质量相差很小,通常可以近似认为它们的质量相等。原子核的质量用原子质量单位量度时都接近某一整数,这一整数称为质量数 A。原子核的质量数用 A 表示,质子数用 Z 表示,中子数用 N 表示。质子数和中子数之和称为原子核质量数,即:

$$A = Z + N \tag{5-1}$$

2. 核素

在原子核物理中,通常把具有确定质子数和中子数的一类原子称为核素(nuclide)。用符号 $^{A}_{Z}X$ 来表示,其中 X 代表(与 Z 对应的)元素的符号。例如 $^{8}_{4}Be$、$^{12}_{6}C$、$^{14}_{7}N$。

具有相同的质子数不同的中子数同一种元素的不同核素称为同位素(isotope),大多数的天然元素都有几种同位素,例如氢有 3 种同位素 ^{1}H、^{2}H、^{3}H,这 3 种同位素在自然界中的含量是不同的。同位素在元素周期表中位置相同,化学性质几乎相同,物理性质有所差异(主要表现在质量上)。

质子数和中子数都相同而能量状态不同的一类核素称为同质异能素(isomer)。如处于激发态的核素 $^{131m}_{54}I$(m 表示处于激发态)和处于基态的核素 $^{131}_{54}I$。表 5-1 给出了一些粒子和核素的质量。

表 5-1 几种粒子和核素的质量

名称	质量 单位/kg	质量 单位/u	名称	质量 单位/kg	质量 单位/u
$^{1}_{1}H$	1.6725×10^{-27}	1.007 276	$^{4}_{2}He$	6.6466×10^{-27}	4.002 604
$^{2}_{1}H$	3.3445×10^{-27}	2.014 102	$^{12}_{6}C$	1.9927×10^{-26}	12.000 000
$^{3}_{1}H$	5.0084×10^{-27}	3.016 050	$^{14}_{7}N$	2.3253×10^{-26}	14.003 074
$^{3}_{2}He$	5.0083×10^{-27}	3.016 030	$^{16}_{8}O$	2.6561×10^{-26}	15.994 915

3. 原子核的半径

若将原子核视为球形状态,原子核的半径用 R 表示,它与原子核质量数 A 的关系可由经验公式表示为:

$$R = R_0 A^{\frac{1}{3}} \tag{5-2}$$

式中,R_0 为一常数,实验测得其值约为 1.2×10^{-15} m(1 fm = 10^{-15} m)。经计算 $^{12}_{6}C$ 的原子核半径为 2.7 fm,可见原子核半径很小。

质量为 m,体积 $V = \frac{4}{3}\pi R^3$ 的原子核,其平均密度 ρ 为:

$$\rho = \frac{m}{V} \approx \frac{Au}{\frac{4}{3}\pi R_0^3 A} \approx \frac{1.66 \times 10^{-27}}{\frac{4}{3}\pi (1.2 \times 10^{-15})^3} \approx 2.3 \times 10^{17} \ (kg \cdot m^{-3}) \tag{5-3}$$

由式(5-3)可以计算出像一个乒乓球大小的核物质,其质量的数量级为 10^{12} 千克,可见原子核的平均密度极大。

4. 核力

原子核半径非常小而平均密度又非常大,将质子和中子结合在一起的既不是万有引力,也不是电磁力,经研究发现这是一种强相互作用力,称为核力(nuclear force)。日本物理学家汤川秀树在1935年提出了核力的介子理论,定性地解释了核子之间核力的相互作用,这就有力地证明核力使核子结合成原子核。

核力的重要特征:①核力与电荷无关。原子核内质子与质子、质子与中子、中子与中子之间的引力是相等的,与核子是否带电无关。②核力是短程强吸引力,它只在距离为10^{-5} m 的数量级内发生作用。核力是强相互作用力,核力大约是库仑力的100倍。③核力具有饱和性。一个核子只同附近的几个核子有作用力,核子不能无限靠近,只在 6×10^{-16} m 的极短程内存在斥力。

5. 质量亏损

在相对论中,能量概念有了推广,质量和能量有确定的当量关系,物体的质量为 m,则相应的能量为:

$$E = mc^2 \tag{5-4}$$

式中,E 表示能量,m 代表质量,而 c 则表示光速,由此可知,一个物体具有 m 的质量,必有 $E = mc^2$ 的能量。质量和能量是不可分割的。当物体的质量改变了 Δm 时,必然伴随着增加或减少 $\Delta E = \Delta m c^2$ 的能量。

如果把原子核的质量与构成原子核的核子(Z 个质子和 N 个中子)的静止质量总和加以比较,发现原子核的质量都小于组成它的核子的质量之和,这个差值称为原子核的质量亏损(mass defect)。例如,$_1^2$H 核由1个中子和1个质子组成,因此,它们的质量和应该为:

$$m_n + m_p = 1.008\,665\,u + 1.007\,276\,u = 2.015\,941\,u$$

但是,测量结果表明:1 个 $_1^2$H 核质量仅为 2.013 553 u,两者质量相差(质量亏损)为:

$$\Delta m = 2.015\,941\,u - 2.013\,553\,u = 0.002\,388\,u$$

如果用 m_X、m_p 及 m_n 分别表示原子核的质量、质子的质量及中子的质量。则质量亏损为:

$$\Delta m = [Z m_p + (A - Z) m_n] - m_X \tag{5-5}$$

6. 结合能

与质量亏损 Δm 相联系的能量为 $\Delta m c^2$,表示这些自由状态的单个核子结合成原子核时所释放出来的能量,此能量称为原子核的结合能,用符号 E_B 表示。

一个原子的质量单位(1 u)是 $1.660\,540\,2 \times 10^{-27}$ kg,根据质能关系式,与此相联系的能量为:

$$(1\,u) c^2 = (1.660\,540\,2 \times 10^{-27}) \times (2.997\,92 \times 10^8)^2\,J$$
$$= 1.492\,415 \times 10^{-10}\,J$$
$$= 931\,MeV$$

由以上结果知原子核的结合能 E_B 的数值为:

$$E_B = [ZM(_1^1H) + N m_n - M(_Z^A X)] \times 931\,MeV \tag{5-6}$$

E_B 也可以这样来理解,如果将一个原子核拆散,使组成它的那些核子成为自由状态的核子,外界必然做数量等于 E_B 能量的功。

结合能越大,核子结合成原子核时放出的能量也越大,核的结合状态就越紧密,相应的要拆散这个原子核就越困难。如果把原子核的结合能除以此核内的总核子数 A,就得到每个核子的平均结合能(specific binding energy),它表示从核内取出一个核子平均所需从外界获得的能量。任一原子核的平均结合能定义为原子核的结合能与核内的总核子数 A 的比值,以 ε 表示,即:

$$\varepsilon = \frac{E_B}{A} = \frac{\Delta M c^2}{A} \tag{5-7}$$

【例 5-1】求两个质子和两个中子结合成氦核过程中释放的能量以及氦核的平均结合能。

已知:质子的质量 $m_p = 1.007\ 276$ u,中子的质量 $m_n = 1.008\ 665$ u,氦核的质量 $M(^4_2\text{He}) = 4.002\ 604$ u。

氦核的质量亏损:
$$\Delta M = Z m_p + N m_n - M(^4_2\text{He}) = 2 \times 1.007\ 276\ \text{u} + 2 \times 1.008\ 665\ \text{u} - 4.002\ 604\ \text{u} = 0.029\ 278\ \text{u}$$

则释放的能量:
$$E_B = \Delta M \times 931 = 0.029\ 278 \times 931 = 27.26\ \text{MeV}$$

氦核的平均结合能:
$$\varepsilon = \frac{E_B}{A} = \frac{27.26}{4} = 6.815\ \text{MeV}$$

7. 原子核的稳定性

在原子核物理学中常用平均结合能来表示原子核的稳定性。因为平均结合能的大小可以表示原子核结合的松紧程度,一般地说,平均结合能越大,则原子核分解为单个核子所需要的能量就越大,原子核就越稳定。

平均结合能的大小可以作为核稳定性的量度,图 5-1 是不同原子核的平均结合能曲线。

实验表明,对于 $A<20$ 的轻核区,平均结合能随 A 的增加而迅速增加。对于中等质量的核($A=40\sim100$),平均结合能最大,几乎是一常量,$\varepsilon \approx 8.6$ MeV,这说明中等质量的核最稳定。对于重核区($A>120$),由于质子数增多,静电斥力迅速增大,使平均结合能减少,核子之间结合比较松散,原子核也就显示出不稳定性。所以,天然放射性核素大多数都是原子序数较大的重核,它们能够自发地衰变而放出射线。

凡是平均结合能小的原子核转变成平均结合能大的原子核时都能释放能量,因此轻核聚变和重核裂变时可释放出大量的能量。

研究发现原子核的稳定性还与其他因素有关,如核内的中子数与质子数比例,当比例失调(中子数过多或质子数过多)时,可能造成原子核不稳定。

除此之外,原子核的稳定性与核内质子数与中子数之比以及奇偶性也有关(偶偶核最稳定;其次是奇偶核和偶奇核;奇奇核最不稳定),当质量数大于 209 时,任何原子核都是不稳定的。

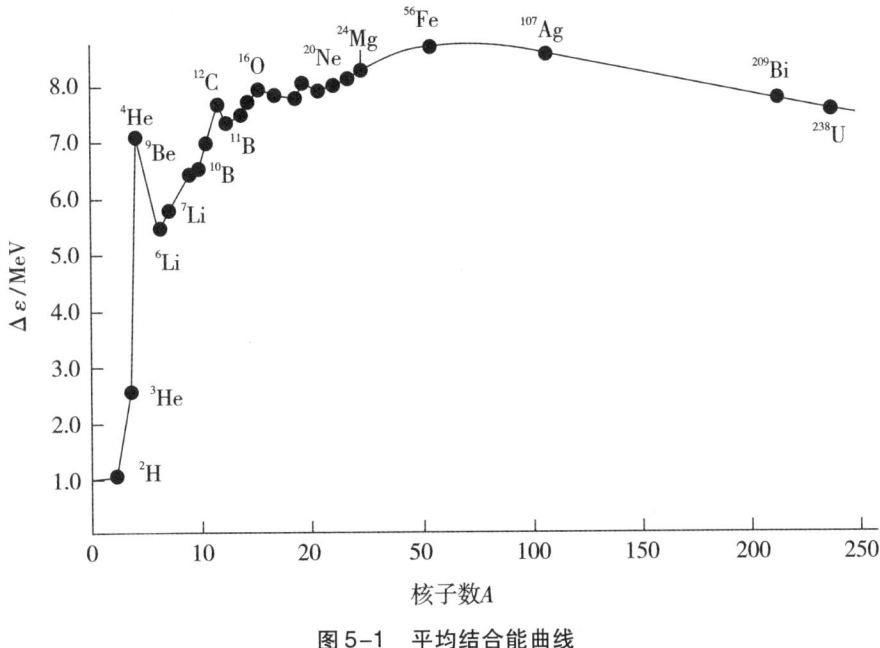

图 5-1　平均结合能曲线

知识拓展

卢瑟福与原子物理学

欧内斯特·卢瑟福（Ernest Rutherford，1871—1937）英国物理学家，在原子结构等方面做出了重大贡献，被称为原子核物理学之父，学术界公认他为继法拉第之后最伟大的实验物理学家，是20世纪最伟大的实验物理学家之一。

卢瑟福首先提出放射性半衰期的概念，证实放射性涉及从一种元素到另一种元素的嬗变。他又将放射性物质按照贯穿能力分类为α射线与β射线，并且证实前者就是氦离子。因为"对元素蜕变以及放射化学的研究"，他荣获了1908年诺贝尔化学奖。

卢瑟福从1909年起做了著名的α粒子散射实验，实验的目的是想证实汤姆孙原子模型的正确性，实验结果却成了否定汤姆孙原子模型的有力证据。在此基础上，1911年，卢瑟福根据α粒子散射实验现象提出原子核式结构模型，该实验被评为"物理最美实验"之一。1919年，卢瑟福开展了α粒子轰击氮核的实验，他从氮核中打出一种粒子，并测定了它的电荷与质量，将其命名为质子。用α粒子或γ射线轰击原子核来引起核反应的方法，标志着人类第一次实现了改变化学元素的人工核反应，很快就成为人们研究原子核和应用核技术的重要手段。

卢瑟福通过α粒子散射的研究，无可辩驳地论证了原子的核模型，因而一举把原子结构的研究引上了正确的轨道(因此他被誉为原子物理学之父)。由于电子轨道也就是原子结构的稳定性和经典电动力学的矛盾,导致玻尔提出背离经典物理学的革命性的量子假设,从而成为量子力学的先驱。

二、α 衰变

不稳定的放射性核素自发地放出 α 射线(氦原子核 $_2^4\text{He}$)而变成新的原子核过程称为 α 衰变。α 衰变多发生在 A 值超过 209 的重核,α 粒子以很高的速度从母核中飞出,受物质所阻而失去动能,俘获 2 个电子而变成一个中性氦原子。α 衰变的核衰变方程为:

$$_Z^A X \longrightarrow {}_{Z-2}^{A-4} Y + {}_2^4 He + Q \tag{5-8}$$

由于 α 衰变前后的质量数 A 和电荷数 Z 都是守恒的,故子核(衰变后的原子核)的质量数比母核(衰变前的原子核)的质量数少 4,子核的电荷数比母核的电荷数少 2,子核在元素周期表中的位置要向前移动两位,这种规律称为 α 衰变的位移定则。

衰变能 Q 是母核衰变成子核时所放出的能量,称为衰变能,在数值上等于 α 粒子和子核的反冲动能之和,它为子核和 α 粒子所共有,由于子核的质量比 α 粒子的质量大得多,因此,衰变能的绝大部分为 α 粒子所有。α 粒子分得的衰变能最多(占衰变能的 98% 左右),反冲核分到的衰变能很小(占衰变能的 2% 左右)。

例如放射性核素镭 $_{88}^{226}\text{Ra}$ 发生 α 衰变的过程可写为:

$$_{88}^{226} Ra \longrightarrow {}_{86}^{222} Rn + {}_2^4 He + Q \tag{5-9}$$

量子力学理论指出,原子核的能量只能取一系列不连续的数值,原子核内存在着能级(即原子核能量的量子化),因此放射性核素释放出的 α 粒子能量是量子化的,α 射线谱是不连续的。镭 $_{88}^{226}\text{Ra}$ 放出 α 粒子的核衰变过程可以用衰变纲图表示,如图 5-2 所示。处于高激发态的母核发生 α 衰变时可以直接衰变到子核的基态,释放出高能量的 α 粒子,也可以先衰变到子核的低激发态,释放出能量较低的 α 粒子,处于低激发态的子核再向基态跃迁,辐射出 γ 射线。

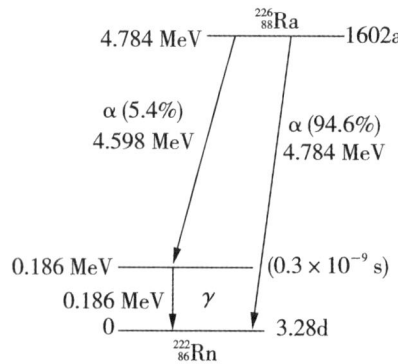

图 5-2 $_{88}^{226}\text{Ra}$ 的 α 衰变纲图

三、β 衰变

不稳定的放射性核素自发地放射出 β 粒子的衰变过程称为 β 衰变,新生成的子核比母核增加或减小一个单位电荷数,而质量数不变。β 衰变分为放出一个电子的 β⁻ 衰变、放出一个正电子的 β⁺ 衰变和俘获一个轨道电子的电子俘获 3 种类型。

1. β⁻ 衰变

β⁻ 衰变是由母核放出电子的一个过程。母核放出一个电子后,它的电荷增加一个单位,而质量变化很小(因电子的质量比原子核的质量小得多),变成原子序数增加 1 的另一个原子核(子核)。β⁻ 衰变的过程可表示为式(5-10),其中 $_Z^A X$ 和 $_{Z+1}^A Y$ 分别代表母核和子核,$\bar{\nu}$ 为反中微子,Q 为衰变能。

$$_Z^A X \longrightarrow {}_{Z+1}^A Y + {}_{-1}^0 e + \bar{\nu} + Q \tag{5-10}$$

由式(5-10)可以看出,β⁻ 衰变使子核与母核的质量数相等,子核的原子序数比母核的增加 1,故子核在元素周期表中的位置将后移一位。

例如放射性核素 $_{15}^{32}P$ 的衰变过程如图 5-3 所示,$_{15}^{32}P$ 发生 β⁻ 衰变的过程可写为:

$$_{15}^{32}P \longrightarrow {}_{16}^{32}S + {}_{-1}^0 e + \bar{\nu}_e + Q \tag{5-11}$$

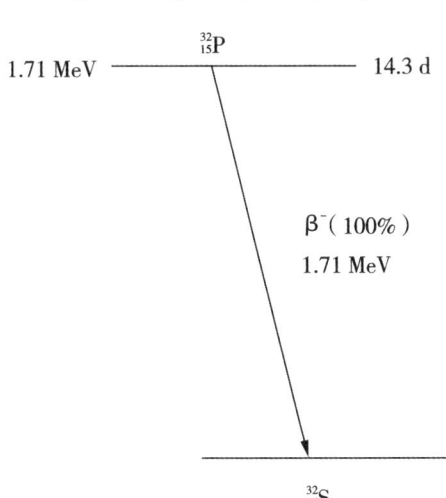

图 5-3　$_{15}^{32}P$ 的 β⁻ 衰变图

2. β⁺ 衰变

β⁺ 衰变是指放射性核素自发放出一个 β⁺ 粒子(即正电子)而衰变为另一种核素的过程。在 β⁺ 衰变过程中,原子核放出一个正电子,即原子核中一个质子放出一个正电子而变成中子,同时放射出一个中微子,并有衰变能产生。β⁺ 衰变方程为:

$$_Z^A X \longrightarrow {}_{Z-1}^A Y + {}_{+1}^0 e + \nu + Q \tag{5-12}$$

由(5-12)式可以看出 β⁺ 衰变中子核与母核的质量数相等,子核的原子序数比母核的减小 1,故子核在元素周期表中的位置将前移一位。

不管是β⁻或β⁺衰变都有3种产物,即子核、β粒子和中微子或反中微子。因此衰变时所放出的能量为三者共有,而且β粒子所携带的能量不是分立的,而是连续的β能谱。

3. 电子俘获

发生β衰变的原子核俘获核外电子,使核内的一个质子转变为一个中子,电荷数减1,同时释放出一个中微子和衰变能的过程称为电子俘获(electron capture,EC),衰变过程为:

$$_{-1}^{0}e + _{Z}^{A}X \longrightarrow _{Z-1}^{A}Y + \nu + Q \tag{5-13}$$

在电子俘获过程中,如果被俘获的是内层电子,则可能出现核外层电子填补内层电子空位,而产生特征X射线或俄歇电子。俄歇电子是当高能级的电子跃迁至低能级,其多余的能量直接转移给同一能级的另一电子,而不辐射X射线,接受这份能量的电子脱离原子,成为自由电子,这种电子叫俄歇电子。在核医学中计算人体吸收的剂量应考虑这一因素。图5-4是$_{26}^{55}$Fe的电子俘获衰变图,放射性核素发生β衰变或电子俘获后,母核和子核的质量数并未发生变化,只是电荷数改变了,因此母核与子核是同量异位素。

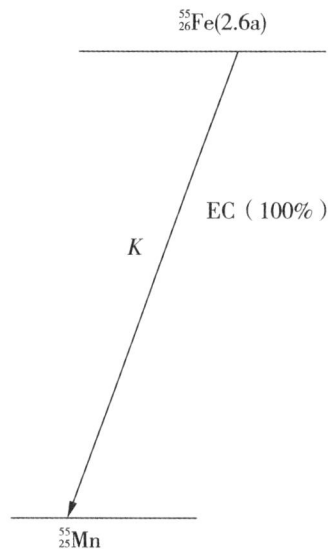

图5-4 $_{26}^{55}$Fe的电子俘获衰变图

四、γ衰变

位于激发态的原子核以γ射线形式释放出能量而跃迁到基态或较低能态的现象称为γ衰变。γ射线就是静质量几乎为零,不带电的中性粒子流,因此能量很大,穿透力很强,当原子核发生α、β衰变时常常同时伴随γ衰变。γ射线在医学应用领域占有重要地位。γ衰变方程为:

$$_{Z}^{A}X \longrightarrow _{Z}^{A}X + \gamma + Q \tag{5-14}$$

从式(5-14)γ衰变方程可以看出,母核与子核是质量数和核电荷数相同而能量不同的同质异能素。

例如医学上常利用放射源^{60}Co在发生β⁻衰变过程中伴随γ衰变所产生的射线来治疗肿瘤如图5-5所示。

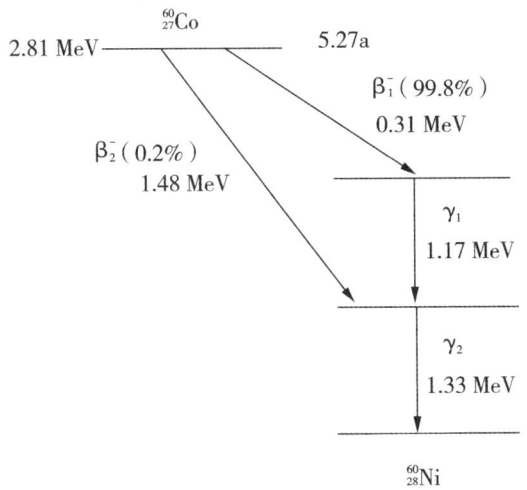

图5-5　^{60}Co的γ衰变图

处于激发态的原子核跃迁到基态或较低能态时并不释放γ射线而是将能量全部传递给核外电子,使其挣脱原子核的束缚而成为自由电子,原子核这种衰变过程称为内转换(internal conversion)。内转换衰变过程挣脱出来的电子被称为内转换电子(internal conversion electron)。究竟发生γ衰变和内转换哪种概率大,要取决于核的能级特性。内转换同轨道电子俘获一样会发射标识X射线或俄歇电子。

> **知识拓展**

居里夫人

居里夫人是一位杰出的女科学家,她得过两次诺贝尔奖——1903年物理奖和1911年化学奖,10项奖金,16种奖章,107个荣誉头衔。玛丽·居里,原名玛丽·斯克沃多夫斯卡(Marie Sklodowska),是波兰裔法国籍女物理学家、放射性化学家。

1896年,贝克勒尔发现铀及其化合物能自发地放出一种肉眼看不见的射线,这使居里夫人产生了极大的兴趣。1897年,居里夫人开始了对放射性物质的研究。1898年,居里夫妇从沥青矿中首先分离到门捷列夫预言的"类碲"元素,居里夫人为纪念她伟大的祖国波兰,命名为钋。接着她再接再厉,处理了数十吨沥青矿残渣,历时4年,终于提取到0.1 g氯化镭,并确定镭是一种新元素。医学研究发现,镭射线对于各种不同的细胞和组织,作用大不相同,那些繁殖快的细胞,一经镭的照射很快都被破坏了,这个发现使镭成为治疗癌症的有力手段。

第二节 原子核的衰变规律

无论是天然放射性核素还是人工的放射性核素,其衰变过程都遵循着共同的基本规律。在任一种放射性核素中,虽然每一个原子核都可能发生衰变,但它们并不是同时进行的,而是有先有后。对于某一个确定的原子核,虽然我们无法预测它在什么时候衰变,但对大量放射性原子核所组成的物质来说,则遵循一定的统计规律。

一、衰变规律

放射性物质随着衰变过程的进行,放射性原子核数量逐渐减少,每个原子核在何时发生衰变是不可预知的且具有随机性。假设 t 时刻的原子核数为 N,在 dt 时间内发生衰变的原子核数为 $-dN$,则 $-dN$ 与时间间隔 dt 和 t 时刻的原子核数 N 必定成正比,即:

$$-dN = \lambda N dt \tag{5-15}$$

式中比例系数 λ 为衰变常数(decay constant),表征核衰变快慢的物理量。λ 越大,核衰变就越快,λ 越小,核衰变就越慢。λ 的值只与核素的性质有关,与原子所处的物理和化学状态无关,单位为秒$^{-1}$,即 s^{-1}。取初始时刻 $t=0$ 时的原子核总数为 N_0,对式(5-15)经数学推导得:

$$N = N_0 e^{-\lambda t} \tag{5-16}$$

式(5-16)表明核衰变遵守指数衰减规律,把上式称为核衰变定律。如果一种核素同时发生几种类型的核衰变,且它们的衰变常数分别为 $\lambda_1, \lambda_2, \cdots, \lambda_n$,则总的衰变常数 λ 等于各衰变常数之和,即:

$$\lambda = \lambda_1 + \lambda_2 + \cdots + \lambda_n \tag{5-17}$$

二、与衰变相关的物理量

(一)半衰期

放射性核素的原子核数衰减到初始时刻的一半所需要的时间,称为放射性核素半衰期(half life),用 T 表示。根据核衰变定律当 $t=T$ 时,$N=\dfrac{N_0}{2}$,代入式(5-16)可得出半衰期与衰变常数的关系为:

$$T = \frac{\ln 2}{\lambda} = \frac{0.693}{\lambda} \tag{5-18}$$

T 和 λ 一样,也是表征核衰变快慢的物理量,T 越大核衰变就越慢,T 越小核衰变就越快。用半衰期来表示核衰变定律,式(5-16)可表示为:

$$N = N_0 \left(\frac{1}{2}\right)^{t/T} \tag{5-19}$$

当 t 是 T 的整数倍时,应用式(5-19)极为方便。例如,^{60}Co 的半衰期约为5.3年,经过一个半衰期就剩下原来的1/2,经过两个半衰期(约10.6年)就剩下原来的1/4,依此类推。

在放射性核素的医学应用中,常常要把放射性核素引入生物体内,这时原子核数除按自身的衰变减少之外,还会通过生物体的新陈代谢和排泄而减少,这是两个互不影响而又同时进行的过程。因此,生物体内原子核数的减少是由于两种原因造成的,我们把各种由生物体的新陈代谢和排泄而使生物体体内放射性原子核数减少一半所需的时间称为生物半衰期(biological half life),用T_b表示,与其对应的衰变常数称为生物衰变常数(biological decay constant),用λ_b表示。假设生物衰变同物理衰变一样按指数规律衰减,则有:

$$T_b = \frac{\ln 2}{\lambda_b} = \frac{0.693}{\lambda_b} \qquad (5-20)$$

生物体内放射性核素的原子核数,因为两种衰变而减少一半所需的时间,称为有效半衰期(effective half life),用T_e表示。与其对应的衰变常数为有效衰变常数(effective decay constant),用λ_e表示。同样有效半衰期按指数规律衰减,则有:

$$T_e = \frac{\ln 2}{\lambda_e} = \frac{0.693}{\lambda_e} \qquad (5-21)$$

$$\lambda_e = \lambda + \lambda_b \qquad (5-22)$$

把式(5-18)、(5-20)、(5-21)代入式(5-22)中得:

$$\frac{1}{T_e} = \frac{1}{T} + \frac{1}{T_b} \qquad (5-23)$$

则相应的衰变定律为:

$$N = N_0 \, e^{-(\lambda+\lambda_b)t} = N_0 \, e^{-\lambda_e t} = N_0 \left(\frac{1}{2}\right)^{t/T_e} \qquad (5-24)$$

T、T_b、T_e分别表示物理半衰期、生物半衰期和有效半衰期。可见,有效半衰期比物理半衰期和生物半衰期都短,表5-2是几种医用放射性核素的半衰期。

表5-2 几种医用放射性核素的半衰期

核素	T/d	T_b(全身)/d	T_e/d
^{32}P	24.3	257	13.5
^{51}Cr	27.7	616	26.5
^{64}Cu	0.529	80	0.526
^{99}Mo	2.75	5	1.8
^{99m}Tc	0.25	1	0.2
^{195}Au	2.7	120	2.64
^{203}Hg	46.76	10	8.4

(二)平均寿命

放射性核素的每个原子核何时发生衰变是具有随机性的,因此每个核衰变前生存的时间不一样,有长、有短。通常把所有原子核衰变前生存时间的平均值称为平均寿命(mean life),用 τ 来表示。设 $t=0$ 时刻的原子核数为 N_0,从 $t \to t+dt$ 时间内发生衰变的原子核数为 $-dN$,发生衰变每个核的寿命均为 t,那么发生衰变这些核的总寿命就为 $dN = -\lambda Ntdt$,则 N_0 个核的平均寿命为:

$$\tau = \frac{1}{N_0}\int_0^\infty -dNt \tag{5-25}$$

经数学推导得:

$$\tau = \frac{1}{\lambda} = \frac{T}{\ln 2} = 1.44\,T \tag{5-26}$$

上式说明平均寿命是衰变常数的倒数,与半衰期成正比,衰变常数越大,衰变越快,平均寿命就越短,反之 τ 就越长。因此平均寿命也可表征核衰变的快慢。

【例 5-2】 放射性核素 $^{226}_{88}Ra$ 的半衰期为 1.6×10^3 a,求它的衰变常数和平均寿命。

解:由式(5-18)可得:

$$\lambda = \frac{0.693}{T} = \frac{0.693}{1.6\times10^3} = 0.000\,433\ a^{-1}$$

由式(5-26)可得:

$$\tau = 1.44T = 1.44\times1.6\times10^3 = 2\,304\ a$$

【例 5-3】 试求质量为 1 mg 的 $^{32}_{15}P$ 一昼夜发射的 β^- 粒子数。

解:由衰变方程知每衰变一次释放一个 β^-,

所以发射的 β^- 粒子数为:

$$\Delta N = N_0 - N_0\left(\frac{1}{2}\right)^{t/T} = \frac{1\times10^{-3}}{32}\times6.02\times10^{23}\left[1-\left(\frac{1}{2}\right)^{1/14.3}\right] = 1.79\times10^{19}$$

【例 5-4】 某放射性核素的物理半衰期为 10 天,在体内的生物半衰期为 5 天,求该核素的有效半衰期为多少。

解:由式(5-23) $\frac{1}{T_e} = \frac{1}{T} + \frac{1}{T_b}$ 可得:

$$T_e = \frac{T\times T_b}{T+T_b} = \frac{10\times5}{10+5} = \frac{10}{3} = 3.33\ d$$

(三)放射性活度

放射源在单位时间内衰变的原子核越多,释放出的射线就越多,表明该放射源的放射性就越强,反之放射性越弱。通常把单位时间内发生衰变的原子核数,称为放射性活度(radioactivity),用 A 表示:

$$A = -\frac{dN}{dt} = \lambda N = \lambda N_0 e^{-\lambda t} = A_0 e^{-\lambda t} = A_0\left(\frac{1}{2}\right)^{t/T} \tag{5-27}$$

式(5-27)中,$A_0 = \lambda N_0$,表示在 $t=0$ 时刻的放射性活度。A 表示在 t 时刻的放射性活度。

在国际单位制中,放射性活度的单位是贝可勒尔(Bq),1 Bq = 1 次核衰变/秒。以前还用居里(Ci)作为放射性活度的单位,1 Ci = 3.7 × 10^{10} Bq。

【例5-5】利用某放射性核素(有效半衰期为27天)可以进行血液检测,患者服用54天后在体内的活度是初始活度的百分之几?

解:由式(5-27) $A = A_0 \left(\frac{1}{2}\right)^{\frac{t}{T}}$ 可得:

$$\frac{A}{A_0} = \left(\frac{1}{2}\right)^{\frac{t}{T}} = \left(\frac{1}{2}\right)^{\frac{54}{27}} = \left(\frac{1}{2}\right)^2 = 25\%$$

【例5-6】两种放射性核素的半衰期分别为 T_1 和 T_2 且 $T_1 > T_2$,要想获得相同的放射性活度,求两种放射性核素物质的量之比。

解:由式(5-27) $A = \lambda N$ 可得:

$$A_1 = \lambda_1 N_1 = \frac{0.693}{T_1} N_1 \qquad (1)$$

$$A_2 = \lambda_2 N_2 = \frac{0.693}{T_2} N_2 \qquad (2)$$

式(1)除以式(2)得:

$$\frac{N_1}{T_1} = \frac{N_2}{T_2}$$

因为物质的量之比等于原子核数之比,所以物质的量之比为:

$$\frac{N_1}{N_2} = \frac{T_1}{T_2}$$

(四) 放射平衡

很多放射性核素衰变后,生成的新核素仍是不稳定的,又会立刻开始衰变,变为另一种新核素。这一现象可以延续好几"代",形成一个放射性核素的"家族",称为放射系。在放射系中,母核和各代子核是共存的,各代子核在衰变过程中的数量也有一定的规律。

设母核 A 衰变为子核 B,B 再衰变出第二代子核 C,即 A→B→C。对于母核 A,其数量随时间减少的快慢,仅决定于其本身的衰变常数,与子核及后代的存在及数量的多少无关。对于子核 B 来说,情况就比较复杂。因为子核不断衰变成 C 核的同时,又可从母核 A 的衰变中获得补充。这样,子核 B 在数量上的变化不仅与它自己的衰变常数有关,而且还与母核 A 的衰变常数有关。在母核的半衰期远大于子核半衰期的情况下,一方面由于母核 A 的衰变,子核 B 的个数将逐渐增加。另一方面,这些新生的子核 B 将按照自己的规律进行衰变。因为衰变率(即放射性活度)与现有的核数 N 成正比,所以随着子核的积累,子核每秒衰变的个数也增加。经过一段时间后,子核每秒衰变的个数将等于它从母核衰变而得到补充的个数,于是子核的个数就不再增加,这种状态称为放射平衡。这时,母核和子核的放射性活度相等。在远小于母核半衰期的时间内,可以认为母核的放射性活度是不变的,所以在达到放射平衡后,子核的放射性活度也是保持不变的,如果这时把子核分离出来,那么经过一定的时间后,又会重新达到平衡。

放射平衡在放射性核素的应用中具有重要意义。短半衰期的核素在医学中应用很广,但在供应上有很大的困难。由上述的递次衰变可知,当母核与子核达到或接近放射平衡时,子核的放射性活度等于或接近母核的放射性活度。如果用物理或化学的方法把子核从母核中分离出来,经过一定时间后,子核与母核又会达到或接近新的放射平衡,又可以把子核分离出来。这样,就可以从长寿命核素中不断地获得短寿命核素。

第三节 核医学影像

核医学影像就是将一定量的放射性核素引进人体,在人体外测量这些反映人体内放射性核素活度分布的放射线,并将测量结果以图像形式显示出来。由于放射性核素将参与人体的新陈代谢或者在特定的脏器或组织中发生特异性浓聚,因此这些图像含有丰富的人体内部功能性信息,故核医学成像以功能性显像为主。我们将需要显像的脏器或组织称为靶器官。在一般情况下,疾病引起的功能性改变早于形态学改变,故核医学成像有利于疾病的早期诊断和基础医学研究,特别是在疾病早期诊断方面是目前其他医学成像无法比拟的。

一、核医学影像概述

核医学影像也称为放射性核素显像,主要包括 γ 照相机和发射型计算机断层(emission computed tomography,ECT),按照放射源不同,ECT 又分为单光子发射型计算机断层(SPECT)和正电子发射型计算机断层(PET)。

(一)核医学影像发展

20 世纪 50 年代初,逐点扫描成像的闪烁扫描机研制成功,奠定了核医学影像的基础。闪烁扫描机可以进行甲状腺、脑、肝、肾及骨的扫描成像,但是图像分辨率差,扫描时间长,无法进行快速动态研究。

20 世纪 50 年代中期,γ 照相机问世,使核医学图像进入动态和静态功能显像相结合的新阶段。20 世纪 70 年代后,计算机技术开始应用于 γ 照相机。通过计算机技术,对获得的信息进行深层次处理,使其图像清晰度和分辨率有了很大提高。

20 世纪 70 年代末,第一台头部 SPECT 成功面世。SPECT 的发展十分迅速,也不断更新换代,从而使核医学成像从二维图像发展到三维图像阶段,显示出的信息量和图像质量较 γ 照相机有了很大提高。

(二)核素追踪

任何一种元素的放射性核素与该种元素的其他稳定同位素都有完全相同的化学性质,它们在机体内的分布、转移和代谢都是一样的。如果要研究某一种元素在体内的分布情况,只要把掺入少量该元素的放射性同位素引入体内,用仪器就可以在体外探测这些放射性核素释放出的射线,得到放射性核素在体内参与各种过程的变化踪迹,这种方法称为示踪原子法。引入体内的放射性核素,称为标记原子或示踪原子(tracer atom)。如果将放射性核素标记的药物引入体内,根据释放的射线探测出其在体内分布、聚集和流通量,就可作为某些疾病的诊断依据。由于示踪原子法具有灵敏度高、准确性高且简单易行的优点,因此示踪技术在基础医学研究和临床上已得到普遍应用,下面简单介绍几种示踪原子方法的应用。

1. 直接探测

在体外用仪器直接探测体内示踪原子发出的射线称为直接探测。如将^{131}I作为标记的马尿酸示踪剂静脉注入体内,用仪器测其在肾内的放射性活度随时间的变化情况,就可以反映肾功能和尿路排泄通畅情况。

2. 外标本测量

这种方法是将放射性药物引入体内,然后取其血、尿、便或活体组织等样品,测量其放射性活度。例如,口服维生素B_{12}示踪剂后,通过测量排除尿液的放射性活度,可间接了解胃肠道吸收维生素B_{12}的情况。

3. 放射自显影

放射性核素释放出的射线能使胶片感光,因此可用胶片来探测和记录放射性核素的分布,这种方法称为放射自显影。它是追踪标记药物或代谢物在体内去向的一种有效方法。例如,把细胞培养在含有放射性脱氧核糖核酸(DNA)的水中,就可以把细胞内的染色体标记上放射性核素,通过放射自显影,可观察到染色体分裂过程中DNA的变化细节。

特别注意的是,引入体内的放射性核素必须高效、安全、可靠。放射性核素示踪技术的优点主要表现:①灵敏度高,放射性核素示踪技术可精确地测量出$10^{-18}\sim10^{-14}$ g水平,这是一般化学分析方法很难测量出来的;②测量方法简单,放射性核素示踪技术不必对被测物质进行纯化或分离,可以完全排除非放射性物质的干扰,整个操作过程简便;③可用于生命活动过程的各个阶段,由于所用放射性示踪物质的量极少,它进入机体中作为示踪药物所占的量微乎其微,不会干扰和破坏研究对象的正常生理、生化过程,所以在机体生命活动过程的各个阶段,都可用示踪技术来进行研究。

当然,放射性核素示踪技术也有缺点和局限性。由于放射性核素衰变时产生的射线(主要是γ射线)是电离辐射,过量照射会对机体或组织细胞造成一定的损伤,必须注意安全防护。需要专用的实验条件和专业技术人员进行管理和操作。

(三)核医学影像的特点

1. 无创检查方式

由于引入人体内放射性核素的数量很少、生物半衰期极短、在体外进行的放射性检测灵敏度很高,单次核医学显影检查对患者的辐射剂量相当于1次X射线摄影的1/10,或1次CT检查的1/100剂量,所以核医学影像技术方便且安全。

2. 图像信息多元化

现代核医学影像已成为一种集脏器解剖、形态、功能、代谢等信息为一体的功能代谢性影像。通过对图像的分析,既可观察到靶器官的形态、位置、大小和放射性的分布状况,又可通过精确计算显像剂在靶器官的分布,获取反映脏器血流、功能和代谢状况的参数。

3. 细胞和分子水平显像

核医学显像诊断已进入细胞和分子水平,在活体内以特定分子或生物大分子为靶目标的分子成像技术,有助于人们深层次地揭示生物体细胞内发生的细微复杂的生理、生化过程,在分子水平上动态地认识生命过程的本质,所以核医学影像技术是很具有发展潜能的医学影像技术。

二、γ射线探测

利用放射性探测仪器(或测量装置)可以探测和记录放射性核素所放出射线(或粒子)的种类、数量(强度)和能量(能谱)等。核医学影像就是通过射线探测器将射线的能量转换为可记录的电脉冲信号,通过电脉冲信号的处理来观察放射性同位素在人体脏器内的分布,以诊断脏器是否存在病变和确定病变所在的位置等。核医学影像诊断的正确性和放射性探测器的性能有很大的关系。下面介绍射线探测的基本仪器闪烁计数器。

(一)闪烁计数器

闪烁计数器(scintillation counter)是射线探测的基本仪器,它由闪烁晶体、光电收集部件和光电倍增管组成,如图5-6所示。它不但能将入射的γ光子全部记录下来,而且能分辨γ光子的能量。其测量的原理:将入射γ光子的能量转换成荧光,利用光导和反射器组成的光收集器将光子投射到光电倍增管的阴极上,击出光电子,光电子在光电倍增管内倍增,加速,在阳极上形成电流脉冲输出。光电流脉冲与射线的强度成正比,电流脉冲的个数与辐射源入射的光子数成正比,即与辐射源的活度成正比。

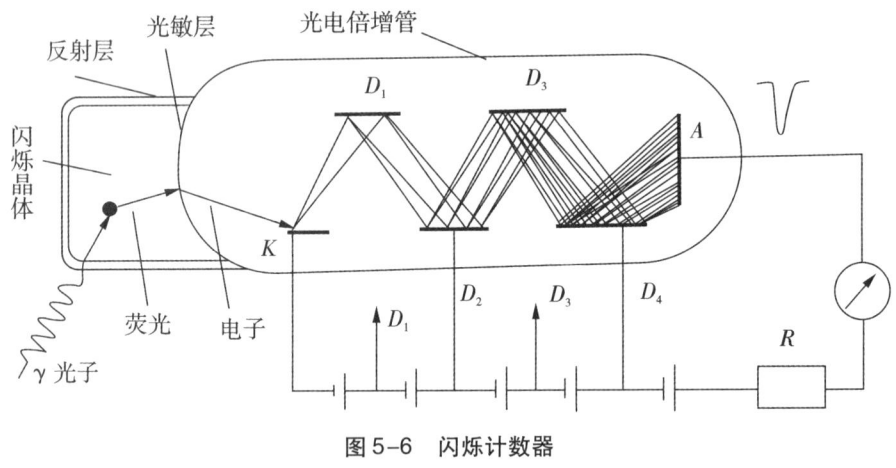

图5-6 闪烁计数器

闪烁计数器是相当成熟的一种探测器,它不仅可以测量光子也可以探测带电粒子,特别是对射线有很高的探测效率;经光电倍增管给出的电流脉冲有较强的抗干扰能力,适用于复杂的环境下工作。它是现代核医学影像设备的基本部件。

1. 闪烁晶体

闪烁晶体是由一定量的闪烁物质并加入少量激活物质以适当方式组成,它是闪烁计数器的敏感元件。快速带电粒子通过闪烁体时,使其原子成分或分子电离或激发,在它复合或消退时即发生荧光。中性粒子(如光子)是通过它们与发生的各种效应(如光电效应、康普顿散射中产生的次级带电粒子)来产生荧光的。

2. 光学收集系统

为了使闪烁体发出的荧光均匀有效地传输到光电转换器件(光电倍增管的光阴极)上,往往需要在闪烁体与光电倍增管之间加入光学收集系统,它包括反射层、耦合剂和光导。

(1)反射层 它的作用是把闪烁体的周向发射的光有效地收集在一个方向上。作为反射层的材料有氧化镁、二氧化碳、铝箔、镀铝塑料薄膜等。

(2)光电耦合剂 其作用是有效地把光传递给光电倍增管的光阴极,减少光在闪烁晶体与光阴极窗界面的反射。作为光电耦合剂的材料有硅油、硅脂、甘油等。

(3)光导 当闪烁晶体与光电倍增管不能直接耦合时,须用传导光效率较高的光导连接于闪烁晶体与光阴极之间。如强磁场环境、空间受限制、光阴极面积比闪烁体面积小等情况。光导材料有聚乙烯基甲苯、聚苯乙烯塑料、有机玻璃、石英玻璃等。

3. 光电倍增管

光电倍增管是一个真空光电器件,由光电阴极 K、电子光学输入系统、二次发射倍增系统及阳极组成。光电倍增管中有一个易于发生光电效应的光敏层,即阴极 K,另一端为阳极 A,两极之间有若干个(通常为 7～11 个)中间电极 D,工作时各电极依次加上递增电压(100 V 左右),当 γ 光子作用于晶体上时,发出的荧光光子打在光电阴极 K 上,产生一些光电子,其数量与闪光强度成正比。这些光电子被电场加速后打在第一个中间电极 D1 上,每个光子能够使 D1 发射 3～5 个二次电子。这些二次电子被电场加速后,又打在第二个中间电极 D2 上,再发射的二次电子数目又增加了数倍。如此类推,最后落在阳极 A 上的二次电子比阴极发射的光子增加了几百万倍。

从上面的分析可知,当一个 γ 光子打在闪烁体上时,就会在光电倍增管的阳极电路中形成一个负的电压脉冲,其幅度与 γ 光子的能量成正比。该信号经放大、整形后,即可进行计数。

(二) γ 射线能谱

每一种放射性核素都有自己特有的辐射能谱,测出 γ 射线的能谱可以用来鉴定和分析放射性同位素。

利用 γ 闪烁能谱仪可测出 γ 射线能谱,其探头内的接收 γ 射线闪烁晶体通常是碘化钠(铊激活)晶体,其化学符号为 NaI(Tl),系在碘化钠中加入 0.1%～0.5% 铊(Tl)作为激活剂而制成的单晶体。这种晶体透明度很高,发光效率(即将入射粒子能量转变为有效光能量的转换效率)也较高,发射光谱(在 410 nm 处有最大强度)能和光电倍增管的光阴极的光谱响应很好配合。又因发光的衰减时间约为 0.25 μs,非常短,故能适应测量高放射性强度,进行快计数。γ 射线射在碘化钠(铊激活)晶体上,可以产生光电子、康普顿散射电子等次级电子,这些电子都会在 γ 闪烁能谱仪中形成计数,从所得脉冲高度分布曲线(或称脉冲高度谱)就可确定 γ 射线能谱。通常,把 γ 射线在 γ 闪烁能谱仪中产生的脉冲高度谱称为 γ 射线能谱。由于同一能量的 γ 射线在碘化钠(铊激活)晶体中产生的次级电子,其能量各不相同,因此即使对于单能 γ 射线,γ 闪烁能谱仪测得的脉冲高度谱也很复杂。

三、γ 照相机

γ 照相机是一种将人体内放射性核素分布快速且一次性显像的核素成像设备。它可以提供人体组织脏器的动态和静态图像,图像中包含了组织脏器形态和功能的大量信息,是诊断肿瘤和循环系统疾病的重要装置。

γ 照相机的基本结构如图 5-7 所示,主要包括探头、位置通道、能量通道及显示系统组成,其中探头又包括准直器、闪烁晶体、光电倍增管和电阻矩阵电路等。准直器是用铅制成的多孔板,其作用是对入射的 γ 射线束校正,并阻挡斜向散射线。

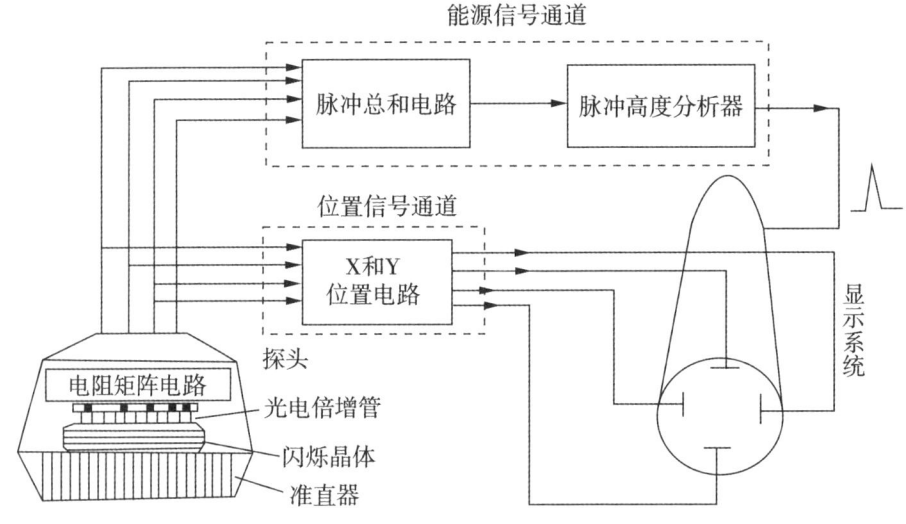

图 5-7 γ 照相机基本结构

临床检查时首先把放射性核素标记的化合物注入病人体内,将探头对准受检部位,从体内放射源发出的 γ 射线通过准直器入射到晶体上,一个 γ 光子经过能量转换产生多个荧光光子,称为闪烁光,该入射位置称为闪烁点。实现 γ 照相的关键问题是准确测定闪烁点的位置与入射光子的能量。闪烁光被光电倍增管(阵列)转换成电脉冲信号,经过电阻矩阵电路处理后分两路输出。第一路称为位置通道,其作用是形成 X、Y 位置信号电压,分别加于示波器的水平偏转板 X_1、X_2 和垂直偏转板 Y_1、Y_2,使光点在图像中的位置与体内 γ 光子发射的位置相对应。另一路称为能量通道,其作用是把 γ 光子在各个光电管引起的脉冲按幅度相加,形成脉冲总和信号,再经过脉冲幅度分析器,产生一个正脉冲电压加于示波器的栅极,显示屏上出现一个亮度与 γ 光子能量相对应的光点,脉冲幅度分析器的作用是设置一个能窗,只允许一定能量的 γ 射线产生的脉冲信号通过,从而有效地阻挡散射线产生的干扰信号。经过一段时间对 γ 光子的采集,监视屏上光点数目积累得足够多,便形成放射性核素在体内分布的图像,图像中各部位的亮度差异,反映了被测脏器中放射性核素的密度分布。由于人体正常组织和病变组织吸收放射性药物的能力不同,所以根据 γ 照相图可以鉴定肿瘤或病变部分的位置和大小。

四、发射型计算机断层成像

发射型计算机断层成像(ECT)是通过计算机图像重建技术来显示已进入体内的放射性核素在断层上的分布。与 X-CT 相比,它不仅可以显示活体组织的形态图像,还可以显示活体组织的生理、生化和代谢状况的功能图像,有利于发现早期的病变,因此在影像诊断上展现出了其技术优势。ECT 分为单光子发射型计算机断层(single photon emission computed tomography,SPECT) 及正电子发射型计算机断层(positron emission computed tomography,PET)两种。

(一)SPECT

SPECT 成像原理是用体外探测器测量由许多体素组成的断层面在各个方向上放射性核素标记物(如^{99m}Tc、^{131}I 等)发出γ射线强度分布的投影值,这些投影值经过计算机处理,得到该层面的断层图像。若把人体内组织和脏器分为多个断层进行扫描成像,经过图像重建后就可以得到组织和脏器的立体图像,它能反映组织和脏器的生理、生化功能变化以及药物在组织和脏器内的代谢状况,因此 SPECT 成像技术大大提高了疾病诊断的准确率。

SPECT 图像质量存在的问题主要表现为测量灵敏度低,衰减及散射影响大,图像空间分辨率低等。随着科学技术的发展,SPECT 整机性能会有更大变化,在影像技术激烈竞争中,SPECT 仍具强大的活力。

(二)PET

PET 成像原理是引入体内的放射性核素(如^{11}C、^{13}N、^{15}O 和^{18}F 等),通过$β^+$衰变发射的正电子在体内运动很短距离后(约为几个毫米)与负电子作用而湮灭,产生能量均为 0.511 MeV 方向相反的两个光子,当探测系统位于扫描断层两侧的一对探头都分别接受湮灭光子时,才有信号输出,输出的信号反映了放射性核素所在扫描断层的位置。由于探测器是由彼此互成180°作多层环形排列的许多对探头组成,探测器上的所有的成对探头可以测出放射性核素分布在各个角度的投影值,将投影值转换后,利用计算机处理重建就可得到体内放射性核素标记物的断层图像。PET 在临床诊断中的应用十分广泛,如通过对^{18}F-DG 的测量来鉴别良、恶性肿瘤以及发展程度;用^{11}C-DG 测糖的代谢;用$^{15}O_2$测氧的代谢等。

由于 C、N、O 等是构成人体组织的基本元素,用 PET 测它们注入体内的标记化合物,就能反映组织和脏器的生理、生化和代谢功能,也是研究生命现象的重要手段。因此它有可能将人的思维、行为和脑化学联系起来,探讨、解释和定位大脑功能区域的划分以及大脑思维功能奥秘。PET 与 X-CT 相结合,既发挥了两者的优势又有效地弥补了两者的不足,更加全面、客观地反映了疾病的本质。

PET 与 SPECT 两者都是利用放射性核素的示踪原理进行显像,皆属于功能显像的范畴。但与 SPECT 相比,PET 有下列优缺点:①示踪原子的半衰期短,对人体放射剂量小;②PET 采用自准直技术,使得探测灵敏度和分辨率明显提高;③PET 图像空间分辨率高,使得图像质量明显高于 SPECT;④PET 衰减校正更准确,便于做定量分析等;⑤PET 的主要问题是运行成本高,因此它的使用和推广受到一定限制,随着科学技术的发展,它在医学上的应用会越来越重要。

习 题

一、选择题

1. 关于原子核结构的叙述,错误的是( )。
   A. 原子均由原子核及核外电子组成
   B. 电子沿一定轨道绕核旋转
   C. 核外电子具有不同壳层
   D. K 层最多容纳 8 个电子

2. 不稳定的放射性核素自发地放出某种射线,变成另一种核素的现象称为( )。
   A. 质量亏损				B. 核衰变
   C. α 衰变				D. β 衰变

3. 处于自由状态的单个核子结合成原子核时所释放出来的能量,称为原子核的( )。
   A. 原子能				B. 核能
   C. 衰变能				D. 结合能

4. 不稳定的放射性核素自发地放出射线(氦原子核 $_2^4\text{He}$),变成新的原子核过程称为( )。
   A. α 衰变				B. β 衰变
   C. γ 衰变				D. 核辐射

5. 核素镭 $_{88}^{226}\text{Ra}$ 发生核衰变的过程可写为 $_{88}^{226}\text{Ra} \longrightarrow {}_{86}^{222}\text{Rn}+{}_2^4\text{He}+Q$,这种衰变过程称为( )。
   A. α 衰变				B. β 衰变
   C. γ 衰变				D. 核辐射

6. 放射性核素 $_{15}^{32}\text{P}$ 的核衰变方程为可写为 $_{15}^{32}\text{P} \longrightarrow {}_{16}^{32}\text{S}+{}_{-1}^{0}\text{e}+\bar{\nu}_e+Q$,这种衰变过程称为( )。
   A. α 衰变				B. β⁻ 衰变
   C. β⁺ 衰变				D. γ 衰变

7. 放射性核素自发放出一个正电子,而衰变为另一种核素的过程称为( )。
   A. α 衰变				B. β⁻ 衰变
   C. β⁺ 衰变				D. γ 衰变

8. 发生 β 衰变的原子核俘获核外电子,使核内的一个质子转变为一个中子,电荷数减 1,同时释放出一个中微子和衰变能的过程称为( )。
   A. α 衰变				B. β 衰变
   C. γ 衰变				D. 电子俘获

9. T、T_b、T_e 分别表示物理半衰期、生物半衰期和有效半衰期,半衰期最短的是( )。

A. 物理半衰期　　　　　　　　B. 生物半衰期

C. 有效半衰期　　　　　　　　D. 无法确定

10. 一定量的 ^{99m}Tc 经过 3 个 $T_{1/2}$ 后,母核的数量是原来的( )。

A. 1/3　　　　　　　　　　　B. 1/4

C. 1/8　　　　　　　　　　　D. 1/16

二、简答题

1. ^{32}P 的半衰期为 14.3 d,求它的衰变常数和平均寿命是多少?

2. 简述 γ 衰变的过程和 γ 射线的性质。

3. 为什么可以利用放射性核素作示踪检查?示踪检查有哪些优缺点?

4. 简述 γ 照相机的功能和工作原理。

(张海涛　丰新胜)

第六章 电离辐射的防护

> **学习目标**
>
> 1. 掌握电离辐射的概念;电离辐射的防护原则。
> 2. 熟悉放射线的生物效应。
> 3. 了解放射防护的有关法规及标准;X射线的防护方法。

案例导入

《中华人民共和国职业病防治法》自2001年发布以来,先后于2011年、2016年、2017年和2018年进行了4次修订,对预防、控制和消除职业病危害,防治职业病,保护劳动者健康及其相关权益,促进经济社会发展,起到了至关重要的作用。卫生行政部门根据新修订的职业病防治法,开展了职业安全健康监督管理工作,切实保障了劳动者的健康权益,使劳动者权益保护日益增强、用人单位责任进一步强化、便捷高效原则更加突出。

我国放射工作人员近60万人次,其中从事医学应用的工作人员占60%~70%,其他则分别从事核燃料、工业、教育、科研等领域。放射工作人员作为放射线暴露的高危人群,其职业健康不容忽视。在各级卫生行政部门的不懈努力下,我国个人剂量监测率正在逐渐提高,医疗行业的放射工作人员的监测率在2018年已经达到94.6%。人均年有效剂量从30年前的2 $mSv \cdot a^{-1}$,降低到了20年前的约1 $mSv \cdot a^{-1}$,直至目前的小于0.5 $mSv \cdot a^{-1}$。

请思考:
1. 放射线在医学上有哪些应用?
2. 公众是否需要注意放射防护?
3. 哪些器官或系统对放射线最为敏感?
4. 放射线对放射工作人员健康有哪些潜在危害?

随着放射学与核技术的发展,我们身边的电离辐射源正逐年增加。除去天然本底辐射,医学行为产生的电离辐射剂量正快速上升,电离辐射相关研究也从宏观研究逐渐深入到分子生物学研究。本章将以介绍常用的辐射量及其单位为基础,对放射线对人体的影响、放射防护的相关标准和法律法规以及放射线的屏蔽等知识进行讲解。

第一节 常用的辐射量和单位

国际统一的放射学辐射量的定义及单位主要由国际辐射单位与测量委员会(International Commission on Radiological Units and Measurements,ICRU)与国际辐射防护委员会(International Commission on Radiological Protection,ICRP)两权威组织来定义。

根据物质是否被电离,可将辐射分为电离辐射与非电离辐射。电离辐射,全称致电离辐射,有时简称为"辐射"或"射线"。电离辐射严格意义上是指通过与物质的相互作用能够直接或间接地使构成生物体的原子、分子或其他束缚状态释放出一个或多个电子,即发生电离的辐射。而非电离辐射则不能够导致受作用物体的电离。相对电离辐射,非电离辐射对人体造成的影响要小得多,如各种频率的无线电波、可见光等。

射线与物质相互作用的过程,也是能量传递的过程,会引起物质发生某些变化。为了描述电离辐射的强度和作用效果,常用下列辐射量来表示。

一、电离辐射的辐射量和单位

(一)粒子注量

如图6-1所示,在辐射场中,以 r 点为球心,做一个球形区域,T 时间内进入该球形区域的粒子数 dN 与过 r 点的截面积 da 之比,即为 r 点的粒子注量 Φ(particle fluence)。即单位截面积的累计粒子数,用公式(6-1)表示。

$$\Phi = \frac{dN}{da} \tag{6-1}$$

式中,dN 表示入射到横截面积为 da 的小球内的粒子数目。

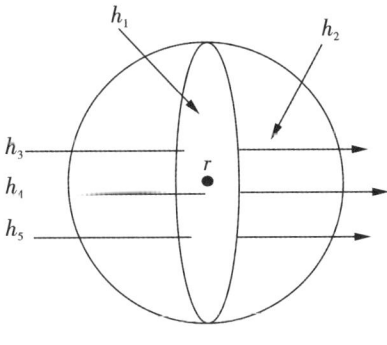

图6-1 粒子注量

粒子注量的 SI 单位为 m^{-2},实际工作中常用单位为 cm^{-2}。粒子注量是粒子通量密度的时间积分,又称为积分通量。在平行辐射场中,粒子注量等于通过与辐射进行方向垂直的单位面积的粒子数。

粒子注量率也称通量密度(flux density),是粒子注量在单位时间的增量。用 φ 表示,定义为粒子注量与时间的比值,表示单位时间进入单位截面积的球体内的粒子数[公式(6-2)]。粒子注量率单位为 $m^{-2} \cdot s^{-1}$。

$$\varphi = \frac{d\Phi}{dt} \tag{6-2}$$

(二)能量注量

粒子注量只涉及通过辐射场某点的粒子数量,不涉及粒子能量。而能量注量(energy fluence, ψ)则表示时间 T 内通过辐射场某点 r 的粒子能量,即进入单位截面积小球的所有粒子的能量总和定义为式(6-3)。

$$\Psi = \frac{dE}{da} \tag{6-3}$$

能量注量的 SI 单位为 $J \cdot m^{-2}$,实际工作中常用单位为 $MeV \cdot cm^{-2}$。

(三)粒子注量与能量注量的关系

粒子注量与能量注量的关系即数量与能量的关系。单能辐射场中,粒子注量与能量注量之间可用公式(6-4)表示,E 表示单个粒子能量。现实情况下,辐射场中的各粒子能量并不完全相同,因此能量注量可以用积分形式表示[公式(6-5)]。

$$\Psi = \Phi \cdot E \tag{6-4}$$

$$\Psi = \int_0^{E_X} \Phi_E dE \tag{6-5}$$

(四)照射量

可以用 X 射线或 γ 射线对空气的电离程度来表示辐射场的强度,即照射量(Exposure)。定义为:X 射线或 γ 射线光子在质量为 dm 的空气中产生的所有次级电子被空气完全阻止时,所产生的同种符号的电荷量的绝对值 dQ 与 dm 的比值(图6-2)。定义式为:

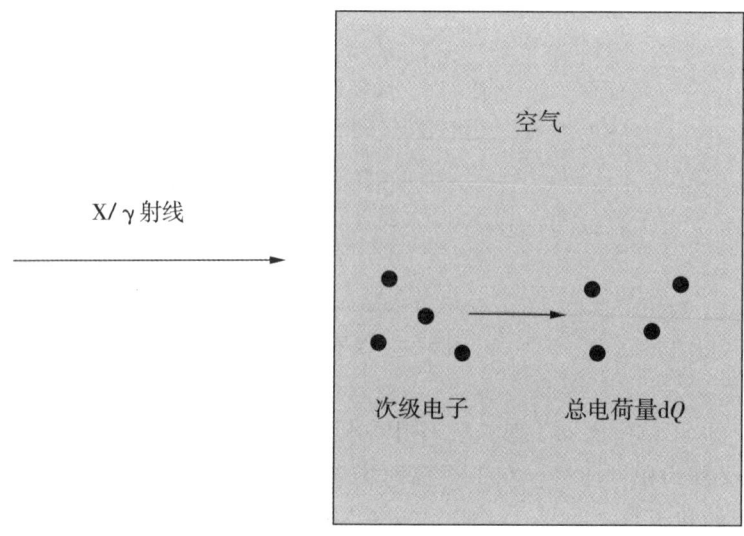

图6-2 射线对空气的电离

$$X = \frac{dQ}{dm} \tag{6-6}$$

照射量只能用于表示 X 射线、γ 射线对空气的电离程度,不能用于其他射线或其他物质。照射量的 SI 单位为库仑/千克(C/kg),无专用名称。曾用单位伦琴(R),换算关系为 1 R=2.58×10⁻⁴ C/kg,或 1 C/kg=3.877×10³ R。

照射量率(Exposure rate)表示单位时间内的照射量,用符号 $\dot{X}$ 表示,定义为公式(6-7)。

$$\dot{X} = \frac{dX}{dt} \tag{6-7}$$

照射量率的 SI 单位为 C/(kg·s)。

(五)比释动能

当间接致电离辐射(不带电粒子)与物质作用时,先将能量转移至直接致电离粒子中,再由直接致电离粒子作用于物质,引起物质电离、激发,完成能量传递,如图 6-3 所示。比释动能(kerma, K)即定义为:不带电的致电粒子(中子或光子)与物质相互作用时,由间接致电离辐射所产生的全部次级带电粒子的初始动能之和 dE_{tr} 与物质质量 dm 的比值。用式(6-8)表示。

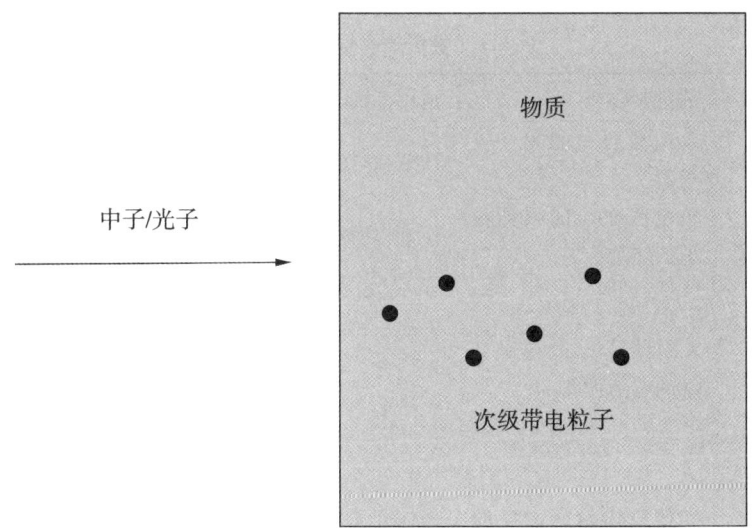

图 6-3　间接致电离辐射产生次级带电粒子

$$K = \frac{dE_{tr}}{dm} \tag{6-8}$$

比释动能适用于间接致电离辐射作用于任何物质的情况。SI 单位为 J/kg,专用名为"戈瑞",简称"戈",用"Gy"表示。常用单位有毫戈瑞、微戈瑞。换算关系如下:

$$1 \text{ Gy} = 1 \text{ J/kg}$$
$$1 \text{ Gy} = 10^3 \text{ mGy} = 10^6 \text{ μGy}$$

(六)吸收剂量

比释动能所描述的是间接致电离辐射释放出的能量,间接致电离辐射释放的能量一部分沉积于物质中,被物质吸收,一部分转换为轫致辐射。吸收剂量描述的是物质吸收的辐射能量,因此,吸收剂量(absorbed dose,D)的定义为:单位质量物质吸收电离辐射的平均能量,用 D 表示。定义式为公式(6-9)。

$$D = \frac{dE_{en}}{dm} \tag{6-9}$$

E_{en} 为平均授予能。吸收剂量的 SI 单位与比释动能相同,为 J/kg,用"Gy"表示,常用单位有厘戈瑞(cGy),早期单位为拉德,用 rad 表示。换算关系如下:

$$1\ Gy = 100\ cGy$$
$$1\ rad = 1\ cGy = 10^{-2}\ Gy$$

吸收剂量率($\dot{D}$)表示单位时间内的吸收剂量。定义式为式(6-10),表示电离辐射的吸收速率。SI 单位为 J/(kg·s),专用单位为 Gy/s。

$$\dot{D} = \frac{dD}{dt} \tag{6-10}$$

关于辐射场性质描述的物理量见表6-1。

表6-1 常用辐射物理量一览表

物理量	剂量学含义	适用范围	单位	关系
粒子注量 Φ	单位截面积的累计粒子数	任意辐射场	m^{-2},cm^{-2}	
能量注量 Ψ	单位截面积的累计粒子的能量	任意辐射场	J/m^2,MeV/cm^2	$\Psi = \Phi \cdot E$
照射量 X	X射线或γ射线对空气的电离程度	空气 X射线、γ射线	C/kg,伦琴(R)	$K = X \cdot \frac{\omega}{e}$ (ω 为带电粒子在空气中每形成一个离子对所消耗的平均能量,ω=33.85 eV;e 为离子电荷。)
比释动能 K	间接致辐射所产生的全部次级带电粒子的初始动能之和	任何介质非带电粒子辐射	J/kg,戈瑞(Gy)	
吸收剂量 D	物质吸收的辐射能量	任何介质任何辐射	J/kg,戈瑞(Gy),拉德(rad)	$D = K(1-g)$ g 为带电粒子能量转化为轫致辐射的份额

二、辐射防护用辐射量和单位

研究证明,长期低剂量电离辐射对人体健康会造成危害,如引发人体晶状体浑浊,白细胞数量减少,破坏造血干细胞及造血祖细胞引起骨髓损伤及染色体畸变等。吸收剂量可以表示物质接收的射线剂量,但放射线产生的生物学效应与生物类型、射线剂量、射线类型、辐照部位、个体差异均相关。在辐射防护中,为了更准确地描述放射线的生物学效应,科学评价和规范电离辐射对公众及放射工作人员的危害,引入权重因子对吸收剂量加以修正,用当量剂量、有效剂量来表示辐射危害。

放射防护中的常用剂量体系如图6-4所示。

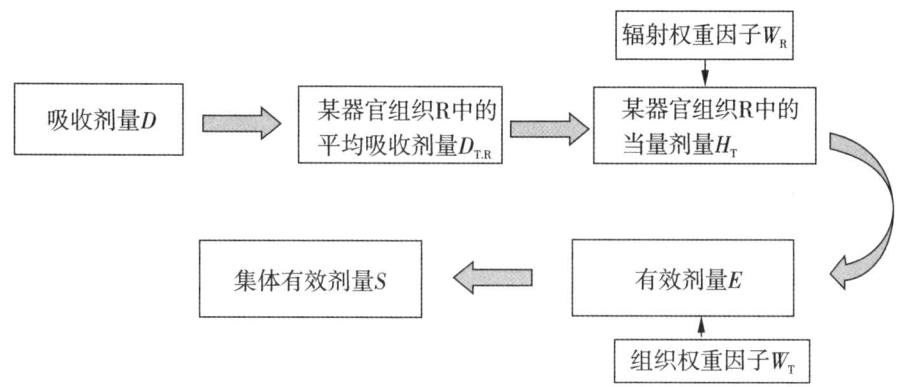

图6-4 放射防护中的常用剂量体系

(一)当量剂量

1. 辐射权重因子

当辐射类型不同时,衡量辐射有害效应的概率及严重程度,应按照不同射线类型,用辐射权重因子(W_R)对吸收剂量进行修正。表6-2为ICRP 103号建议书中最新的辐射权重因子W_R。

表6-2 辐射权重因子 W_R

辐射类型 R	能量	辐射权重因子 W_R
光子、电子、μ子	所有能量	1
质子、带电π介子	>2 MeV	2
α粒子、裂变碎片、重离子	所有能量	20
中子	$E_n < 1$ MeV	$2.5 + 18.2\, e^{-[\ln(E_n)]^2/6}$
	$1\text{ MeV} \leqslant E_n \leqslant 50\text{ MeV}$	$5.0 + 17.0\, e^{-[\ln(2E_n)]^2/6}$
	$E_n > 50$ MeV	$2.5 + 3.25\, e^{-[\ln(0.04E_n)]^2/6}$

2. 当量剂量 H

当 T 器官受到种类为 R 的射线照射时，当量剂量可表示为：

$$H_{T \cdot R} = W_R \cdot D_{T \cdot R} \tag{6-11}$$

式中，$D_{T,R}$ 为吸收剂量，W_R 为辐射 R 的辐射权重系数，求和表示对多种类型辐射的总当量剂量进行计算。

$$H_T = \sum_R W_R D_{T \cdot R} \tag{6-12}$$

当量剂量的 SI 单位为 J/kg，专用名称为希沃特(Sv)，常用单位为 mSv。曾用单位雷姆(rem)。

$$1 \text{ J/kg} = 1 \text{ Sv}$$
$$1 \text{ rem} = 10^{-2} \text{ J/kg}$$

当量剂量率 $\dot{H}$ 表示单位时间内的当量剂量，定义式如式(6-11)所示。SI 单位为希沃特/秒(Sv/s)。

$$\dot{H}_T = \frac{dH_T}{dt} \tag{6-13}$$

(二) 有效剂量

1. 组织权重因子

放射工作中的射线暴露属于长期低剂量辐射，长期低剂量辐射易产生随机效应，而随机效应既与放射线类型和剂量相关，也与受照组织器官种类相关。不同组织器官对射线敏感度有所不同，因此引入组织权重因子(W_T)对当量剂量加以修正，可更准确地反映射线暴露严重程度。表 6-3 即为不同组织器官的 W_T。

根据 ICRP 103 号建议书，组织权重因子是根据随机效应的危害-调整标称危险系数来确定的。组织权重因子 W_T 是相对值，所有组织的 W_T 和等于 1，见表 6-3。

表 6-3 组织权重因子 W_T (ICRP, 103)

组织	组织数目	W_T	总计
肺、胃、结肠、骨髓、乳腺、其余组织	6	0.12	0.72
性腺	1	0.08	0.08
甲状腺、食管、膀胱、肝	4	0.04	0.16
骨表面、皮肤、脑、唾液腺	4	0.01	0.04
合计			1.00

注：①性腺的 W_T，用于对卵巢和睾丸测量的平均值。
②其余组织包括肾上腺、外胸区、胆囊、心脏、肾、淋巴结、肌肉、口腔黏膜、胰腺、小肠、脾、胸腺、前列腺(男性)、子宫/子宫颈(女性)。

2. 有效剂量

尽管当量剂量对不同类型射线的辐射危害进行了加权修正，但当不同的组织器官同时暴露时,其敏感性并不相同。因此,我们用组织权重因子对当量剂量加以修正,可以得到有效剂量,更准确地评价射线造成的辐射损伤。因此有效剂量的定义表示为:

$$E = \sum W_T H_T \tag{6-14}$$

式中,W_T 为组织权重因子,H_T 为当量剂量。吸收剂量为基础,在给定组织器官中先求平均,再选择合适的辐射权重因子对其进行加权修正,可获得当量剂量 H,再考虑到组织器官的敏感特异性,对当量剂量用组织权重因子进行加权修正,即得有效剂量。

【例6-1】 某次数字 X 射线摄影中,某受检者的肺、结肠、膀胱、皮肤、骨表面、肝、食管分别受到 0.04 mSv、0.05 mSv、0.012 mSv、0.010 mSv、0.02 mSv、0.28 mSv、0.016 mSv 当量剂量的辐射,求该受检者的有效剂量。

解:由公式(6-12),可知

$E = 0.04×0.12+0.05×0.12+0.012×0.04+0.010×0.01+0.02×0.01+0.28×0.04+0.016×0.04$

  $= 0.023$ mSv

即该受检者的有效剂量为 0.023 mSv。

(三)集体当量剂量和集体有效剂量

长期低剂量辐射不仅发生在放射工作人员中,也会涉及非放射工作群体。当某个群体受到电离辐射时,受辐射群体中所有成员的当量剂量之和即为集体当量剂量 S。定义式为:

$$S = \sum_i H_i N_i \tag{6-15}$$

式中,H_i 为群体中平均每个人全身或某组织器官的当量剂量,N_i 为人数。集体当量剂量 S 的单位为人·希沃特。

当某个群体受到电离辐射时,受辐射群体中所有成员的有效剂量之和即为集体有效剂量 S_E。定义式为:

$$S_E = \sum_i H_E N_i \tag{6-16}$$

式中,H_E 为群体中平均每个人全身或某组织器官的有效剂量,N_i 为人数。集体有效剂量 S_E 的单位为人·希沃特。集体有效剂量通常用来比较不同放射防护技术和防护程序。

知识拓展

国际辐射单位和测量委员会(ICRU)

1925 年,在伦敦举办的第一届国际放射学大会(International Congress of Radiology,ICR)上,美国人 A. Mutscheller 提出了"耐受剂量"。在这次会议上,设立了国际辐射单位和测量委员会(International Commission Radiological Units and Measurements,ICRU)。

ICRU 专门负责研究提出关于电离辐射量与单位,以及有关电离辐射量的测量和应用方面的技术报告,被有关国际组织和世界各国普遍采纳。ICRU 致力于收集、评价与电离辐射测量及剂量学问题有关的最新数据和技术资料,并在以下3方面推荐最可供使用的建议:①电离辐射与放射性的量及其单位;②在临床放射学与放射生物学中测量和应用这些量的恰当方法;③应用这些方法中为保证一致性所需要的物理数据。

ICRU工作范围所涉及的主要技术领域包括:电离辐射量和单位,相关理论方面问题,有关因子,放射生物学,放射防护,放射化学,放射治疗,放射诊断,核医学,放射性测量,X射线与射线和电子的放射物理,以及中子和重粒子的放射物理等。ICRU与国际计量局(BIPM)等诸多相关国际机构有很密切的工作联系,其中在放射防护领域方面与国际放射防护委员会(ICRP)紧密合作。

第二节 放射线对人体的影响

自从放射性被发现以来,人类在利用放射性的同时也承受了放射性带来的伤害。如1986年4月26日切尔诺贝利核泄漏事故,以及2011年日本福岛核电站发生的核泄漏事故,导致大片陆地和海洋污染,核污染水可能导致基因突变,对海洋生物和海洋环境产生负面影响,且影响可长达数千年。国内外都曾出现过的辐射源丢失事故以及放射工作人员因误入放射区域或因操作失误导致不同程度的放射损伤。因此,放射工作人员在从事放射工作中,必须严格遵守操作规范,遵守辐射剂量控制的最优化原则,降低放射线产生的生物学效应。

一、放射线的生物学效应

放射生物学的经典学说是Crowther在1924年首次提出的"靶学说"(target theory)。该假说认为,电离辐射对分子或细胞内DNA及生物膜等靶分子"直接"产生电离作用,进而产生生物效应。然而,近年来,人们逐渐认识到"非靶性"作用的存在,例如,旁效应就是辐射生物效应中的一种。辐射旁效应是指通过细胞接触或细胞间通信,将直接受辐射细胞的应答传递给周围未受辐射的细胞,后者也表现出与辐射细胞类似的生物学效应,包括细胞凋亡或延迟死亡、基因突变以及细胞生长异常、基因不稳定性等。

人体不同组织器官的放射敏感性有所不同。根据放射敏感性不同将人体各种器官、组织的细胞进行分类,见表6-4。

表6-4 人体组织器官放射敏感度分类

辐射敏感性	器官、组织和细胞
不敏感	软骨和骨组织、肌肉组织、结缔组织等
轻度敏感	心脏、中枢神经系统、内分泌腺(性腺除外)等

续表6-4

辐射敏感性	器官、组织和细胞
中度敏感	皮肤及附件上皮、感觉器官(角膜、晶状体、结膜)、肾、肝、内皮细胞(主要为血管、血窦、淋巴管的内皮细胞)、唾液腺、肺组织上皮等
高度敏感	胃肠上皮(尤其是小肠隐窝上皮细胞)、淋巴组织、胸腺、骨髓、性腺、胚胎组织等

表6-4中组织器官的放射敏感性分类并不是绝对的,而是会随着组织器官当前的功能状态不同或是判断指标不同而有所变化。

除此之外,细胞在不同的周期放射敏感性也有所不同。细胞周期包括分裂间期的和分裂期M期两个阶段,分裂间期又分为3个时期:G_1期(DNA合成准备期)、S期(DNA合成期)和G_2期(分裂准备期)。M期细胞对辐射很敏感,较小剂量即可引起细胞死亡或染色体畸变,使下一代子细胞夭折。在间期细胞中,敏感度排序依次为G_2时期、G_1时期、S时期。在不同个体之间,放射敏感性随着个体发育过程而逐渐降低。妊娠的最初阶段最为敏感,出生以后幼年敏感性最高,敏感性随年龄增加而降低。

电离辐射作用于生物体的过程,实质是电离辐射将能量传递给有机体的过程。在此过程中,电离辐射引起的生物体的各个阶段的不同的变化,这些统称为电离辐射的生物学效应。根据效应发生的规律和性质,可将电离辐射的生物效应分为确定性效应和随机性效应两种类型。

(一)确定性效应

确定性效应(deterministic effects)也称有害的组织反应,是指高剂量照射后由于大部分细胞被杀死或功能丧失而产生的效应。效应的发生概率和严重程度都随剂量变化而改变。确定性效应通常存在阈剂量,即当照射剂量超过该剂量水平时,效应的严重程度会随着剂量的增加而增加。剂量-效应曲线一般呈"S"形。如骨髓受照引起造血功能低下;眼晶状体受照引起的晶状体浑浊,视力减损、辐射性白内障等;性腺受照引起的暂时不育甚至永久不育等。

表6-5为不同的组织器官发生确定性效应的阈值。可以看出,不同组织器官对射线敏感度差别较大,睾丸、骨髓、眼晶状体对射线最敏感。

表6-5 成人性腺、眼晶状体、骨髓组织反应的估计阈值

组织及效应	阈值		
	单次短暂照射的总剂量/Gy	多次照射或迁延照射的总剂量/Gy	多年中分次或迁延照射的年剂量率/(Gy·a)
睾丸			
暂时不育	0.15	NA	0.4
永久不育	3.5~6.0	NA	2.0

续表 6-5

组织及效应	阈值		
	单次短暂照射的总剂量/Gy	多次照射或迁延照射的总剂量/Gy	多年中分次或迁延照射的年剂量率/(Gy·a)
卵巢			
不育	2.5~6.0	6.0	>0.2
晶状体			
浑浊	0.5~2.0	5	>0.1
视力障碍（白内障）	5.0	>8	>0.15
骨髓			
造血机能低下	0.5	NA	>0.4

资料来源：ICRP 第 41 号出版物，1984。

注：NA 表示不适用，该结果取决于剂量率而非总剂量。

确定性效应所涉及的疾病包括血液系统疾病、免疫系统疾病、辐射性白内障、射线所致寿命缩短、遗传物质损伤等。

1. 血液系统疾病

全身接受不同剂量照射之后可出现轻重不同的反应，剂量较小时只出现血象轻微变化，有时伴有一些不舒适的感觉，称为放射反应。放射反应者以骨髓造血功能正常或轻度异常，伴有周围血象不稳定下降为特点。例如，当放射工作人员白细胞计数小于 4.0×10^9/L 时，应马上调离工作岗位，脱离放射工作。研究表明，机体在受到电离辐射后数小时至数日内即可发生急性放射性综合征（acute radiation syndrome, ARS）。当全身照射超过 5.5 Gy 的 X 射线时，会引起胃肠道 ARS，全身照射超过 20 Gy 的 X 射线时，会引起神经组织 ARS。低于 1.0 Gy 的全身照射即可引起骨髓抑制，进而引起造血系统损伤。

电离辐射主要通过破坏或抑制造血细胞的增殖能力，引起全血细胞包括血小板质和量的变化，导致免疫机能低下。造血干/祖细胞具有自我更新和增殖能力，与神经组织等比较，其对辐射损伤更为敏感。因此人体造血系统对电离辐射属于高度敏感的系统，较大剂量照射及长期小剂量照射皆会对造血系统产生早于其他系统的损害。

例如，临床肿瘤患者在接受放疗或化疗药物后，常见的不良反应之一就是骨髓抑制，同时骨髓抑制也是因意外暴露于电离辐射所致的造血系统严重损伤和致死的原因。如何避免电离辐射诱导的骨髓抑制及后续造血系统功能障碍是目前辐射损伤医学和临床肿瘤治疗面临的重大问题。

2. 辐射性白内障

晶状体富有弹性，为形似双凸透镜的透明体。任何后天性或先天性的因素，例如外伤、辐射、中毒、代谢异常、遗传、营养障碍等，都可以间接或直接破坏晶状体的组织结构，或对其代谢造成干扰，引起晶状体浑浊，造成白内障。由于接触过量放射线而造成的晶状体浑浊称为辐射性白内障。辐射性白内障主要是由于电离辐射引起晶状体电解质紊乱,使晶状体水分增加,导致晶状体内水溶性蛋白质降低,醌类物质增多,蛋白质变性。相关研究表明,眼晶状体作为对电离辐射最敏感的组织之一,辐射性白内障是较常见的确定性效应,从事放射相关工作人员中,介入放射科工作人员眼晶状体混浊的发生率较高。

相关研究还表明,随着工龄增加,晶状体浑浊检出率增加,提示小剂量电离辐射对人体损伤存在一定的累积效应。

3. 射线所致寿命缩短

人或动物一次性全身照射一定剂量的电离辐射可引起机体死亡。对于一个生物群体,一定剂量的电离辐射1次全身照射,可能并不引起全部个体死亡,而是其中部分个体死亡,部分个体存活。半数致死剂量(median lethal dose,LD_{50})表示在一定时间内,使某种生物体半数死亡所需的放射线剂量。也可在脚标中加入时间,如$LD_{50/70}$则表示在70 d内死亡50%的剂量。

4. 遗传物质损伤

染色体畸变是电离辐射中的常见损伤。染色体畸变(chromosomal aberration,CA)是指生物细胞中染色体在数目和结构上发生的变化,包括染色体数目变异和染色体结构变异。电离辐射可通过直接作用于DNA分子引起DNA单链或双链断裂损伤或通过产生活性氧自由基(ROS),间接对DNA分子造成氧化损伤。

人体染色体畸变主要分为稳定性畸变和非稳定性畸变,放射工作人员在长期小剂量接触辐射物质后主要表现为出现双着丝粒体、环、断片等非稳定性畸变类型的细胞遗传学损害。非稳定性畸变染色体常伴随细胞的不断分裂增殖而部分丢失,现阶段对放射工作人员外周血染色体畸变率检查已成为观察辐射早期生物效应的重要指标。在核辐射医学应急生物剂量估算研究方面,染色体畸变分析常作为生物剂量估算的"金标准",且在急、慢性辐射损伤评估中的意义和价值已得到国际学界的广泛认可。

(二)随机性效应

随机性效应(stochastic effects),即癌症和遗传效应,包括由于体细胞突变而在受照个体内形成的癌症和由于生殖细胞突变而在其后代身上发生的遗传疾病。随机性效应不存在剂量的阈值,发生概率与受照剂量相关,辐射剂量较低时也有可能发生。

电离辐射在物质中的能量沉积是一个随机的过程,即使在剂量非常低的情况下也有可能在细胞的关键位点沉积足够的能量而诱发细胞改变或死亡。尽管在大多数情况下,单个或少量细胞死亡不会产生组织上的后果。但是单个细胞的变异,如果是生殖细胞发生变化或体细胞发生恶性突变,将会产生严重的后果。这些源于单个细胞损伤的辐射效应就被称为随机效应。这类效应事件发生的概率随辐射剂量的增加而增加,但在没有其他调节因素的作用下,发生效应的严重程度并不增加。

对于体细胞来说,不同组织对于射线的敏感性不同。如同样受到有效剂量为1 Sv的照射时,胃、结肠、肺、骨髓、乳腺、食管诱发癌症的危险性较高,而骨和皮肤则较低。对于生殖细胞而言,DNA基因突变会由亲代传给子代,所以遗传效应不仅会出现在受照个体上,还有可能遗传给子孙后代。

对于大辐射剂量的危害,相关研究有很多,如日本原子弹爆炸、切尔诺贝利核事故、日本福岛核电站泄露等的长期追踪研究,结果均证实电离辐射的确定性效应带来的严重危害。而对于长期低剂量照射的情况,也已有大量报道。联合国辐射效应科学委员会(UNSCEAR)2010年最新公布低剂量电离辐射(low-dose ionizing radiation,LDR)的定义为:指外照射剂量低于200 mGy或剂量率低于0.1 mGy/min(1 h以内或1 h以上的平均剂量率)的X射线或γ射线。在低剂量条件下,随机效应也有可能发生。ICRP 103号建议书中对低剂量率辐照后随机效应的危害调整标称危险系数做了规定,见表6-6。

表6-6 低剂量率辐射照射后随机效应的危害调整标称危险系数 (10^{-2}/Sv)

受照人群	癌症		遗传效应		合计	
	ICRP,60	ICRP,103	ICRP,60	ICRP,103	ICRP,60	ICRP,103
全体人群	6.0	5.5	1.3	0.2	7.3	5.7
成年人群	4.8	4.1	0.8	0.1	5.6	4.2

(三)其他生物效应

1. 皮肤效应

电离辐射作用于皮肤时,既可能引起确定性效应,即急、慢性皮肤损伤,也可能诱发癌症。

放射性皮肤损伤的发生机制主要涉及上皮细胞和血管内皮细胞的损伤。上皮细胞及血管内皮细胞均属于对放射线中度敏感的组织。一定剂量照射后,上皮细胞可发生细胞变性、坏死改变,剂量越大,损伤越重。血管内皮细胞会发生间隙增大,血浆渗漏引起组织水肿,而血管内皮细胞肿胀导致血管腔狭窄或闭塞、微循环障碍,由此更加重了组织细胞的变性坏死。

(1)放射性皮肤损伤分类、分度与分期　放射性皮肤损伤根据其临床过程的表现,分为急性放射性皮肤损伤和慢性放射性皮肤损伤。

1)急性放射性皮肤损伤　急性放射性皮肤损伤是指身体局部受到一次或短时间(数日)内多次大剂量(X、γ及β射线等)外照射所引起的急性放射性皮炎及放射性皮肤溃疡。

放射性皮肤损伤的分度诊断主要根据受照史、吸收剂量和逐渐显示出来的皮肤表现来进行诊断。①受照史:有明确的从事相关放射性工作的经历。有在工作中意外受到体表放射性核素沾染和(或)外照射的事故照射,以及参加事故救援受到应急照射的经历。②吸收剂量:根据佩戴的个人剂量计、场所剂量监测和剂量重建资料,估算出局部皮肤吸收剂量。也可根据临床表现进行综合分析并作出诊断。③临床表现:皮肤损伤的分度均有其典型的临床表现,因射线种类、射线能量、吸收剂量、剂量率、受照部位、受照面积和全身情况等而异。可依据表6-7,特别是临床症状明显期的皮肤表现,并参考局部吸收剂量值作出损伤深度的分度诊断。若贯穿辐射造成皮肤损伤的参考剂量阈值为2 Gy。

急性放射性皮肤损伤早期反应除了充血、水肿外,在大剂量照射后,会产生急性表皮坏死,其原因为表皮基底层有丝分裂后的细胞直接发生分裂间期死亡。这种效应与强穿透力射线导致的典型湿性脱皮的肉眼外观类似,但是发生更早,约在照射后 10 d 内发生,持续时间很短。

为了便于实施治疗方案和措施,特别是在收容大批辐射事故伤员时,有利于快速分类以便组织抢救,合理安排人力物力等。根据 GBZ 106—2020,将急性放射损伤按照皮肤损伤严重程度采用四度分类法:Ⅰ度(脱毛)、Ⅱ度(红斑)、Ⅲ度(水疱或湿性皮炎)和Ⅳ度(坏死、溃疡)(表6-7);根据病变发展,每一分度的临床表现又分为四期:初期反应期、假愈期、临床症状明显期和恢复期。见图 6-5。

表 6-7　急性放射性皮肤损伤分度诊断标准(GBZ 106—2020)

分度	初期反应期	假愈期	临床症状明显期	受照剂量/Gy
Ⅰ			毛囊丘疹、暂时脱毛	≥ 3
Ⅱ	红斑	2~6 周	脱毛、红斑	≥ 5
Ⅲ	红斑、烧灼感	1~3 周	二次红斑、水泡	≥ 10
Ⅳ	红斑、麻木、瘙痒、水肿、刺痛	数小时~10 d	二次红斑、水泡、坏死、溃疡	≥ 20

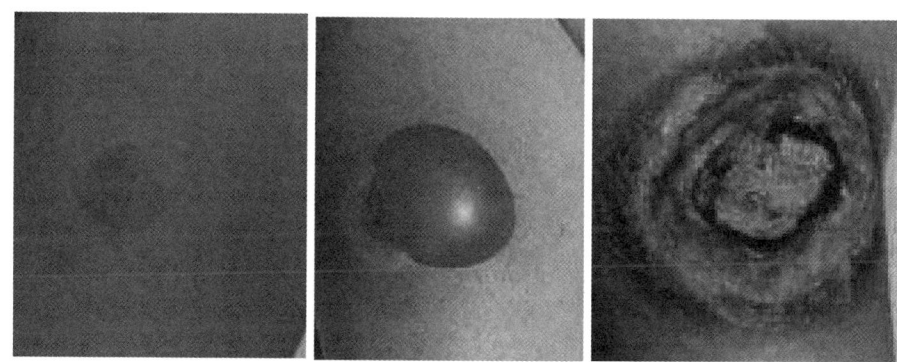

图 6-5　急性放射性皮肤损伤

处理原则:①立即脱离辐射源,有放射性核素皮肤沾染者予以洗消去污处理。并对全身及局部吸收剂量进行测量、评估。②保护创面,防止外伤和局部理化刺激。对合并危及生命的损害(如休克、外伤、窒息和大出血),应首先抢救,维持生命。③皮肤损伤面积较大、较深时,应给予全身治疗和相应护理措施。④急性放射性皮肤损伤创面应根据不同损伤程度,不同阶段采取相应的处理方法。根据损伤深度、面积和患者全身情况,适时采取手术治疗和相应护理措施。

2)慢性放射性皮肤损伤　慢性放射性皮肤损伤是指由急性放射性皮肤损伤迁延而来或由小剂量射线长期照射(职业性或医源性)后引起的慢性放射性皮炎及慢性放射性皮肤溃疡。

慢性放射性皮肤损伤的诊断依据为:①受照史,有明确的从事相关放射性工作的经历。局部皮肤长期受到超过年剂量限值的照射。亦可由急性放射性皮肤损伤迁延而来。②吸收剂量,累积吸收剂量(或分割照射剂量)大于15 Gy,由急性损伤迁延而来的剂量大于5 Gy。③临床表现,受照数年后皮肤及其附件出现慢性病变,急性放射性皮肤损伤6个月以后可为慢性改变。皮肤各损伤深度的分度均有其典型的临床表现,可依据表6-8作出分度诊断。

表6-8 慢性放射性皮肤损伤的分度诊断标准(GBZ 106—2020)

分度	临床表现(必备条件)	参考剂量(急性迁延)/Gy	参考剂量(慢性累积)/Gy
Ⅰ	皮肤色素沉着或脱失、粗糙,指甲灰暗	≥5	≥15
Ⅱ	皮肤角化过度,皲裂或萎缩变薄,毛细血管扩张,指甲增厚变形	≥10	≥30
Ⅲ	坏死溃疡,角质突起,指端角化融合,肌腱挛缩,关节变形,功能障碍(具备其中一项)	≥20	≥45

慢性放射损伤的分度为三度分类法:Ⅰ度(慢性放射性皮炎)、Ⅱ度(硬结水肿)、Ⅲ度(慢性放射性溃疡)。

美国放射肿瘤协作组(radiation therapy oncology group,RTOG)标准将放射性皮肤损伤按照损伤程度分为5级。

0级:皮肤基本无变化;

Ⅰ级:轻度红斑,出现干性脱皮,毛发易脱落,汗出量减少;

Ⅱ级:皮肤有触痛感,出现明显红斑片状湿性脱皮,中度水肿;

Ⅲ级:出现除皮肤皱褶处之外的融合性湿性脱皮,重度水肿;

Ⅳ级:溃疡、出血、组织坏死。

级别的高低与患者放射性皮肤损伤的程度呈正相关,级别越高越难治愈。

处理原则:①Ⅰ度慢性放射性皮肤损伤患者,应妥善保护局部皮肤避免外伤及过量照射,并作长期观察;②Ⅱ度损伤者,应视皮肤损伤面积的大小和轻重程度,减少射线接触或脱离放射性工作,并给予积极治疗;③Ⅲ度损伤者,应脱离放射性工作,并及时给予局部和全身治疗。对经久不愈的溃疡或严重的皮肤组织增生或萎缩性病变,应尽早采取手术治疗和正确的护理措施。

(2)放射性皮肤癌 放射性皮肤癌即皮肤受到电离辐射发生放射性损伤并在此基础上发生的癌变。其潜伏期最长可达30年,癌变前表现为慢性皮炎、角化增生或长期不愈的溃疡。对放射性皮肤癌应遵循早预防、早发现、早治疗的原则。

> **知识拓展**
>
> ### 放射治疗之皮肤效应
>
> 由于放射治疗是临床上治疗肿瘤的主要手段之一,大约70%的肿瘤患者都需要接受放射治疗,但放射线在杀伤癌细胞的同时,对周围正常的组织细胞也会造成不同程度的损害,最常见的如放疗过程中伴随的各种急、慢性放射性皮肤损伤。其细胞生物学机制可解释为射线穿透皮肤对肿瘤进行照射时,通过电离作用在组织中产生了大量活性氧类自由基,会对皮肤上皮细胞和血管内皮细胞造成损伤。
>
> 皮肤上皮细胞是对放射线中度敏感的组织,受到一定剂量照射后,可发生一系列细胞变性、坏死改变,剂量越大,损伤越重。血管内皮细胞对射线也较为敏感,射线会使血管内皮细胞间隙增大,导致血浆渗漏引起组织水肿,进而导致血管腔狭窄或闭塞、引起微循环障碍,由此更加重了组织细胞的变性和坏死。
>
> 在放疗初期,毛细血管反射性扩张,形成充血反应,表现为红斑和色素沉着。随着放疗累积剂量的增加,基底层内的前细胞完全破坏,导致角化减少,出现瘙痒和干性脱皮。随后出现微循环障碍,产生不同程度的缺血,更严重的甚至造成局部皮肤溃疡、组织坏死,最终导致放射性皮肤癌。

2. 胚胎效应

20世纪早期,医学文献中开始出现病例报告,有女性未知晓妊娠前(实际已经妊娠)接受骨盆放射治疗,其子女出现智力迟钝,伴小头症及其他异常。目前在人类身上观察到的胎儿受照射的健康效应主要来自对日本原子弹爆炸幸存者的调查数据,其他数据大多来自于动物实验。胚胎对电离辐射高度敏感,在妊娠的不同阶段受照,会导致不同的效应,如胚胎或胎儿死亡、流产、胎儿先天畸形和发育生长迟滞等。胎内照射效应的发生及效应的严重程度取决于照射剂量的大小和受照射时所处的妊娠期。

(1) 致死效应 在胚胎植入子宫壁前或植入后立刻受照(妊娠 0~9 d)。

(2) 畸形 辐射照射诱发的胎儿畸形主要发生在主要器官形成期(受孕后 9~42 d),此效应属于确定性效应。根据动物实验估计,此效应对人的阈值为 0.1 Gy。

(3) 智力低下 妊娠 8~15 周是射线照射引发智力低下最敏感的时期,当受到 1 Sv 有效剂量的电离辐射时,诱发智力低下的概率为 40%。其次敏感的是妊娠 16~25 周。

在发育的所有阶段,尤其是妊娠的后期,电离辐射可诱导生长障碍(growth disturbance)和生长迟缓(growth retardation),可不伴有畸形。

在曾于子宫内受照的儿童中,还会出现严重程度较轻的智力受损。表现为智力测验得分随剂量增加而降低,身体发育主要特征发生时间改变,学习成绩受影响,对癫痫发作有易感性等。

二、影响放射损伤的因素

(一)辐射因素

1. 辐射类型

电离辐射的种类不同,产生的生物学效应也不同。具有高 LET(传能线密度)的辐射比低 LET 的辐射有更高的生物效能。LET 是指电离辐射贯穿物质时,因碰撞而发生的能量转移。LET 的 SI 单位为 J/m,将 LET 小于 3.5 keV/μm 的辐射称为低 LET 辐射,如 X 射线、β 射线、γ 射线,均属于低 LET 辐射;反之高于 3.5 keV/μm 的辐射称为高 LET 辐射,如 α 粒子、质子、中子、π 介子。

放射生物学中,为了比较不同射线产生的生物学效应差异,引入概念"相对生物效应(RBE)"定义为 X 射线引起某种生物效应所需的吸收剂量与所研究射线引起相同的生物效应所需剂量的比值。因此,诊断用 X 射线的 RBE=1。RBE<1 代表 LET 小于 X 射线,RBE>1 代表 LET 大于 X 射线。详见表 6-9。

表 6-9 各类型电离辐射的 LET 与 RBE

辐射类型	LET/(keV/μm)	RBE
25 MV X 射线	0.2	0.8
^{60}Co γ 射线	0.3	0.9
1 MV 电子射线	0.3	0.9
诊断用 X 射线	3.0	1.0
10 MeV 质子	4.0	5.0
快中子	50.0	10.0
5 MeV α 粒子	100	20.0
重核	1 000.0	30.0

除了电离密度,穿透能力对生物效应也有影响。如 α 粒子电离能力强,但穿透能力弱,因此,外照射时对机体影响很小,但若作为内照射则伤害很大。X/γ 射线穿透能力强,电离能力较 α 粒子弱,外照射时可穿透皮肤,作用于深层组织,造成放射损伤。β 粒子介于二者之间。另外,用于肿瘤的放射治疗的快中子和高能重粒子,也具有很强的穿透能力,在射程末端具有高电离密度。

2. 剂量

电离辐射的剂量大小是影响生物效应的关键因素,一般来说,剂量越高,效应越强。照射剂量与细胞死亡率的关系可用"剂量存活曲线"来表示,如图 6-6 所示。

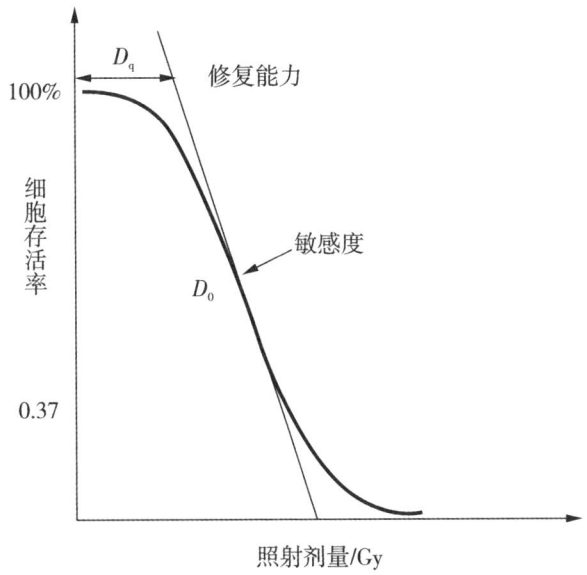

图 6-6 剂量存活曲线

如图 6-6 所示,将细胞存活率与照射剂量在半对数坐标纸上作图即构成剂量存活曲线,又称作生物 S 形曲线。曲线中的"肩部"斜率小,表示在低剂量区细胞存活率降低缓慢,"肩部"D_q 的大小反映了细胞对亚致死损伤的耐受力或修复能力。图中 D_0 表示平均致死剂量,是直线部分斜率的倒数,其大小代表存活率降低至 0.37 所需的剂量,反映了细胞的辐射敏感性。哺乳类细胞的 D_0 值多在 1~2 Gy(图中 e 为自然对数的底,等于 2.718,$1/e \approx 0.37$)。D_q 称拟阈剂量,是在剂量存活曲线上存活率为 1 处画一水平线,与直线部延长线相交,其所对应的剂量即为 D_q。

3. 照射方式

因为存在细胞的自我修复和恢复,因此相同的总剂量下,分次照射(fractionated dose)与一次性照射(single dose)造成的生物效应不同,分次照射造成的效应较小。例如,在 3 min 内给老鼠总剂量 6 Gy(剂量率为 2 Gy/min)的照射,结果是致死的。但是如果总剂量不变,将照射方式改为分次照射,如将 3 min 平均分拆为 12 段,每段时间之间间隔 24 h,则老鼠可以存活。分段照射在肿瘤的放射治疗中常被使用,即分次照射。

4. 照射面积、部位

当其他条件相同时,照射面积越大,生物效应越显著。在肿瘤放射治疗中,照射野应缩至尽可能小的范围,并采用分次照射,以降低正常组织的放射损伤效应,达到对局部肿瘤最大的照射量。有临床实验表明,用 5.24 Gy 的 X 射线照射皮肤表面,照射面积为几平方厘米时,皮肤暂时发红;照射面积几十平方厘米时,会有恶心、头痛症状;照射面积占全身 1/3 时,即会引发急性放射病;而暴露面积占全身 1/2 时,就会产生致死性后果。

在相同的照射剂量和照射率的情况下,不同的照射部位产生的生物效应也不同。腹部的生物效应最严重,其次为盆腔、胸部、头颅、四肢。

(二)个体因素

1. 种系

如表6-10所示,不同生物种系的半数致死剂量LD_{50}有很大差异。病毒的LD_{50}远高于人类,总体表现出生物结构越复杂,进化程度越高,数值越小即机体的放射敏感性越高的趋势。

表6-10 不同种系生物的半数致死剂量LD_{50}

生物种类	狗、山羊	人	大鼠	龟	大肠杆菌	草履虫	病毒
LD_{50}/Sv	3.40	4.00	7.00	15.00	56.00	3 000.00	20 000.00

2. 年龄

在人类生命的不同阶段中,胚胎时期射线敏感度最高,尤其是妊娠初期,易造成胚胎死亡,在器官形成期易引发多数系统的严重畸形,妊娠中期主要表现为智力障碍、小头症、生长迟缓等。出生后幼年比成年敏感性高,老年时期由于身体功能衰退,耐受力明显低于成年。

3. 生理健康状态

生物体的生理状态对放射线的敏感性有直接影响,当机体处于饥饿、过冷、过劳、虚弱等状态下时,对射线耐受度下降。

(三)环境因素

1. 温度

低温条件下可减轻辐射生物效应。例如在零度条件下照射新生小鼠,即使用致死量(8 Gy)X射线照射,存活率仍可达70%;而在放射治疗之前,先提高肿瘤组织局部温度,可以明显提高其疗效。

2. 氧含量

缺氧条件下亦可减低辐射生物效应。实验发现,大(小)白鼠在低氧环境下进行照射时,其死亡率显著降低。放射治疗中,在肿瘤局部注射血管扩张剂或让患者吸入3~4个大气压的氧气,以消除肿瘤组织中的"缺氧中心",可以提高放射治疗效果。

3. 化学物质

临床放射治疗中使用的辐射防护剂(radioprotectant)和辐射增敏剂(radiosensitizer),可分别减轻和增加辐射生物学效应,前者为保护正常组织,后者为提高放疗效果。

辐射防护剂是用于避免或者降低放疗对正常细胞组织副作用的一类药物,可降低机体的辐射敏感性。如氨磷汀(阿米福汀)、右雷佐生、美司钠、亚叶酸钙等。电离辐射和细胞中的水相互作用能产生活性自由基,如羟基自由基、氢自由基和过氧化氢,它们都能破坏细胞中的关键大分子,消除细胞环境中的这些活性自由基可以抑制辐射导致的副作用。含SH基的化合物可减轻自由基反应,促进损伤生物分子修复,减弱生物效应。

反之,辐射增敏剂能增强自由基的化学反应,阻止损伤分子和细胞修复,可以提高辐射效应,如临床使用的药物如甘氨双唑钠等。

第三节 放射防护法规与标准

一、放射防护的基本原则

(一)放射防护的目的

放射防护的目的是防止确定性效应的发生,限制随机性效应的诱发,把随机性效应的发生概率降低到可以接受的水平,尽可能降低辐射伤害。

确定性效应有剂量阈值,人体器官和组织受到的辐射照射的剂量达到相应的阈剂量时,必然出现确定性效应。剂量超过阈剂量时,确定性效应的严重程度随着受照剂量的增加而加重。因此,只要把受照剂量保持在器官或组织相应阈剂量以下,就完全可以避免有害的确定性效应发生,把确定性效应的发生概率降低到零。

随机性效应没有阈剂量,不能完全被避免。只能在放射防护方面采取有效的措施或方法把随机性效应的发生概率限制到可以接受的水平。这个可以接受的水平大约相当于职业人员的正常死亡率,或是正常情况下日常生活中可能承担的风险值。

> **知识拓展**
>
> **国际放射防护委员会(ICRP)**
>
> 1928年,在斯德哥尔摩举办的第二届国际放射学大会(International Congress of Radiology,ICR)中,将"伦琴"(R)定义为国际通用辐射单位,并宣布成立了国际X射线和镭防护委员会(International X-Ray and Radium Protection Committee,IXRPC)。第二次世界大战后,在1950年伦敦举行的ICR会议中,将IXRPC更名为国际放射防护委员会(International Commission on Radiological Protection,ICRP)。从此以后,ICRP成为国际公认的负责推荐放射防护标准的权威机构。
>
> ICRP是一个公益性的学术团体。委员会由主席1人及12人以下的委员会组成,委员会有国际执行委员会、各国代表团、国际放射学、放射防护、物理学、生物学、遗传学、生物化学、生物物理学等领域内的专家经选举产生,为其义务工作。ICRP只承担推荐防护的基本原则与要求,并不从事具体的防护技术与措施的研究和开发以及当前防护水平的调查及管理办法的拟定。ICRP设主委员会和常设分委员会,现有5个常设分委员会。第1分委员会负责辐射效应研究,包括随机效应、确定性效应。第2分委员会负责辐射照射剂量研究,涉及内照射、外照射等。第3分委员会负责医学中的防护研究,包括电离辐射用于医学诊断、治疗或生物医学研究时人和未诞生婴儿的防护。第4分委员会负责委员会建议书应用研究,提供对所推荐的防护系统在职业性和公众照射所有方面

应用的忠告。第5委员会负责非人类物种的放射防护。

从1929年开始，ICRP就开始制定并出版发行与放射防护相关的出版物，至1959年发行了8种，1959年以后，开始为出版物编上序号，至2019年底，出版物的序号已编号至142号，这些出版物已成为指导各国政府制定本国放射防护相关法规与标准的依据。

（二）放射防护的基本原则

为实现辐射防护的目的，国际放射防护委员会（ICRP）在1977年26号出版物中对放射防护提出了3项基本原则，包括实践的正当性原则（justification of a practice）、放射防护最优化原则（optimization of radiation protection）及剂量限值（individual dosage limit）的应用原则。3项基本原则是防护体系的基础。后又在1990年60号出版物中进行了完善。2007年的103号出版物中，阐明了如何将基本原则应用于辐射源及个人，以及所有可控的情况，其中正当性原则和防护最优化原则与源相关，适用于计划照射、现存照射和应急照射，剂量限值原则是个人照射相关的，适用于计划照射。

1. 正当性原则

正当性原则是指任何改变照射情况的决定都应当是利大于弊。产生电离辐射的任何实践须经过论证或确认该项实践是值得进行的，且由实践获得的净利益远大于付出的代价（包括对健康损害的代价）时，才是正当性实践，否则必须放弃该项实践。

当引入新的放射源时，应做到尽可能减小现存照射或降低潜在照射的危险，使公众获得的个人或社会利益足以弥补其引起的损害。当有新技术、新信息出现或有新的适应证时，活动的正当性也应重新审视。例如，在放射治疗中，应综合考虑各种方案的放射剂量及治疗效果，确保患者利益最大化，伤害最小化；在放射诊断中，医师应结合医疗技术发展，选择最佳检查方式，同时提高成像质量，避免非必要检查和重复检查；在核医学和放射诊断中，儿童和妇女的检查实践正当性应慎重考虑。

2. 防护最优化原则

防护最优化原则是指在考虑了经济和社会因素后，遭受照射的可能性、受照射人员数目以及个人所受剂量的大小均应保持在可合理达到的尽可能低的水平，也称为ALARA原则（as low as reasonably achievable principle）。为了避免这种优化过程的严重不公平的结果，应当对个人受到特定源的剂量或危险需加以限制（用剂量约束、危险约束或参考水平）。这意味着在主要情况下防护水平应当是最佳的，在进行代价和利益分析后，确定最优化的防护水平，使利弊之差最大化。

应该注意的是，在谋求防护最优化时往往容易走极端，认为不管耗用多大的物力、财力和人力，剂量降至越低越好，这种做法有悖最优化原则的初衷。防护的最优化并非是剂量的最小化，最优化的防护是仔细地对辐射危害和个人可利用资源进行权衡的评估结果。因此，最佳的选择未必是剂量最低的选择。

例如在放射诊断中，建立了统一的诊断参考水平，来对实践活动进行约束。当检查剂量超出相应的诊断水平时，应按照最优化原则进行优化，保证受检者剂量在合理范围；当剂量明显低于参考剂量时，应考虑影像信息质量是否能够满足临床诊断要求。如X射线计算机断层摄影成年人诊断剂量参考水平见表6-11。

表6-11 X射线计算机断层摄影成年人诊断参考水平

检查部位	25%位数[a]		50%位数[b]		75%位数[c]	
	$CTDI_{vol}$ /mGy	DLP /(mGy·cm)	$CTDI_{vol}$ /mGy	DLP /(mGy·cm)	$CTDI_{vol}$ /mGy	DLP /(mGy·cm)
头颅[d]	40	550	50	690	60	860
鼻窦	15	170	25	330	40	520
颈部	10	260	15	370	25	590
胸部	6	200	8	300	15	470
腹部	10	330	15	500	20	790
盆腔	10	320	15	480	20	700
腰椎(逐层)	15	70	25	130	35	200
腰椎(螺旋)	12	290	15	410	25	580
尿路造影	10	870	15	1 780	20	2 620
冠脉CTA(前瞻)	15	210	25	360	40	600
冠脉CTA(回顾)	30	490	45	750	60	1 030
颅脑CTA	15	420	20	710	40	1 390
颈部CTA	10	390	15	690	30	1 130
胸腹CTA	10	450	15	870	20	1 440

注:a 调查数据的25%位数,即异常低剂量的提示水平。

b 调查数据的50%位数,即可能达到的水平。

c 调查数据的75%位数,即诊断参考水平。

d 头颅为CTDI。

ICRP在2007年建议书中还阐明,除了降低个人照射之外,还应当考虑减少受照射人员的数目。集体有效剂量过去一直是且现在仍然是工作人员防护最优化的重要参数。为了最优化的目的,比较防护方案选择时,必需仔细地考虑受照射人群中个人照射分布的特点。

3. 剂量限值原则

剂量限值原则又称个人剂量限值(individual dosage limit),是指除了患者的医疗照射之外,任何个人所受的来自受监管辐射源的计划照射剂量之和必须在国家标准限值之内。剂量限值原则适用于计划照射情况的工作人员及公众人员,不适用于患者和受检者个人的医疗照射,个人医疗照射防护不同于其他计划照射的防护,如放射治疗中,使用大剂量射线治疗癌症或其他疾病。

ICRP 60号出版物中对放射工作人员和公众受照射的年剂量限值都有明确的规定,我国《电离辐射防护与辐射源安全基本标准》(GB 18871—2002)中的剂量限值与之一致,后根据 ICRP 2001 年关于组织反应的说明,将眼晶状体职业照射标准进行了调整。任何组织和个人都必须严格遵守剂量限值标准,即使个人所受剂量没有超过规定的相应的剂量限值,仍然必须按照最优化原则考虑是否要进一步降低剂量。所规定的个人剂量限值不能作为达到满意防护的标准或设计指标,只能作为以最优化原则控制照射的一种约束条件。

放射防护的三原则是放射防护体系的重要组成部分,任何防护实践中必须三者兼顾。以放射防护正当化为前提,放射防护最优化为目的,个人剂量限值为约束。

二、放射防护的基本标准

(一)我国放射卫生标准体系

1. 主要内容

放射卫生防护标准是卫生标准中的一大类,其主要内容包括:①各类人员的辐射剂量限值、控制水平和放射防护要求、行为规范;②在放射事故所致应急照射和一些持续照射情况下必须采取干预的原则、方法和要求;③剂量学评价和检测检验方法等。放射卫生防护标准的制定和实施,旨在控制电离辐射的照射和放射性物质的污染,以保护职业人员和广大公众及其后代的健康与安全。

放射防护标准体系包括 3 类标准,即国家标准(GB)、国家职业卫生标准(GBZ)和卫生行业标准(WS)。其中还包含地方标准(DB)、团体标准(T)、企业标准(Q)等。就国际标准分类编号而言,国家职业卫生标准的编号是 ICS13100(职业卫生和工业安全),放射卫生防护方面的国家标准和卫生行业标准的国际标准分类编号是 ICS13280(辐射防护)。国家职业卫生标准应视同为国家标准。

截止到 2019 年 12 月,放射卫生防护标准体系共有 159 项标准,包括国家标准 23 项(含卫生部等多部门联合制定、发布的国家标准《电离辐射防护与辐射源安全基本标准》(GB 18871—2002),国家职业卫生标准 104 项,卫生行业标准 32 项。

2. 覆盖范围

放射防护标准体系的涉及领域,包括以下几部分。

(1)基础标准　以放射卫生防护基本标准为核心,其他还包括辐射防护常用物理量和单位、剂量估算方法和剂量转换系数等标准。

(2)职业照射的卫生防护标准　包括工业探伤、油气田测井、核检测仪表和辐照装置、安检系统以及非铀厂矿、核燃料循环设施等方面的职业照射卫生防护标准。

(3)医用辐射的卫生防护标准　包括 X 射线放射学、放射治疗、临床核医学和介入放射学 4 个方面涉及的职业照射卫生防护标准,患者的医疗照射防护标准,医用辐射装置的质量控制及其检测规范等。

(4)公众照射的卫生防护标准　包括以核电站为代表的核燃料循环设施对周围公众的照射、建材放射性和住宅氡照射含放射性物质消费品所致照射、食品和水中放射性以及其他一些天然照射所致公众受照的卫生防护标准。

(5)潜在照射的卫生防护标准　包括事故照射以及事故应急的准备和响应,持续照射的防护等。

(6) 检测方法和检测规范标准　包括个人剂量监测、放射性核素 γ 或 α 能谱分析、放射性测量和放化分析等标准。

(7) 防护设施和防护器材　包括防护设施的屏蔽设计和屏蔽效果评价，防护器材性能标准等。

(8) 其他标准　如评价报告的规范化、机构准入和人员培训等管理标准以及放射性物质运输标准等。

(二) 放射卫生基本标准

1. 主要内容

放射卫生防护基本标准是放射卫生标准中最重要的标准，它是指导制定各项专业标准的依据。放射卫生防护基本标准的具体内容如下。

(1) 确定放射防护标准的范围，明确人类从事的实践和干预两大类活动的定义、划分不同照射情况的类型。

(2) 针对不同类型的活动和照射情况提出防护方面的一般要求和详细要求。我国现行的基本标准为《电离辐射防护与辐射源安全基本标准》(GB 18871—2002)，以下简称《基本标准》。

2. 适用对象

(1) 职业照射　除了依据法规标准所排除的和可予以豁免的照射外，工作人员在其工作过程中受到的所有照射。

(2) 医疗照射　患者因自身的医学诊断或治疗需要所受到的照射。

(3) 公众照射　公众成员受到的除职业照射、医疗照射和当地正常天然本底辐射照射以外的照射。

(4) 应急照射　需要立即采取某些超出正常工作程序的应急行动以避免事故发生或减轻事故后果时所受到的照射

(5) 持续照射　没有任何不间断人类活动予以维持而长期持续存在的非正常照射，其剂量率基本上是恒定的或者下降缓慢。因人类活动致使天然照射的增加如居室中的氡照射。

3. 基本限值

《基本标准》中明确指出，剂量限值适用于实践所引起的照射，不适用于医疗照射，也不适用于无任何主要责任方负责的天然源的照射。剂量限值与潜在照射的控制无关，也与决定是否和如何实施干预无关，但实施干预的工作人员应遵循其他有关要求。剂量限值标准等效采用 IBSS。具体剂量限值见表 6–12。

(1) 对于年龄为 16～18 岁接受涉及辐射照射就业培训的徒工和年龄为 16～18 岁在学习过程中需要使用放射源的学生，应控制其职业照射使之不超过下述限值：①年有效剂量，6 mSv；②眼晶体的年当量剂量，50 mSv；③四肢（手和足）或皮肤的年当量剂量，150 mSv。

表 6-12 《基本标准》中规定的剂量限值

限值类型	职业照射	公众照射
当量剂量		
眼晶状体	150 mSv/a	15 mSv
四肢(手和足)	500 mSv/a	
皮肤	500 mSv/a	50 mSv
有效剂量	20 mSv/a(在规定 5 年内的平均值),任意一个年份不得超过 50 mSv	1 mSv/a(5 个连续年的年平均剂量不超过 1 mSv,则某一单一年份的有效剂量可提高到 5 mSv)

(2)表 6-12 中所规定的剂量限值不适用于慰问者及探视人员(例如,并非是他们的职责、明知会受到照射却自愿帮助护理、支持和探视、慰问正在接受医学诊断或治疗的患者的人员)。但是,应对患者的慰问者所受的照射加以约束,使他们在患者诊断或治疗期间所受的剂量不超过 5 mSv。应将探视食入放射性物质的患者的儿童所受的剂量限制于 1 mSv 以下。

(3)在特殊情况下,可依据相关要求对剂量限值进行如下临时变更:

1)依照审管部门的规定,可将剂量平均期由 5 年破例延长到 10 个连续年;并且,在此期间内,任何工作人员所接受的年平均有效剂量不应超过 20 mSv,任何单一年份不应超过 50 mSv;此外,当任何一个工作人员自此延长平均期开始以来所接受的剂量累计达到 100 mSv 时,应对这种情况进行审查。

2)剂量限制的临时变更应遵循审管部门的规定,但任何一年内不得超过 50 mSv,临时变更的期限不得超过 5 年。

第四节 射线的屏蔽防护

按照电离辐射对生物体的照射方式,可将其分为内照射和外照射。外照射指放射源位于体外的照射,如医疗装置、核设备、密封放射源等;内照射是指放射性核素通过呼吸道、皮肤、消化道、伤口等途径进入人体产生的照射,如放射性核素检查与治疗。

外照射的基本防护方法包括时间防护、距离防护、屏蔽防护。

一、时间防护

人体受到的总照射剂量与照射时间成正比,因此,通过缩短受照时间可以直接减少照射量。如在介入治疗中,提前做好准备工作,提高操作者的熟练程度可以缩短照射时间。在核泄漏类突发事件中,采取轮流作业,缩短个体的放射线暴露时间,可以有效控制照射剂量。

二、距离防护

增加人体与放射源的距离可以有效降低辐射。人员受到的外照射剂量与其距放射源的距离的满足平方反比定律。依据平方反比定律减少外照射剂量的防护措施,称为距离防护。

设 $\dot{D}_1$ 和 $\dot{D}_2$ 分别是人体与放射源的距离为 r_1 和 r_2 处的外照射剂量率,单位为 μSv/h,则剂量率与距离之间的关系可用式(6-17)表示。

$$\dot{D}_1/\dot{D}_2 = r_2^2/r_1^2 \tag{6-17}$$

由此可见,增加人体与放射源之间的距离对减少外照射剂量率非常明显。

三、屏蔽防护

外照射中,在人体与放射源之间设置的能有效减弱辐射的实体屏障,称为屏蔽体。利用屏蔽体减少人员受外照射剂量的防护措施,称为屏蔽防护。

在放射诊断和治疗中,当无法靠缩短时间和增大距离减少辐射剂量时,屏蔽就成为了最有效的途径。例如 X 射线设备的附加滤过片,可移动屏蔽体如贮源容器、手套箱、铅板铅砖、合适铅当量的橡胶围裙、橡胶围颈、橡胶三角裤,橡胶手套橡胶背心以及合适铅当量的玻璃屏风和玻璃眼镜等;固定屏蔽体如屏蔽墙、屏蔽地板、屏蔽天棚、迷宫出口等处屏蔽门和屏蔽玻璃观察窗等。

屏蔽材料要根据屏蔽对象、屏蔽材料性能和屏蔽成本来进行选择。

1. 屏蔽对象

对于光子和 X 射线常用原子序数高的材料作屏蔽体,如用贫化铀、铅、铸铁、混凝土或砖,以及用含合适铅当量的复合材料作屏蔽体;对于中子,常用含氢较多的物质,如水、聚乙烯或石蜡等原子序数较低的材料,使快中子慢化,再用含硼或锂的物质吸收慢中子。对于高能 β 粒子采用铝、有机玻璃板、塑料等低原子序数的材料作屏蔽体,可以减少轫致辐射。

2. 屏蔽材料性能

(1)防护性能　常用铅当量、半值层、什值层来表示材料的防护性能。

铅当量(lead equivalent)是指以铅为标准,若某材料与某厚度铅有相同屏蔽效果,则该厚度即为某材料的铅当量,用 mmPb 表示,每单位厚度(mm)防护材料板的铅当量称为比铅当量。表 6-13 为不同电压下几种常用材料的铅当量。

半值层(Half-value layer,HVL)定义为将射线剂量率衰减到原来一半时所需的物质厚度。什值层(Tenth-value layer,TVL)是指将射线剂量率衰减到原来十分之一时所需的物质厚度。二者之间的关系为:

$$HVL = 0.301\ TVL \tag{6-18}$$
$$TVL = 3.320\ HVL \tag{6-19}$$

几种常见材料的 X 射线衰减的半值层、什值层见表 6-14。

表 6-13 混凝土、铁、石膏板、砖在不同电压下的铅当量

材料	密度/(g/cm³)	铅当量/mm	不同电压下的铅当量厚度							
			30	70	90	100	125	120(CT)	140(CT)	150
混凝土	2.35	1	122	93	74	70	87	96	104	106
		2	—	—	—	129	158	162	182	188
		2.5	—	—	—	159	191	193	216	222
		3	—	—	—	190	223	223	249	255
铁	7.4	1	5.3	6.8	6.9	7	9.8	9.5	11.8	13.5
		2	—	—	—	14.2	21.1	18.7	25	29.9
		2.5	—	—	—	17.9	26.5	22.8	31.2	37.3
		3	—	—	—	21.5	31.9	26.9	37	44.2
石膏板	0.705	1	318	271	239	234	278	—	—	314
		2	—	—	—	413	492	—	—	567
		2.5	—	—	—	499	591	—	—	676
		3	—	—	—	584	687	—	—	778
砖	1.65	1	—	125	113	109	127	—	—	—
		2	—	—	—	184	217	—	—	—
		2.5	—	—	—	220	258	—	—	—
		3	—	—	—	256	298	—	—	—

表 6-14 经强衰减的宽束 X 射线的半值层、什值层

射线能量	HVL/cm		TVL/cm	
	铅	混凝土	铅	混凝土
50 kV	0.005	0.4	0.018	1.3
70 kV	—	1.0	—	3.6
75 kV	0.015	—	0.050	—
100 kV	0.025	1.6	0.084	5.5
125 kV	—	1.9	—	6.4
150 kV	0.029	2.2	0.096	7.0
200 kV	0.042	2.6	0.140	8.6
250 kV	0.086	2.8	0.290	9.0
300 kV	0.170	3.0	0.570	10.0
400 kV	0.250	3.0	0.820	10.0

续表 6-14

射线能量	HVL/cm		TVL/cm	
	铅	混凝土	铅	混凝土
0.5 MeV	0.310	3.6	1.030	11.9
1 MeV	0.760	4.6	2.520	15.0
2 MeV	1.150	6.1	3.900	20.1
3 MeV	—	6.9	—	22.6
4 MeV	1.480	8.4	4.900	27.4
6 MeV	1.540	10.2	5.100	33.8
10 MeV	1.690	11.7	5.600	38.6
20 MeV	1.630	13.7	5.400	45.7
30 MeV	1.570	13.7	5.200	45.7
38 MeV	—	13.7	—	45.7

(2)结构性能 屏蔽材料不仅要起到屏蔽射线的作用，还要满足一定的结构性能，如材料的物理形态、力学特性、机械强度等。

屏蔽材料要有好的稳定性，在高温、低温、水、汽、酸、碱、辐射环境下都能够保持结构稳定。除此之外，还要耐击打、防碰撞，在不同场景下满足不同的硬度要求等。

3. 屏蔽成本

屏蔽材料的选择要充分考虑经济成本，应选择来源广、易取材、成本低、易加工、便于安装维修的材料。

4. 常用的屏蔽材料

常用的屏蔽防护材料有铅、铁、混凝土、砖等。

(1)铅(Pb) 原子序数 82，密度 11.3 g/cm^3。耐辐射、耐腐蚀、易加工，对 X 射线、γ 射线衰减能力强，是理想的屏蔽材料。缺点是价格偏高、硬度差、需采用钢板、木板等固定。铅对能量较低(如诊断用)的 X 射线有良好的衰减作用，但对高能 X 射线(放疗用，MeV 级)衰减能力较差。

铅主要用来制作铅板或用含铅的物质作为防护装备，如机房防护门、铅防护屏、放射源容器、铅玻璃、铅橡胶等。其中铅玻璃广泛用于医学放射诊断设备如 DR/CT/SPECT 等的观察窗、铅玻璃眼镜等。铅橡胶用来制作铅围裙、铅围脖、铅衣、铅帽、铅防护帘等。

(2)铁(Fe) 原子序数 26，密度 7.4 g/cm^3。成本较低、来源广，对 X 射线、γ 射线衰减效果略低于铅，结构性能良好：硬度大、不易变形，有时可代替铅用来做固定的防护屏。

(3)混凝土 简称为"砼(tóng)"，密度 2.35 g/cm^3。是以水泥作胶凝材料，用砂、石作集料，与水(可含外加剂和掺和料)按一定比例配合，经搅拌而得水泥混凝土。

混凝土作为价格低廉、获取方便的屏蔽材料，同时也有良好的结构性能，多用作固定的防护屏障。若在有限空间内需要提高混凝土的屏蔽能力，可以通过加重晶石、铁矿石、钢屑等作骨料和锶水泥、钡水泥共同配置防辐射混凝土(重混凝土)，它们具有不透 X 射线和γ射线的性能,主要作为核工程的屏蔽结构材料。但使用重混凝土会增加浇注难度和材料成本,须保证浇注时重骨料在整个防护屏障内的均匀分布。混凝土的主要缺点是导热性差,屏蔽时由于吸收γ射线的能量后产生的热量难以导出,造成厚度方向上屏蔽层内外温差较大。一般认为最大温差限值为50 ℃,超过此值,必须在混凝土中加钢筋。表 6-15 所示为各重混凝土对射线的衰减。

表6-15 重混凝土对射线的衰减

材料	表观密度/(g/cm³)	衰减系数/(cm⁻¹)	减弱 10^8 倍的厚度/m
硅酸盐水泥混凝土	2.3	0.067	2.78
重晶石混凝土	3.5	0.100	1.83
铁丸混凝土	5.6	0.162	1.16

习 题

一、选择题

1. 术者操作位置尽量远离 X 射线源的辐射防护方法属于(　　)。
   A. 时间防护　　　　　　　　　　B. 距离防护
   C. 屏蔽防护　　　　　　　　　　D. 主防护

2. 下列情况违背被检者防护原则的是(　　)。
   A. 严格控制照射野　　　　　　　B. 充分利用大照射野
   C. 选择恰当的 X 射线质与量　　　D. 减少废片率

3. 下列关于辐射损伤的叙述,错误的是(　　)。
   A. 总剂量相同时,照射次数越多、间隔越长、生物效应越大
   B. 辐射种类不同,产生生物效应不同
   C. 剂量率越大,生物效应越显著
   D. 辐射损伤与吸收剂量有关

4. 影响 X 射线管附加滤过辐射防护效果的因素是(　　)。
   A. 大小　　　　　　　　　　　　B. 形状
   C. 位置　　　　　　　　　　　　D. 厚度

5. X 射线防护的原则错误的是(　　)。
   A. 辐射实践正当化
   B. 辐射防护最优化
   C. 固有防护为主,个人防护为辅
   D. X 线工作者防护为主被检者防护为辅

6. 下列物质中对中子吸收最大的是(　　)。
   A. 水　　　　　　　　　　　　　B. 铅

C. 铁 D. 混凝土

7. 胚胎在器官形成期受照可能引起正在发育器官畸形,这种性质上属于( )。
   A. 随机效应 B. 确定效应
   C. 遗传效应 D. 致癌效应

8. 人体对辐射高度敏感组织有( )。
   A. 胸腺 B. 中枢神经系统
   C. 内分泌腺 D. 心脏

9. DSA检查中的辐射防护对象不包括( )。
   A. 医生 B. 技师
   C. 患者 D. 等候家属

10. 下列对应关系,错误的是( )。
    A. C/kg——库仑每千克 B. R/s——伦琴每秒
    C. J/kg——焦耳每千克 D. rad——伦琴

二、思考题

1. 照射量、比释动能与吸收剂量之间有什么关系?
2. 当量剂量与有效剂量有什么区别?
3. 人体细胞对射线敏感度是否相同?如何分类?
4. 射线产生的生物效应有哪些?各自有何特点?
5. 影响放射损伤的因素有哪些?
6. 完整描述放射防护的目的与原则。
7. 简述《基本标准》中的职业剂量限值。
8. 选择屏蔽材料应满足哪些条件?

(闫 悦)

第七章 医学影像物理实验实训

实验一 B型超声诊断仪的临床实践

一、实验目的

1. 掌握 B 型超声诊断仪的成像原理。
2. 熟悉 B 型超声诊断仪的使用方法。
3. 学会利用 B 型超声诊断仪观察实体的图像,并进行测量。

二、实验器材

便携式 B 型超声诊断仪,超声耦合剂,水槽,鸡蛋,游标卡尺。
便携式超声波诊断仪面板如实验图 1-1 所示。

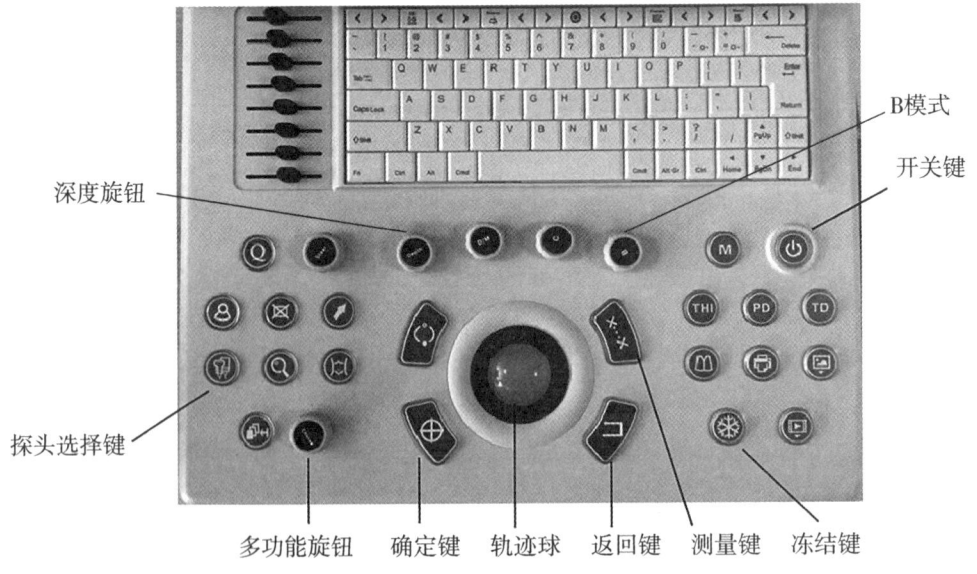

实验图 1-1 便携式 B 型超声诊断仪控制面板

常用按键功能如实验表1-1。

实验表1-1　常用按键功能

按键	功能
开关键	打开或者关闭整个操作系统
轨迹球	控制屏幕上光标的移动
确定键	对当前动作进行确认;在测量过程中,按下该键测量开始,再按下该键测量结束
返回键	在一般状态下,可退出该项操作
冻结键	需要对所需的图像进行病灶测量或保存时,可以按下该键冻结当前图像
测量键	按下该键进入测量模式,可根据需要选择测量类型
探头选择键	针对不同的检查部位,按下此键可选择不同类型的探头
多功能旋钮	在不同的模式下,该键具有不同的功能,如增益、亮度等功能
B模式	选择B超黑白模式
深度旋钮	可调节不同的深浅度

测量图像中两点间距离的方法如下：
(1)先按下冻结键,再按测量键。
(2)拨动轨迹球选择长度测量,此时会在超声图像区出现"+"光标,拨动轨迹球,将光标移至测试起点,按下确定键确定此点为测量起点。
(3)拨动轨迹球,将光标移至测试终点,按下确定键确定此点为测量终点。
(4)此时屏幕右下方显示测量值。
(5)按下返回键退出测量模式。

三、实验内容与步骤

(1)将B型超声诊断仪的电源线接好。
(2)熟悉诊断仪面板上各按钮和按键的作用,打开电源开关,调节屏幕的亮度和对比度,使其适合观察。
(3)用游标卡尺测量出鸡蛋的长轴和短轴的直径,并记录到表格中。
(4)将熟鸡蛋去皮,放入塑料槽中,加入适量的水使鸡蛋全部浸入水中。
(5)在塑料槽外涂上超声耦合剂,对水槽中的鸡蛋进行探查。调节亮度、对比度和增益等按钮,直至在屏幕上可以清晰地观察到鸡蛋的剖面图,适当地移动探头,观察鸡蛋不同切面的声像图。
(6)找到鸡蛋的长轴切面,冻结图形,用测距方法测量出鸡蛋的长轴、短轴及蛋黄的直径,填入相应的表格,要求三次测量,最终求出平均值。
(7)使用结束后,关闭系统开关,将探头的耦合剂完全擦掉后放回原处。

四、实验数据处理

将实验中测量的结果填入实验表1-2。

实验表1-2　游标卡尺与B超的测量结果

次数	B超			游标卡尺	
	鸡蛋长轴/cm	鸡蛋短轴/cm	蛋黄/cm	鸡蛋长轴/cm	鸡蛋短轴/cm
1					
2					
3					
平均值					

五、注意事项

(1) 超声波诊断仪要有良好的接地。

(2) 探头必须轻拿、轻放,不允许受到外力冲突、碰撞,以免产生损伤。

(3) 探头和被测物体间一定要涂上超声耦合剂,可以对比不涂耦合剂和涂了耦合剂2种超声图像,加深对超声耦合剂作用的理解。

(4) 实验结束后,用洁净的卫生纸将超声耦合剂擦除干净。

(5) 使用时,先接通电源后再按下系统开关,使用结束后,先关闭系统开关再拔除电源,严禁在未关闭系统电源的情况下拔除或者插入电源插头。

(6) 关机后等待至少2~3 min后才能再次开机。

(徐　霞)

实验二 光电效应及普朗克常数测定

一、实验目的

1. 掌握光电效应的原理和光的量子性。
2. 熟悉光的量子性。
3. 具备用实验方法验证爱因斯坦光电效应方程的能力,并会测定普朗克常数。

二、实验器材

普朗克常数测定仪(套)。

三、实验原理

(一)爱因斯坦光电效应方程

一定频率的光照射在金属表面上,有电子从表面逸出的现象称为光电效应。观察光电效应的实验如实验图2-1所示。GD 为光电管,A 为光电管阳极,K 为光电管阴极,V 为数字电压表,G 为微电流计,R 为滑线变阻器。调节 R 可使 A、K 之间获得连续变化的电压(-U 到+U)。当光照射光电管阴极时,阴极释放出的光电子在电场的作用下向阳极移动,并且在回路中形成光电流。光电效应的实验规律如实验图2-2所示。

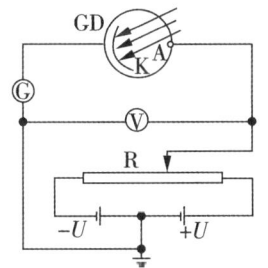

实验图2-1 光电效应实验示意

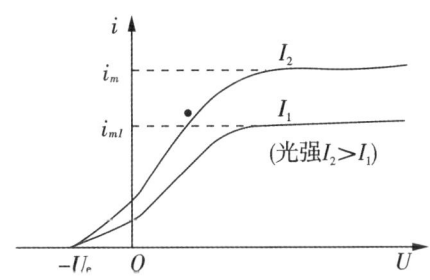

实验图2-2 光电管伏安特性

(1)当光强一定时,随着光电管两端电压增大,光电流趋于一个饱和值i_m,对不同的光强,饱和电流i_m与光强I成正比。

(2)当光电管两端加反向电压时,光电流迅速减小,但不会立即降到零,直至反向电压达到一定U_e时,此时光电流为零,U_e称为截止电压。这表明此时具有最大动能的光电子被反向电场所阻挡,则有:

$$\frac{1}{2}mV_{\max} = eU_e \qquad (实验2-1)$$

实验表明光电子的最大动能与入射光强度无关,只与入射光频率有关。

(3)改变入射光频率,截止电压也会随之改变,并且两者呈线性关系,如实验图2-3所示。

实验表明,无论光多么强,只有当入射光频率大于ν_e时才能发生光电效应,ν_e称为截止频率。不同金属阴极ν_e的值是不同的,但这些直线的斜率都相同。

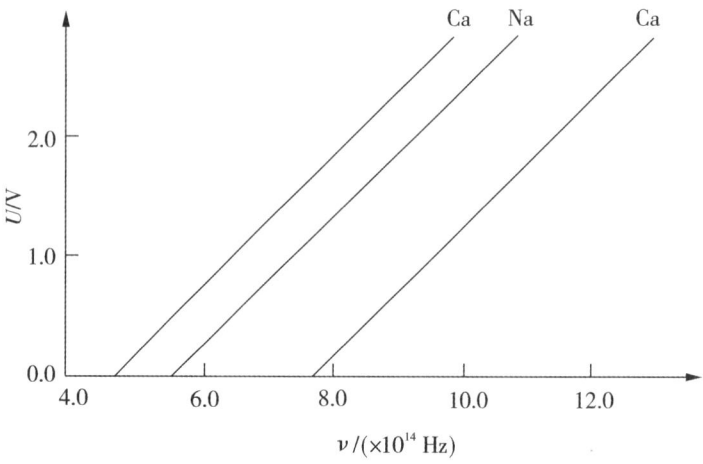

实验图2-3 截止电压U_e与入射光频率ν的关系曲线

(4)照射到光电阴极上的光不论怎么弱,几乎在开始照射的同时就有光电子产生,延迟时间最多不超过10^{-9} s。

光的波动理论对上述光电效应的实验规律完全不能解释。而爱因斯坦光量子假说成功地解释了这些实验规律。它假设光束是能量为$h\nu$的粒子(光子)组成的,其中h为普朗克常数,当一光束照射金属时,以光子的形式射在表面上,只有当这能量大于电子摆脱金属表面约束所需要的逸出功W时,电子才可能吸收光子的全部能量并以一定的初始动能逸出金属表面。根据能量守恒定律有:

$$h\nu = \frac{1}{2}mV_{max}^2 + W \quad (实验2-2)$$

上式称为爱因斯坦光电效应方程。将式(2-1)、(2-2)联立,并且频率满足$\nu \geqslant \frac{W}{h} = \nu_e$,则爱因斯坦光电效应方程可写为:

$$h\nu = eU_e + h\nu_e$$

可得:

$$U_e = \frac{h}{e}(\nu - \nu_e) \quad (实验2-3)$$

上式表明了U_e与ν呈直线关系,此式从理论上说明了为什么在以光电效应为主的X射线摄影中,X射线能量越低,图像的对比度会越大。由直线斜率k可求h,$h=ek$,由截距可求ν_e,这正是密立根验证爱因斯坦方程的实验思想。

(二)截止电压的确定

实际测量的光电管伏安特性如实验图2-4所示,它要比实验图2-2复杂。原因如下：

1. 存在暗电流和本底电流

在完全没有光照射光电管的情况下，由于阴极本身的热电子发射等原因所产生的电流称暗电流。本底电流是由于外界各种漫反射光入射到光电管上所致。这两种电流属于实验中的系统误差，实验中须将它们测出，并在作图时消去其影响。

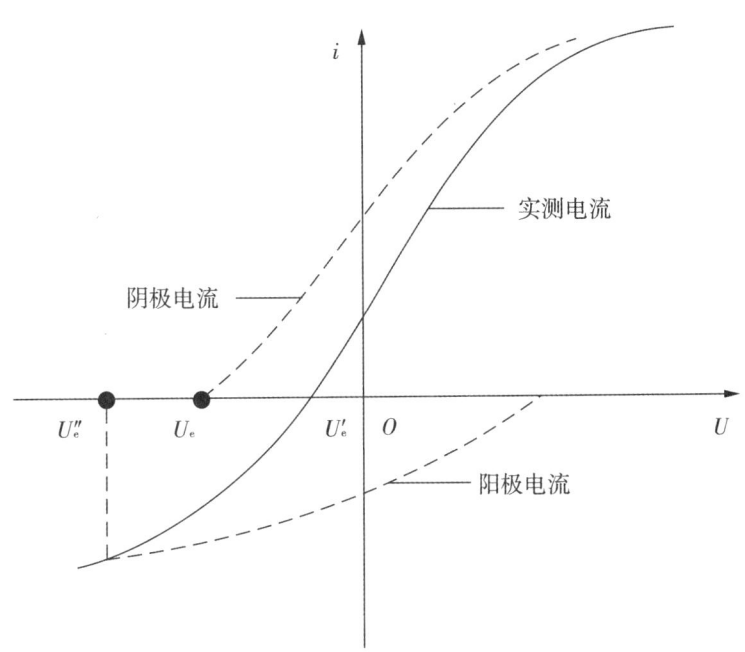

实验图 2-4　实际测量光电管 i-U 曲线

2. 存在反向电流

在光电管的制造过程中，阳极不可避免地被阴极材料所沾染，而且这种沾染在光电管使用过程中会越来越严重。在光的照射下，被沾染的阳极也会发射电子，形成阳极电流即反向电流。因此实测电流是阴极电流与阳极电流的总和。这就给确定截止电压 U_e 带来一定困难。若用交点 U'_e 来替代 U_e，会有误差；若用图中反向电流刚开始饱和时拐点 U''_e 替代 U_e 也会有误差。究竟用哪种方法，应根据不同的光电管而定。如果光电管的特性为正向电流上升很快，反向电流很小，U'_e 更接近 U_e，则可用交点来确定截止电压 U_e。本实验以此类型光电管为例。

四、实验内容与步骤

（一）准备

（1）用专用电缆将微电流仪输入端与接收暗箱输出端接口连接起来，将接收暗箱加速电压输入端插座与放大器电压输出端插座连接起来，将汞灯座下侧电线与限流器连接好，将微电流仪与汞灯限流器接上电源，打开微电流仪的电源开关及汞灯限流器开关，充分预热（一般为 20 min 左右）。

（2）将测量范围旋钮调到"短路"，除去遮光罩，打开观察窗盖，调整光源及物镜位置，使汞灯清晰地成像在光电管阳极圈中央部位。调整好后将遮光罩盖好。

（3）将功能键拨至"A"，旋转"调零"旋钮使放大器短路电流为"00.0"。将"测量范围"旋钮转至"满度"，旋转"满度"旋钮使电流值为"100.0"。然后将"测量范围"旋钮再转至"短路"，用调零电位器调整为"00.0"。

（二）测光电管的 $i-U$ 特性曲线、测定截止电压

（1）除去遮光罩，装上波长为 404.7 nm 的滤光片，将电表功能键拨至"2 V"，转动电压调节旋钮，使电表显示-2 V。将电表功能键拨至"A"，转动"测量范围"旋钮至 10^{-12} 挡，此时数字表显示的数值即为该电压下的电流值。

（2）按上述方法从-2 V 至 0 V 到 2 V 之间选出若干个点，测得相对应的电流值，将结果填入实验表 2-1。横坐标以每厘米表示 0.1 V，纵坐标以每厘米表示 10^{-12} A，在方格纸上作出 $i-U$ 特性曲线。

（3）由于本实验所用光电管的暗电流、反向电流很小，一般使用时可近似地将 $i-U$ 特性曲线负值段忽略。因此，在测试 U_e 时只要将电表功能键拨至"A"，测量范围旋钮拨至"10^{-12}"挡，缓慢调节加速电压，使光电流显示为"00.0"。然后将功能键拨至"2 V"，这时显示的电压值即为此单色波长的截止电压 U_e。将数据填入实验表 2-2 中。

（4）按上述方法分别换上 435.8 nm、546.1 nm 和 577.0 nm 滤色片，依次测得各单色光的特性曲线和 U_e 值。将数据填入实验表 2-1、实验表 2-2 中。

实验表 2-1　4 种波长下光电管的 $i-U$ 值

404.7 nm					
435.8 nm					
546.1 nm					
577.0 nm					

实验表 2-2　4 种波长下光电管的 U_e 值

λ /nm	404.7	435.8	546.1	577.0	$k=$
ν /($\times 10^{14}$ Hz)					$h=$
U_e /V					$E=$

(三)求普朗克常数和实验误差

(1)作 $U_e - \nu$ 的实验曲线,在方格纸上以横坐标代表频率,每厘米代表 10^{14} Hz,以纵坐标表示 U_e,每厘米代表 0.1 V。作出 $U_e - \nu$ 的实验曲线,该曲线是一条直线。

(2)求普朗克常数和实验误差在上述直线上 ΔU_e 取和相应的 $\Delta \nu$ 值,求出直线的斜率 $k = \dfrac{\Delta U_e}{\Delta \nu}$,由 $h = ek$ 即可求出 h 值。算出实验值与理论值 6.626×10^{-39} J·s 之间的百分偏差,结果填入实验表 2-2 中。

五、注意事项

(1)实验不必在暗室进行。但为了提高测试精度,尽量减少光照,特别注意不应使光线直射光电管。如果测试环境湿度较大而影响测试精度,可预先将光电管进行干燥处理。实验过程中应保持光源和光电管间的距离不变。

(2)为延长光电管使用寿命,光孔应注意随时用遮光罩盖住,并注意防潮。

(3)滤色片是较贵重的精密器件,切勿用手或非镜头纸触摸、擦拭玻片和污染玻片。玻片不能松动,务必平整放在窗口上。

(4)本仪器应注意防震、防潮、防尘。汞灯及光电管外壳和聚光镜如沾染尘埃,应及时用药棉蘸酒精、乙醚混合液轻擦干净。仪器应置于通风干燥处,平时应加盖防尘罩。

(史晓霞)

实验三　X射线机灯丝特性曲线测试实验

一、实验目的

1. 熟悉 X 射线管的结构、工作原理和灯丝加热电路的组成、作用、工作过程。
2. 掌握 X 射线机管的管电流测量与调整方法。

二、实验器材

X 射线机整流电路实验箱,自耦变压器,万用表,示波器,双踪示波器,单相电源插头,导线若干。

三、实验原理

实验原理如实验图 3-1 所示。

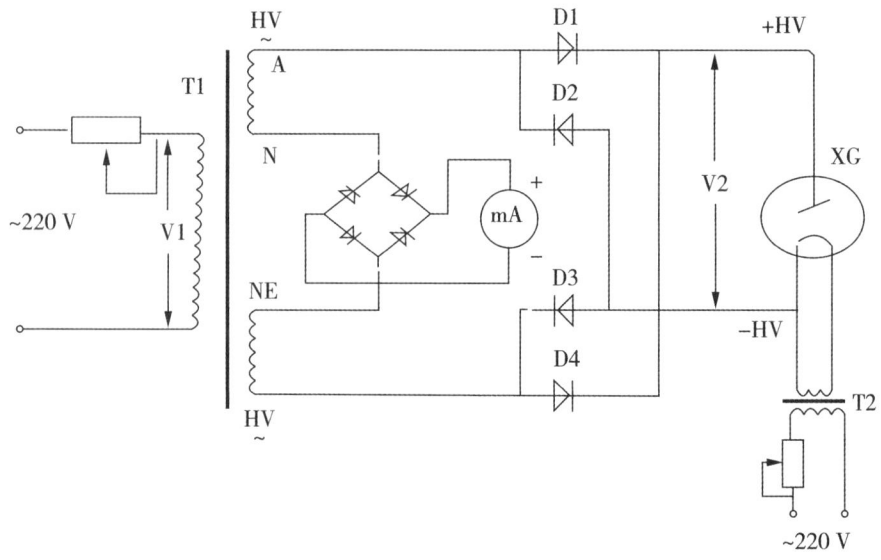

实验图 3-1　X 射线灯丝特性曲线测试实验电路图

四、实验内容与步骤

1. 接线

根据实验图 3-1 所示接线。

接线步骤:自耦变压器 ZB_1 初级端连接单相电源插头;ZB_1 次级端连接主变压器 T_1 初级;主变压器双次级按顺序与 A、N、NE、HV 连接;电路板的"+"接线端连接 mA 表的"+"

接线端;电路板的"-"接线端连接 mA 表的"-"接线端;自耦变压器 ZB_2 次级端输出孔分别连接灯丝变压器 T_2 初级端两个孔;灯丝变压器 T_2 次级端孔分别连接模拟 X 射线管 XG 的-HV 与 TFX 插孔。

2. 归零

首先把自耦变压器 ZB_1、ZB_2 调到零位(即电压 0 V)。

3. 通电

(1)给 X 射线机整流电路实验箱(单相全波整流电路)通电,管电流 mA 表指示为 0 mA。

(2)给外接自耦变压器 ZB_1 初级端输入 220 V 电压,通过调节 ZB_1 旋钮,使次级交流电压为 20 V。

(3)根据灯丝发射特性测试表(实验表 3-1),首先调节实验箱的自耦变压器 ZB_2 旋钮,测量-HV 与 TFX 之间的灯丝加热电压为 1.2 V(AC),然后调节外接的自耦变压器 ZB_1,测量+HV 与-HV 之间的管电压为 $U_2 = 20$ V(DC),随时观察 mA 电流表(mA 表指示<100 mA)的变化。

4. 测量

进行数据测量,掌握 X 射线管的工作特性。

(1)如实验表 3-1 所示,在管电压为 20 V 下,分别使灯丝电压为 1.2、1.4、1.6、1.8、2.0、2.2 V,测量各灯丝电压下相对应的各管电流数值,并把所测量的 mA 值填入实验表 3-1。

(2)在管电压为 30 V 下,分别使灯丝电压为 1.2、1.4、1.6、1.8、2.0、2.2 V,测量灯丝电压下相对应的各管电流数值,并把所测量的 mA 值填入实验表 3-1。

(3)根据实验表 3-1 所测数据,作出灯丝发射特性曲线(I_a-U_f)。

实验表 3-1　灯丝发射特性测试表

阳极电压 U_a	灯丝电压 U_f					
	1.2 V	1.4 V	1.6 V	1.8 V	2.0 V	2.2 V
$U_2 = 20$ V						
$U_2 = 30$ V						

(4)如实验表 3-2 所示,在灯丝电压 $U_f = 1.2$ V 时,调整管电压 U_2 为 15、20、25、30、35、40 V,对应各管电压分别测量管电流值,并把所测量的 mA 值填入实验表 3-2,然后,作出阳极特性曲线(I_a-U_2)。

实验表 3-2　阳极特性测试表

管电压 $U_a(U_2)$	15 V	20 V	25 V	30 V	35 V	40 V
管电流 I_a						

5.用示波器观察管电压 U_2 波形

将单刀开关拨至"通"状态,在管电压 U_2 为 20 V,灯丝加热电压为 1.4 V 下,用示波器观察管电压 U_2 波形。

将单刀开关拨至"断"状态,在管电压 U_2 为 20 V,灯丝加热电压为 1.4 V 下,用示波器观察管电压 U_2 波形。

五、注意事项

(1)管电压调节器在通电实验前要调到零位。

(2)在通电实验过程中,模拟 X 射线管灯丝不要使其发亮。

(3)在调试过程中,数字毫安表不能显示为"1",这意味着已超出量程,否则将损坏数字毫安表。

(4)万用表测量电压时,要随时注意交流和直流挡位的转换。测量直流电压时,注意表笔的测量极性。

六、思考题

(1)在 X 射线灯丝特性曲线测试实验电路中,假如一个二极管短路或断路将出现什么现象?

(2)根据做出的灯丝发射特性曲线和阳极特性曲线分析其特性。

(郑　燕)

实验四 磁共振现象及磁旋比的测量

一、实验目的

1. 了解磁共振实验现象及原理。
2. 掌握测定磁旋比的方法。
3. 学会用磁共振精确测定磁场的方法。

二、实验器材

磁共振实验仪、射频边限振荡器、频率计、示波器和样品。

三、实验原理

当磁性核处于静磁场中时,就会在静磁场的作用下沿空间某几个特定方向分布,取向不同的磁性核所具有的能量状态是不同的,也就是空间量子化。当入射电磁波的光子能量与取向间能级差相等时,该原子核对这种电磁波的吸收最强,这就是所谓的核磁共振,即处于静磁场的磁性核受电磁波的作用在不同能级之间的共振跃迁现象。

对于氢原子核即质子,它在磁场中的取向就只有两种,两个取向之间的能级差 ΔE 为:

$$\Delta E = h\nu = \gamma \cdot h \cdot B_0 / 2\pi \qquad (实验4-1)$$

也就是当电磁波的频率

$$\nu = \gamma \cdot \frac{1}{2\pi} \cdot B_0 \qquad (实验4-2)$$

时,可发生磁共振。观察磁共振现象可有两种方法:一种是磁场 B_0 固定,让入射电磁场的频率连续变化,称为扫频法;另一种是把频率 ν 固定,而让 B_0 连续变化,称为扫场法。本实验采用扫频法。

实验装置由样品管、永磁铁、音频调制电源、射频边限振荡器、频率计、示波器等组成,如实验图 4-1 所示。

样品放在塑料管内,置于永磁铁的磁场中。样品管外绕有线圈,构成边限振荡器振荡电路中的一个电感。

永磁铁提供样品发生磁共振所需要的强主磁场,B_0 为磁场强度。另外在永磁铁上还要加一个小的音频调制磁场,把射频磁场强度为 $B_m \sin 2\pi \nu_m t$ 的 50 Hz 信号接在永磁铁的调场线圈上,B_m 值可连续调节。因此磁场中样品处的实际磁感应强度为:

$$B = B_0 + B_m \sin 2\pi \nu_m t \qquad (实验4-3)$$

射频边限振荡器因处于稳定振荡与非振荡的边缘状态而得名,它提供频率为 19 ~ 25 MHz 的射频电磁波,其频率连续可调,并由频率计显示。

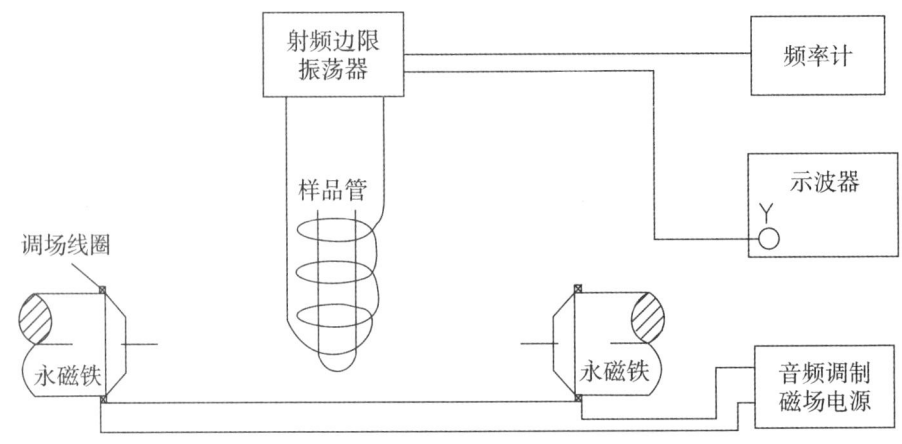

实验图 4-1　磁共振实验装置

检波器与放大器把射频边限振荡器的输出信号进行检波与放大,将它的幅度变化信息输入示波器而显示出来。

四、实验内容与步骤

放入 $CuSO_4$ 水溶液,测量磁场强度。将被测样品放入永磁铁缝隙中,使塑料管垂直在中心位置,即轴线与稳恒磁场方向垂直。

调节"射频边限振荡器"使其振荡,频率计有所显示。调节粗调与细调,改变频率 ν,扫描到共振点时,共振吸收信号的相应位置发生变化,出现"相对走动"的现象,即发生了磁共振。记录此时的共振频率 ν。

移动探测线圈在磁场前后位置,观测信号的变化,使信号调节在最佳位置。调节射频电流大小或改变扫场幅度,观测信号与它们的联系。

按下式计算恒稳磁场的强度 B_0:

$$B_0 = 2\pi\nu/\gamma \quad (实验 4\text{-}4)$$

式中,γ 为质子 ^1H 的磁旋比,$\gamma = 2.675 \times 10^2$ MHz/T 。B_0 为所测稳恒磁场值,ν 为射频频率(以 MHz 为单位)。测量磁场的准确程度取决于频率测量的精确性。

完成后,换上 HF 样品。用 HF 作样品,分别观察 ^1H、^{19}F 的共振信号,并测 ^{19}F 的磁旋比。由于 ^{19}F 的磁共振信号比质子 ^1H 弱得多,所以做实验时要特别细心,缓慢地增加或降低射频频率,找到等间隔的共振信号,测出共振频率 ν_F 及此时的磁场强度 B_F,B_F 值的测定可采用质子 ^1H 磁共振的方法来确定。在找到共振信号后,可以测出 ^{19}F 的共振频率 ν_F,保持此时的恒稳磁场值不变,换上质子 ^1H 样品,然后缓慢增加射频频率,找到质子 ^1H 的共振信号,测出其共振频率 ν_H。此时 ν_F 和 ν_H 是同一稳恒磁场下 ^{19}F 与 ^1H 的共振频率。根据实验式(4-4)可以计算出 B_F(即 B_0),显然:$B_F = B_H = B_0$。由实验式(4-4)可知:

$$B_H = 2\pi\nu_H/\gamma_H \quad B_F = 2\pi\nu_F/\gamma_F \quad (实验 4\text{-}5)$$

所以

$$\gamma_F = \frac{\nu_F}{\nu_H}\gamma_H \qquad\qquad (实验4-6)$$

五、注意事项

(1) 永磁铁提供的稳恒磁场不能任意搬动。
(2) 射频边限振荡器的调节必须缓慢进行。

六、思考题

(1) 什么是磁共振现象？产生磁共振的条件是什么？
(2) 为什么要加调制场？

（李宏彬）

实验五　放射性测量

一、实验目的

1. 掌握辐射量的相关概念及测量方法。
2. 熟悉操作 X 射线机及气体探测器。
3. 具备辐射防护意识,优化照射野,加深对放射防护标准体系的认识。

二、实验器材

数字 X 射线摄影设备,高灵敏度 X 射线、γ 射线空气比释动能率仪,热释光仪,热释光个人剂量仪,300 mm×300 mm×200 mm 标准水模,体模,铅防护套装,米尺等。

三、实验原理

(一)放射量

1. 照射量

照射量的定义为:X 射线或 γ 射线光子在质量为 dm 的空气中产生的所有次级电子被空气完全阻止时,所产生的同种符号的电荷量的绝对值 dQ 与 dm 的比值,用 X 表示。

$$X = \frac{\mathrm{d}Q}{\mathrm{d}m}$$

SI 单位为 C/kg,曾用单位伦琴(R),换算关系为:

$$1 \text{ R} = 2.58 \times 10^{-4} \text{ C/kg}$$
$$1 \text{ C/kg} = 3.87 \times 10^{3} \text{ R}$$

2. 照射量率

照射量率是指单位时间内的照射量增量,用 $\dot{X}$ 表示。定义式为:

$$\dot{X} = \frac{\mathrm{d}X}{\mathrm{d}t}$$

式中, dX 为照射量增量, dt 为时间间隔。

SI 单位为 C/(kg·s),专用单位为 R/s、R/min 等。

3. 比释动能

定义为不带电的致电粒子(中子或光子)与物质相互作用时,由间接致辐射所产生的全部次级带电粒子的初始动能之和 dE_{tr} 与物质质量 dm 的比值。

$$K = \mathrm{d}E_{tr}/\mathrm{d}m$$

比释动能适用于间接致电离辐射作用于任何物质的情况。

SI 单位为 J/kg,专用名为"戈瑞",简称"戈",用"Gy"表示。

4. 比释动能率

比释动能率为间接致电离辐射单位时间在介质中产生的比释动能。定义式为：

$$\dot{K} = \frac{dK}{dt}$$

式中，dt 为时间间隔，dK 为比释动能在 dt 内的增量。

SI 单位为 Gy/s、mGy/h。

5. 照射量与比释动能的关系

照射量与空气比释动能可以表示为：

$$K = 8.76X$$

光子能量在 10~1 500 keV 时系数均为 8.76 mGy/R。

照射量通过合适的转换系数与空气比释动能相联系。例如，100 kV 的 X 射线在一点上产生 1 R 的照射量，将给予空气比释动能大约 8.7 mGy（0.87 rad）。

（二）放射线探测器

放射线探测器是通过探测元件对辐射在气体、液体及固体中发生的电离效应等物理化学变化来探测辐射的类型和能量。目前常用的探测器包括气体探测器、闪烁晶体探测器、半导体探测器等。

1. 空气比释动能率仪

本实验中采用高灵敏度的闪烁体 NaI(Tl) 探测器，对空气比释动能进行检测，测量精度高，具有良好的能量响应特性。

闪烁计数器的探测原理是：当射线与闪烁体作用时，在闪烁体内将产生荧光，闪烁计数器正是通过收集荧光来进行射线的探测，但这种荧光很微弱，而且持续时间也很短，需利用光电倍增管来收集荧光，使荧光放大并转换成脉冲或电流信号再由电子线路进行测量，从而达到测量辐射的目的。闪烁计数器按照闪烁体的形态又分固体、液体和气体 3 种。

闪烁计数器的特点：①对于 γ 射线和中子的辐射有较高探测灵敏度；②时间分辨好；③可根据其输出信号进行脉冲幅度分析，达到能量测量目的。

闪烁计数器的构造包括闪烁体、光电倍增管、前置放大器三部分组成所有器件均装在一个密封闭光的匣子里。计数原理如实验图 5-1 所示。

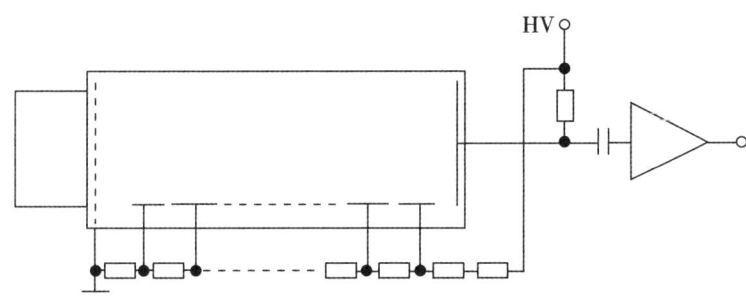

实验图 5-1　闪烁计数器原理

2. 热释光剂量计

热释光法广泛应用于个人外照射剂量的长期监测及以放射防护为目的的临床实时监测。计数过程中可以不用人在现场，具有稳定、安全、精确、便捷的特点。

热释光剂量计的结构如实验图5-2所示。主要由热释光测量元件——热释光剂量片及其读取装置构成。剂量片吸收辐射能量时，会有相应电子落入晶格缺陷，即"陷阱"中，吸收能量越大，落入的电子数目越多。如对该物质加热，会使"陷阱"中的电子将电离辐射给予的能量以可见光的形式释放，发光强度与电子数成正比。因此经过标定，可测量吸收剂量。常用的热释光剂量片为氟化锂。

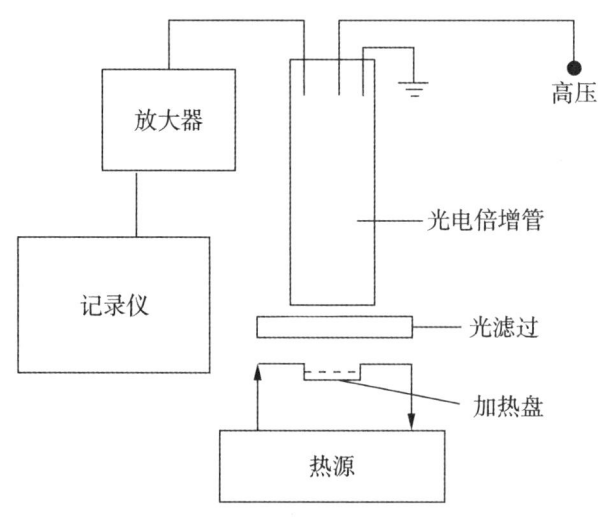

实验图5-2　热释光剂量计结构

用热释光剂量片进行测量的装置叫热释光仪，是用来读出剂量片所存储的辐射能量的装置。将被照射过的热释光剂量片，放入热释光测读仪的加热单元中加热，剂量片受热发光，经滤光后照射到光电倍增管上。并将其转化为电流信号经电流/频率转换后，以脉冲频率形式输送给计数系统再进行记录或存储打印。

热释光剂量片用高温退火炉对元件加温后，其因受到射线照射后进入带电中心陷阱中的电子全部逸出，可以恢复辐射之前的状态。因此热释光剂量片不可重复读数，但可以重复使用。热释光剂量片在使用前必须退火。如 LiF:Mg,Cu,P 热释光探测器在照射前要经过 135 ℃退火 5 min。

热释光剂量计由于其灵敏度高、量程范围宽、体积小、重量轻、携带方便、材料来源丰富并且实用性强，因此被广泛应用于 X 射线、γ 射线的个人剂量监测以及辐射场所和环境监测。

四、相关标准

（1）《电离辐射防护与辐射源安全基本标准》（GB 18871—2002）。

（2）依据《放射诊断放射防护要求》（GBZ 130—2020），个人防护用品和辅助防护设施配置要求见实验表 5-1。

实验表 5-1　个人防护用品和辅助防护设施配置要求

放射检查类型	工作人员		受检者	
	个人防护用品	辅助防护设施	个人防护用品	辅助防护设施
放射诊断学用 X 射线设备隔室透视、摄影	—	—	铅橡胶性腺防护围裙、(方形)或方巾、铅橡胶颈套；选配：铅橡胶帽子	可调节防护窗口的立位防护屏；选配：固定特殊受检者体位的各种设备
放射诊断学用 X 射线设备同室透视、摄影	铅橡胶围裙；选配：铅橡胶帽子、铅橡胶颈套、铅橡胶手套、铅防护眼镜	移动铅防护屏风	铅橡胶性腺防护围裙(方形)或方巾、铅橡胶颈套；选配：铅橡胶帽子	可调节防护窗口的立位防护屏；选配：固定特殊受检者体位的各种设备
内牙片摄影	—	—	大领铅橡胶颈套	—
牙科全景体层摄影，口腔 CBCT			大领铅橡胶颈套；选配：铅橡胶帽子	
CT 体层扫描（隔室）			铅橡胶性腺防护围裙（方形）或方巾、铅橡胶颈套；选配：铅橡胶帽子	
床旁摄影	铅橡胶围裙；选配：铅橡胶帽子、铅橡胶颈套		铅橡胶性腺防护围裙（方形）或方巾、铅橡胶颈套；选配：铅橡胶帽子	移动铅防护屏风
骨科复位等设备旁操作	铅橡胶围裙；选配：铅橡胶帽子、铅橡胶颈套、铅橡胶手套、铅防护眼镜	移动铅防护屏风	铅橡胶性腺防护围裙（方形）或方巾、铅橡胶颈套；选配：铅橡胶帽子	—
介入放射学操作	铅橡胶围裙、铅橡胶颈套、铅防护眼镜、介入防护手套；选配：铅橡胶帽子	铅悬挂防护屏、铅防护吊帘、床侧防护帘、床侧防护屏；选配：移动铅防护屏风	铅橡胶性腺防护围裙（方形）或方巾、铅橡胶颈套；选配：铅橡胶帽子	

注：1．"—"表示不做要求。

2．各类个人防护用品和辅助防护设施，指防电离辐射的用品和设施。鼓励使用非铅材料防护用品，特别是非铅介入防护手套。

a. 工作人员、受检者的个人防护用品和辅助防护设施任选其一即可。
b. 床旁摄影时的移动铅防护屏风主要用于保护用病床不易移动的受检者。

五、实验内容与步骤

(一) 空气比释动能率测量

(1) 选择尺寸为 300 mm×300 mm×200 mm 标准水模体,箱壁用聚甲基丙烯酸甲酯(PMMA)制作。将标准水模体置于有用线束中。

(2) 标称 125 kV 以上设备:设置 120 kV,100 mA,≥0.2 s;标称 125 kV 及以下设备:设置 100 kV,100 mA,≥0.2 s。

(3) 分别选择距墙体、门、窗表面 30 cm;顶棚上方(楼上)距顶棚地面 100 cm,机房地面下方(楼下)距楼下地面 170 cm 处定位,用 X 射线、γ 射线空气比释动能率仪选择 7 个位点进行空气比释动能率的测量(带有自屏蔽的设备一般选取工作人员操作位、屏蔽体外 5 cm 处和 100 cm 处作为关注点)。

(4) 将结果填入实验表 5-2。

实验表 5-2　X 射线设备机房空气比释动能测量

测试位置	定点测量结果						最大值	最小值
	墙体 1	墙体 1	门 1	门 2	窗 1	窗 2		

(二) 个人外照射剂量测量

(1) 选择标准体模,将体模置于有用线束中。

(2) (以腰椎正位为例)将体模摆放至仰卧位,调节摄影距离和中心线,摄影距离 90~100 cm,中心线经第 6 胸椎(男性为双侧乳头连续中点,女性为胸骨颈静脉切迹与剑突连线中点,即胸骨中点)垂直入射接收器中心。

(3) 将热释光个人剂量计分别放置于 6 个不同测量点。

(4) 设置管电压 120 kV、110 kV、100 kV、90 kV、80 kV,管电流 200 mA,曝光。

(5) 用热释光仪读取热释光剂量计读数。

(6) 改变体模检查部位及体位,重复步骤(3)~(5)。

六、实验数据处理

将实验结果填入实验表 5-3。

实验表 5-3　数字 X 射线摄影设备外照射剂量测量

测试体位	定点测量结果						最小值	最大值
	1	2	3	4	5	6		

七、注意事项

（1）严格遵守实验室规章制度，听从教师安排。
（2）穿实训衣装，实验操作规范。
（3）爱护实验室设备，严格做好个人防护。
（4）按时完成实验报告。

八、思考题

（1）在个人外照射剂量测量时，通过实验结果，说明使用铅防护服的必要性。
（2）对照实验结果，根据《医用 X 射线诊断卫生防护标准》（GBZ 130—2002），讨论测量结果是否符合要求。

（闫　悦）

参考文献

[1] 朱世忠,刘东华.医用物理[M].7版.北京:人民卫生出版社,2018.

[2] 吉强,洪洋.医学影像物理学[M].4版.北京:人民卫生出版社,2016.

[3] 唐文春,赵新君.医用物理学[M].郑州:郑州大学出版社,2008.

[4] 黄祥国,李燕.医学影像设备学[M].3版.北京:人民卫生出版社,2014.

[5] 王鹏程.放射物理与辐射防护[M].北京:人民卫生出版社,2016.

[6] 王鹏程,李迅茹.放射物理与防护[M].3版.北京:人民卫生出版社,2014.

[7] 徐跃,梁碧玲.医学影像设备学[M].3版.北京:人民卫生出版社,2010.

[8] 张学龙.医学影像物理学教程[M].北京:科学出版社,2013.

[9] 张晓康,张卫萍.医学影像成像原理[M].3版.北京:人民卫生出版社,2014.

[10] 孙存杰,王世威.医学影像物理学[M].北京:科学出版社,2021.

[11] 张晓康,张卫萍.医学影像成像原理[M].3版.北京:人民卫生出版社,2019.

[12] 俎栋林,高家红.核磁共振成像:物理原理和方法[M].北京:北京大学出版社,2014.

[13] 陈武凡,康立丽.MRI原理与技术[M].北京:科学出版社,2014.

[14] 燕树林,王鸣鹏,余建明,等.全国医用设备使用人员(CT/MR/DSA)上岗考试指南[M].北京:军事医学科学出版社,2009.

[15] 韩鸿宾.临床磁共振成像序列设计和应用[M].2版.北京:北京大学医学出版社,2007.

[16] 王磊,冀敏.医学物理学[M].9版.北京:人民卫生出版社,2018.

[17] 盖立平,王保芳.医学物理学[M].3版.北京:科学出版社,2019.

[18] 李宾中.医学物理学[M].2版.北京:科学出版社,2010.

[19] 武宏.医用物理[M].4版.北京:科学出版社,2008.

[20] 武宏,章新友.物理学[M].7版.北京:人民卫生出版社,2016.

[21] 仇惠,吉强.医学影像物理学实验[M].北京:人民卫生出版社,2012.

[22] 计晶晶.医用物理学[M].北京:高等教育出版社,2016.

[23] 张泽宝.医学影像物理学[M].2版.北京:人民卫生出版社,2007.

[24] 吉强,洪洋.医学影像物理学[M].3版.北京:人民卫生出版社,2013.

[25] 王鹏程.医学影像物理学实验[M].北京:人民军医出版社,2013.

[26] 马水英,石莎,银爱君.电离辐射生物学效应研究综述[J].北方环境,2012,24(06):9-13.

[27] 张光贵.放射物理与防护[M].北京:中国医药科技出版社,2020.